COMIDA

DR. MARK HYMAN

COMIDA
Afinal de contas o que devemos comer?

Tradução
Alessandra Esteche
Carla Melibeu
Carolina Simmer

1ª edição

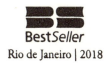

Rio de Janeiro | 2018

CIP-BRASIL. CATALOGAÇÃO NA PUBLICAÇÃO
SINDICATO NACIONAL DOS EDITORES DE LIVROS, RJ

H995c
Hyman, Mark, 1959-
Comida: afinal de contas, o que devamos comer? / Mark Hyman; tradução, Carla Melibeu, Carolina Simmer, Alessandra Esteche. – 1ª ed. – Rio de Janeiro: Best Seller, 2018.
il.

Tradução de Food: What The Heck Should I Eat?
ISBN 978-85-465-0139-7

1. Nutrição. 2. Saúde. 3. Alimentação saudável. I. Melibeu, Carla. II. Simmer, Carolina. III. Esteche, Alessandra. IV. Título.

18-51001

CDD: 613.2
CDU: 613.2

Vanessa Mafra Xavier Salgado – Bibliotecária – CRB-7/6644

Texto revisado segundo o novo Acordo Ortográfico da Língua Portuguesa.

Título original
FOOD
Copyright © 2018 by Hyman Enterprises, LLC
Copyright da tradução © 2018 by Editora Best Seller Ltda.
Este livro foi publicado mediante acordo com Little, Brown and Company, New York, New York, USA. Todos os direitos reservados.
Todos os direitos reservados. Proibida a reprodução, no todo ou em parte, sem autorização prévia por escrito da editora, sejam quais forem os meios empregados.

Direitos exclusivos de publicação em língua portuguesa para o Brasil adquiridos pela
EDITORA BEST SELLER LTDA.
Rua Argentina, 171, parte, São Cristóvão
Rio de Janeiro, RJ – 20921-380
que se reserva a propriedade literária desta tradução

Impresso no Brasil

ISBN 978-85-465-0139-7

Seja um leitor preferencial Record.
Cadastre-se e receba informações sobre nossos lançamentos e nossas promoções.
Atendimento e venda direta ao leitor
mdireto@record.com.br ou (21) 2585-2002

Sumário

Introdução	7

PARTE I
O fim da confusão, do medo e da insegurança sobre comida — 13

PARTE II
Afinal de contas, o que devemos comer? — 39

Carnes	41
Aves e ovos	69
Leite e laticínios	89
Peixes e frutos do mar	111
Legumes e verduras	131
Frutas	153
Gorduras e óleos	171
Leguminosas	199
Cereais	217
Oleaginosas e sementes	239
Açúcar e adoçantes	255
Bebidas	277

PARTE III
O que mais você precisa saber sobre comida — 295

Coisas que você deve manter longe de sua comida	297
Coisas que você pode acrescentar à sua dieta	308
Uma boa saúde começa na cozinha	315

PARTE IV
A dieta pegan e como comer para viver — 321

Antes da dieta, a desintoxicação	323
Dieta pegan	331
Cardápio e receitas	341
Agradecimentos	385
Notas	387

*Para todos que já se perguntaram:
"Afinal de contas, o que devemos comer?"
Este livro é dedicado a você.*

Introdução

Imagino que você tenha escolhido este livro porque acha confuso lidar com comida. Por que digo isso? Porque faz 35 anos que estudo nutrição e até os especialistas se confundem com a ciência. Se as pessoas a quem pedimos orientação nutricional vivem mudando de opinião, não é de admirar que nos sintamos atordoados e perdidos.

Quando acorda, você se pergunta o que deve comer naquele dia? Está cansado de não entender e se confundir com notícias conflitantes sobre as últimas pesquisas que informam quais alimentos são saudáveis ou não? Em um dia, ovos fazem mal; no outro, são uma comida milagrosa. Em um ano, o governo nos orienta que a base da nossa dieta deve ser entre seis e 11 porções de carboidratos (pão, arroz, grãos e massa); no outro, diz que devemos cortá-los da nossa vida. Trinta e cinco anos atrás, as Diretrizes de Alimentação dos Estados Unidos afirmavam que nossos problemas de saúde eram derivados do consumo de gordura, e recomendavam que ela fosse ingerida "com moderação". Então, mais de três décadas depois, subitamente descobriram que a gordura não fazia tão mal assim. Foi só recentemente que nos disseram, nas Diretrizes de Alimentação dos Estados Unidos de 2015: "Ah, não se preocupem com a gordura. Não há restrição ao seu consumo, porque as pesquisas mostram que não existe conexão entre gordura na dieta e obesidade ou doenças cardíacas. E sabe aquele colesterol ruim que podia fazer vocês morrerem de ataque do coração? Bem, a gente também se enganou sobre isso, então, podem parar de comer só as claras e aproveitem o ovo inteiro."

É claro, a indústria alimentícia de 1 trilhão de dólares nos oferece toda uma variedade de opções "saudáveis": baixo teor de gordura, rico em fibras, integral, sem glúten — coisas que, em sua maioria, são o oposto de saudável. Minha regra alimentar é que, se a embalagem alega que o produto faz bem, provavelmente é o contrário. Francamente, cereal açucarado *integral*?

Tudo isso já basta para fazer qualquer um desistir e comer qualquer coisa que quiser, quando quiser, na quantidade que quiser. É quase um trauma nutricional.

Foi por isso que escrevi este livro. Quero ajudá-lo a se desapegar de todas as crenças alimentares que estão nos deixando acima do peso e doentes, e substituí-las por uma nova compreensão, que proporcionará saúde e longevidade.

No mundo da nutrição há muitas crenças e dogmas, que vão desde dietas veganas, paleolíticas, vegetarianas, mediterrâneas e de comida crua às cetogênicas, com alto teor de gordura, baixo teor de gordura, onívoras. Como todas podem estar certas? Cada uma dessas opções tem seus benefícios, mas uma abordagem radical em prol de uma ou outra pode ser problemática.

Os seres humanos são adaptáveis. Por gerações consumimos dietas variadas, surgidas em diferentes tipos de ambientes do planeta — de terrenos desérticos áridos à tundra congelada do Ártico. Então, será que 80% do que você consome deveria vir na forma de carboidratos como algaroba, nozes e plantas selvagens, como a tribo pima, do Arizona, fez por milhares de anos, ou 70% de gordura de banha de baleias e leões-marinhos, como é a tradição dos inuítes do Ártico?

A boa notícia é que a ciência continua a aperfeiçoar e se focar nos princípios fundamentais da boa nutrição, e, atualmente, sabemos mais do que nunca o que torna uma dieta benéfica e saudável. Eu chamo esses princípios nutricionais básicos de dieta pegan, quase como uma brincadeira com o fanatismo dos meus amigos que seguem as dietas paleolítica e vegana, que vivem se metendo em acaloradas e emocionadas discussões sobre seus pontos de vista. Até parecem inimigos mortais.

A triste verdade é que grande parte do que comemos não é comida de verdade. No mínimo, são produtos tão adulterados e processados que nem deveriam ser chamados de comida. Estão mais para substâncias que lembram comida. E, como consequência, muitos de nós estão confusos, atordoados e frustrados, sem saber em quem acreditar e o que comer.

Também escrevi este livro porque acredito que a resposta para muitos dos problemas do mundo é ingerir alimentos de verdade, naturais. A forma como os cultivamos, produzimos e comemos afeta quase todo aspecto de nossas vidas e de nossa sociedade. Este livro é um guia honesto, projetado para responder a pergunta: "Afinal de contas, o que devemos comer?"

Agora, talvez você esteja pensando: *Eu sei o que é comida. São as coisas que comemos para dar energia ao nosso corpo e conseguirmos viver.* Mas ela vai muito além. Comida é remédio. É informação. Ela, literalmente, controla quase todas as funções do nosso corpo e da nossa mente. E se liga a quase tudo de importante em nossas vidas. A comida nos conecta uns aos outros e aos nossos corpos. É capaz de revigorar nossa saúde, unir famílias, restaurar comunidades, melhorar a economia e o ambiente, reduzir poluição e até ajudar crianças a tirarem melhores notas e evitar distúrbios alimentares, obesidade e abuso de drogas. E também é capaz de reduzir a pobreza, a violência, homicídios e suicídios. Nosso sistema de comida industrial impulsiona muitas dessas questões ao incentivar uma dieta repleta de alimentos açucarados, cheios de amido, superprocessados e sem nutrientes, repletos de pesticidas, herbicidas, hormônios, antibióticos e outras substâncias químicas prejudiciais.

Este livro pretende ser um mapa, baseado nas melhores e mais recentes informações científicas sobre o que comer. Aquilo que você coloca no seu prato é a coisa mais importando do dia. É algo que influencia sua capacidade de ter uma vida intensa, enérgica, conectada e profunda — uma vida em que você tem forças para cuidar de si mesmo, amar seus amigos e sua família, ajudar seus vizinhos, ir para o trabalho entusiasmado e seguir seus sonhos. Quando nos alimentamos com refeições de verdade, saudáveis e frescas, feitas com ingredientes reais, tudo ao nosso redor é afetado de forma positiva.

Em resumo: a comida é a porta de entrada para viver e amar bem — e para consertar muitos dos problemas do nosso mundo.

COMO ESTE LIVRO FUNCIONA

Cada capítulo na Parte II deste livro analisa um grupo alimentar diferente (carne, laticínios, grãos, legumes e verduras, frutas etc.) e pretende dar uma visão completa de cada um deles, começando com as pesquisas científicas e passando para os especialistas — discutindo os acertos e os erros de cada uma. Cada um desses capítulos apresenta um guia sobre como integrar regras ambientais e éticas às suas compras, assim como listas sobre o que comer e o que não comer — porque, afinal de contas, não é isso que todos queremos saber? Nenhuma parte desta obra fala de privação e sofrimento. Quero que você acorde todos os dias se sentindo bem, aproveitando a vida e pronto para comer comidas ótimas. Acho que você vai descobrir que este livro não se refere exatamente a o que não devemos comer, mas a o que podemos comer — refeições deliciosas e nutritivas, cheias de sabor, textura e surpresas culinárias.

Nas Partes III e IV vou mostrar como usar alimentos como remédio para restaurar seu corpo e comer de forma que promova a saúde, e apresentarei regras e princípios nutricionais simples que sintetizam a pesquisa sobre alimentação, saúde, doenças e meio ambiente. Essas regras são flexíveis e permitem uma dieta variada inclusiva, não exclusiva.

Você também vai aprender quais suplementos nutricionais são essenciais para a saúde e cura de doenças. De acordo com dados oficiais, 90% dos norte-americanos possuem deficiência em um ou mais nutrientes. Em um mundo perfeito, ninguém precisaria de suplementos. No entanto, considerando os fatores estressantes da vida moderna, a natureza depredada de nosso solo, o fato de que nossa comida é transportada por longas distâncias, armazenada por longos períodos de tempo e nossa exposição a uma carga cada vez maior de toxinas ambientais, precisamos de um suprimento diário básico de vitaminas e minerais para incrementar nossa bioquímica.

Talvez você perceba que algumas informações aparecem em mais de um capítulo. Repeti certos fatos importantes porque eles se aplicam a mais de um grupo alimentar, e sei que alguns leitores vão pular trechos do livro em vez de ler tudo do início ao fim. É melhor ler algo duas vezes do que perder a informação.

Apesar de este livro conter muita informação científica sobre comida, espero que o incentive a simplificar sua vida. Cozinhar e comer se tornam coisas bem mais fáceis quando deixamos os elementos artificiais para trás e nos concentramos em alimentos saudáveis de verdade. Assim, fica mais fácil identificar as coisas. Pergunte a si mesmo: isto foi feito por um ser humano ou pela natureza? A natureza fez um abacate, mas não um bolinho recheado. Qualquer criança de 5 anos entende isso. Então, vamos acabar com todos esses mitos nutricionais problemáticos e aprender a aceitar as deliciosas e saborosas comidas que você ama e que retribuem esse amor.

PARTE I

O FIM DA CONFUSÃO, DO MEDO E DA INSEGURANÇA SOBRE COMIDA

A ciência da nutrição é confusa. Mas não deveria ser. Não há nada mais natural, ou fundamental, em nossas vidas. O milagre que nós, humanos, conhecemos é este: a comida existe especificamente para nos dar energia, curar, consertar e animar. Cada mordida é uma poderosa oportunidade de criar saúde ou promover doenças. Quando me refiro a milagres, estou falando dos alimentos *de verdade*, do tipo que sai da terra e nos abastece e sustenta, *não* das porcarias industrializadas, hiperprocessadas e hiperpalatáveis que deterioram nossos corpos e nos deixam doentes. Qual dessas você prefere deixar entrar em seu corpo? A escolha é sua. Agora, vamos falar a verdade sobre a comida, esclarecer o que a ciência afirma ou não, e aprender a comer bem para sempre.

Antes de colocarmos a mão na massa, vamos começar com um pequeno teste. Responda as perguntas a seguir com base no que você sabe agora sobre comida. As respostas estão no final da Parte I. Não cole!

TESTE DE INTELIGÊNCIA NUTRICIONAL

Verdadeiro ou falso?

1. É saudável comer mingau de aveia no café da manhã.
2. É melhor evitar gemas de ovo, porque elas aumentam o colesterol e causam ataques cardíacos.
3. Suco de laranja é uma ótima forma de começar o dia.
4. Carne vermelha faz mal, causa câncer e doenças cardiovasculares.
5. A melhor forma de perder peso é seguindo uma dieta com baixo teor de gordura.
6. Comida sem glúten é saudável.
7. Se quer perder peso, coma menos e exercite-se mais.
8. Laticínios são os alimentos naturais perfeitos: são essenciais para as crianças crescerem e desenvolverem ossos, e podem prevenir fraturas.
9. É melhor evitar manteiga, porque ela tem excesso de gordura saturada e causa ataques cardíacos.
10. Óleos vegetais são melhores do que manteiga.

Imagino que a maioria dos leitores tenha respondido muita coisa errada. Também aprendi que todas essas afirmações eram verdadeiras — e acreditei nelas! Mas é tudo mentira. Infelizmente, esses mitos contribuem para o fardo cada vez maior que é a obesidade e as doenças crônicas. O objetivo deste livro é separar fatos de ficção, acabar com mitos e contar a verdade sobre o que sabemos, o que não sabemos e o que precisamos comer para prosperar.

Desde pequenos somos ensinados a "amar ao próximo como a si mesmo". Mesmo assim, temos a tendência de negligenciar a nós mesmos ao comer alimentos industriais de baixa qualidade que acabam com nossa saúde, nos deixam pesados e lentos, anuviam nossas mentes e nos tiram o ânimo. Se alimentássemos o próximo da mesma forma como nos alimentamos, o mundo inteiro estaria encrencado.

Muitos preferem se concentrar no trabalho, nos hobbies e nos amigos, tendendo a ignorar as necessidades básicas de boa comida, exercícios físicos regulares, relaxamento profundo e sono de qualidade. Não ligamos os pontos entre o que está em nosso prato e em nosso bem-estar mental, físico, emocional e espiritual. Comida não se refere apenas a calorias — ela é medicinal. E a maioria das pessoas não entende a rapidez com que nossa saúde pode se recuperar quando começamos a pensar dessa forma. A pergunta, então, é: de que forma o que comemos pode criar abundância, saúde, alegria, felicidade e energia todos os dias? Como nos alimentamos para prevenir e até reverter a maioria das doenças?

Metade dos norte-americanos sofre de distúrbios crônicos — entre os culpados, estão: demência, doenças autoimunes, problemas cardíacos, diabetes, câncer, distúrbios neurológicos, depressão, déficit de atenção, alergias, refluxo, síndrome do intestino irritável, doenças da tireoide, problemas hormonais e menstruais e questões dermatológicas, incluindo eczema, psoríase e acne. Os custos são imensos. Os programas de saúde pública Medicaid e Medicare são as maiores despesas do orçamento federal norte-americano. Em 2016, foram gastos 3,35 trilhões de dólares com tratamentos, ou 10.345 dólares por pessoa (quase 1 dólar para cada 5 da economia norte-americana). E 80% disso são direcionados para tratar doenças crônicas causadas por estilo de vida que poderiam ser prevenidas e revertidas.

Todos sabem que comer pode ser prejudicial — refrigerante e fast-food fazem mal. Mas quantos de nós acreditam que comer pode recuperar nossa saúde? Quantos acreditam que os alimentos podem curar depressão, diabetes, artrite, doenças autoimunes, enxaquecas, fadiga e insônia? Que pode prevenir e reverter demência e problemas cardiovasculares ou centenas de outros distúrbios e sintomas comuns?

Esta foi a maior descoberta científica desde a teoria microbiana das doenças no século XIX e o desenvolvimento de antibióticos na década de 1920: *a comida é medicinal*.

Os alimentos são os remédios mais poderosos do planeta. A cada mordida, eles podem melhorar a expressão de milhares de genes, equilibrar hormônios, otimizar dezenas de milhares de redes proteicas, reduzir inflamações e aperfeiçoar nossa microbiota (flora intestinal). Podem curar a maioria das doenças crônicas. São mais rápidos, mais eficientes e mais baratos do que qualquer droga desenvolvida, e seus únicos efeitos colaterais são positivos — prevenção, reversão e até o tratamento de doenças, além de uma saúde ótima e vigorosa.

Ainda assim, infelizmente, os médicos não aprendem quase nada sobre nutrição enquanto cursam medicina. Isso está mudando, porque cada vez mais profissionais são confrontados com as limitações de remédios e cirurgias na cura das doenças de estilo de vida que causam tanto sofrimento. Como diretor do Cleveland Clinic Center for Functional Medicine e do The UltraWellness Center, e presidente da diretoria do Institute for Functional Medicine, sou ferrenho defensor da disseminação desse conhecimento entre os médicos e do desenvolvimento de estudos clínicos para provar que alimentos são eficazes no tratamento de doenças crônicas. Cuidei de mais de 10 mil pacientes usando a comida como o principal "remédio", e seus benefícios superam de longe qualquer outra coisa que eu já tenha receitado. Esses centros com tecnologia de ponta criaram programas que se baseiam em medicina funcional. Em vez de classificar e tratar doenças com base nos sintomas, essa metodologia se foca na raiz do problema. E quando se trata de distúrbios crônicos, o culpado, quase sempre, é a comida. Não me entenda mal: realizamos tratamentos alternativos usando testes avançados, combinações cuidadosamente selecionadas de suplementos e medicamentos, além de outras mudanças no estilo de vida para equilibrar e curar os pacientes. Mas nosso "remédio" principal é a comida. Quando usada corretamente, ela é poderosa. A medicina funcional é o melhor modelo que temos para lidar com a epidemia de doenças crônicas. É a medicina do *por que*, não do *quê*. E se foca no motivo por trás das enfermidades, não apenas em atribuir um nome àquilo que você tem. Ela pretende tratar a raiz da doença, em vez de simplesmente suprimir os sintomas.

ENTÃO, O QUE EXATAMENTE ESTAMOS COMENDO?

A maioria dos norte-americanos não come mais comida. Eles se alimentam de substâncias que lembram comida, criadas em fábricas e produzidas em nível industrial, também chamadas de alimentos Frankenstein, que contêm gorduras trans, xarope de milho de alta frutose, glutamato monossódico (MSG, na sigla em inglês), adoçantes e cores artificiais, aditivos, conservantes, pesticidas, antibióticos, proteínas artificiais e alergênicos de níveis altos resultantes da criação e da engenharia genética. Chamamos isso tudo de antinutrientes. Se alguém lhe entregasse uma caixa de comida sem qualquer identificação, com apenas a tabela nutricional e a lista de ingredientes no exterior, seria difícil adivinhar o que existe lá dentro — seria impossível dizer se é um biscoito recheado ou comida congelada. Esse tipo de coisa devia fazer todo mundo parar e refletir.

Por exemplo: a "comida" a seguir tem 37 ingredientes. Leia a lista abaixo e veja se você consegue adivinhar o que é:

Ingredientes: farinha de trigo fortificada [farinha, ferro reduzido, vitaminas B (niacina, mononitrato de tiamina [B1], riboflavina [B2], ácido fólico)], xarope de milho, açúcar, xarope de milho de alta glicose, água, gordura animal e/ou vegetal parcialmente hidrogenada (óleo de soja, semente de algodão e/ou canola, gordura bovina), ovo, dextrose. Contém 2% ou menos de: amido de milho modificado, glucose, leveduras (pirofosfato de ácido de sódio, bicarbonato de sódio, fosfato de monocálcio), soro de leite em pó, proteína isolada de soja, caseinato de cálcio e sódio, sal, mono e diglicerídeos, polisorbato 60, lecitina de soja, farinha de soja, amido de milho, espessante de celulose, estearoil lactilato de sódio, sabores artificiais e naturais, ácido sórbico (para manter o frescor), amarelo 5, vermelho 40.

É claro que é impossível acertar, porque isso não é comida de verdade. É uma substância similar à comida. Na verdade, é um bolinho recheado chamado Twinkies.

Será que a gente devia mesmo estar ingerindo uma coisa dessas?

Agora, vejamos outro exemplo — tente adivinhar o que é:

Ingredientes: talos orgânicos de alface romana.

É bem óbvio, não é? Um abacate não vem com lista de ingredientes nem com tabela nutricional. Um bife também não. Eles simplesmente são comida.

A indústria alimentícia invadiu nossos lares e nos encorajou a "terceirizar" nossos alimentos e nossa culinária. Ela nos tirou da cozinha. Já criamos pelo menos duas gerações de crianças que não sabem como criar uma refeição do zero com ingredientes de verdade e que passam mais tempo assistindo a programas de culinária na televisão do que cozinhando de verdade. Os alimentos industriais similares à comida fazem nossas papilas gustativas e nossa química cerebral de reféns. Em termos biológicos, o açúcar é extremamente viciante. E não é por acaso. Os gigantes da indústria têm institutos de paladar, para os quais contratam "especialistas de desejos" para identificar os "pontos de êxtase" dos alimentos e criar "consumidores ativos". (Esses são termos que as empresas usam internamente para descrever o que fazem.) Um executivo do alto escalão da Pepsi certa vez me contou como estava animado por terem descoberto uma maneira de criar e produzir papilas gustativas humanas em laboratório. Isso tornaria mais fácil testar novos produtos e criar bebidas ou junk food ainda mais viciantes. O sistema de comida industrial, patrocinado e apoiado por políticas governamentais, dominou nossos corpos, mentes e almas. É como se nos controlassem. A maioria de nós não faz ideia disso. E, pior, nos culpamos por nossos hábitos ruins, ânsias e ganho de peso.

A saúde é o direito humano mais básico, e foi tirada de nós.

COMO USAR A CULINÁRIA PARA DEIXAR A OBESIDADE E OUTRAS DOENÇAS PARA TRÁS

Faz muito tempo que escrevo e dou palestras sobre comida, além de prescrevê-la, e testemunhei seus benefícios na saúde de milhares de pacientes. Mas foi só depois de participar do documentário *Fed up* que parei para pensar no quão disseminada está a epidemia de comida industrializada nos Estados Unidos. O filme mostra como a indústria do açúcar incentiva nosso surto de obesidade, e fui convidado a visitar uma família de baixa renda na Carolina do Norte para conversarmos sobre saúde. Eu os analisei, me esforcei para entender por que aquilo estava acontecendo e tentei ajudá-los a sair do assustador buraco sem fundo em que se encontravam. Dos cinco membros da família, três sofriam de obesidade mórbida, dois estavam pré-diabéticos, e o pai tinha diabetes tipo 2, insuficiência renal e fazia diálise. Eles sobreviviam com a ajuda de programas e auxílio-alimentação do governo (também conhecido como SNAP, na sigla em inglês — o Programa de Assistência Nutricional Suplementar). Eles viviam sob estresse financeiro, e sem qualquer esperança de melhoria. Esse círculo vicioso de pobreza e problemas de saúde afeta mais de 150 milhões de norte-americanos (incluindo dezenas de milhões de crianças), que estão, de alguma forma, lutando contra o fardo físico, social e financeiro da obesidade, de doenças crônicas e suas complicações.

E assim era com essa família. A mãe, o pai e o filho, de 16 anos, sofriam de obesidade mórbida. O adolescente tinha 47% de gordura corporal e 58% de sua barriga eram gordura. Para dar uma perspectiva, a média normal de gordura corporal para um homem é de 10 a 20%. Ele disse que tinha medo de um dia ter 100% de gordura. Seus níveis de insulina estavam estratosféricos, o que causava um ciclo interminável de ânsia por açúcar e vício em comida, levando ao armazenamento de mais e mais gordura abdominal. Obeso aos 16 anos, o rapaz tinha 13 anos *a menos* de expectativa de vida do que adolescentes com um índice de gordura corporal saudável, além de o dobro de chances de morrer com cerca de 55 anos do que seus amigos. O pai, aos 42 anos, sofria de insuficiência renal por complicações da obesidade. Toda a família vivia em situação de risco.

Eles estavam desesperados para encontrar uma saída, mas não possuíam conhecimento nem habilidades para escapar do controle exercido pela comida industrializada. E culpavam a si mesmos, mas estava claro que a culpa não era deles. A família toda era vítima.

Quando lhes perguntei o que os motivava a querer mudar, as lágrimas começaram a surgir. O pai disse que não queria morrer e deixar a esposa e os quatro filhos. O menino mais novo só tinha 7 anos. Seria necessário um transplante de rim para salvar a vida do pai, mas ele precisaria perder 18 quilos para se tornar elegível, e não fazia ideia de como conseguiria atingir tal meta. Ninguém da família sabia cozinhar. Eles não entendiam como transitar por um supermercado, comprar comida de verdade ou ler rótulos. Não faziam ideia de que nuggets de frango que compravam tinham 25 ingredientes, sendo que apenas um era "frango". Foram ludibriados pelas "promessas saudáveis" nos alimentos embalados que os tornavam gordos e doentes — incluindo "baixo teor de gordura", "diet", "sem gordura trans" e "integral". Biscoitos recheados integrais? Chantili industrializado *sem* gordura trans?

Aqui vai um fato engraçado sobre tabelas nutricionais, tamanhos de porções e marketing: em 2003, os lobistas da comida coagiram a agência federal norte-americana de vigilância sanitária (FDA, na sigla em inglês) a permitir que as empresas alimentícias denominassem seus produtos como "livres de gordura trans" *se* tivessem menos de meio grama de gordura trans *por porção*. Então, os fabricantes de chantili podem alegar que seu produto não tem gordura trans porque há menos de meio grama em cada porção de duas colheres de sopa, apesar do fato de o chantili industrializado ser *mais* gordura trans do que qualquer outra coisa. *A lei autoriza as empresas a mentir*. Finalmente, em 2015, a FDA determinou que o consumo de gorduras trans não é seguro, ou não GRAS (GRAS é uma sigla em inglês que significa "geralmente reconhecido como seguro"). Mas deram bastante tempo para a indústria tirar a substância dos produtos. Então, preste atenção. Leia a lista de ingredientes e não coma nada que tenha a palavra "hidrogenado" no rótulo.

Os pais dessa família da Carolina do Sul cresceram em lares em que praticamente tudo que comiam era frito ou vinha em uma caixa ou lata.

Só sabiam preparar uma verdura e um legume — repolho cozido e vagem enlatada. Não possuíam qualquer artigo básico para cozinhar, como tábuas de corte decentes para picar legumes ou tirar a gordura da carne. A casa só tinha algumas facas velhas e cegas, escondidas no fundo de um armário e nunca usadas. Tudo que comiam saía de fábricas. Viviam à base de auxílio-alimentação e pensões por invalidez do governo, gastando mil dólares por mês em comida, sendo que metade do valor era gasto comendo fora, em lanchonetes de fast-food — essa era a principal atividade que faziam em família! Estavam presos em um deserto alimentar e em um ciclo de vício alimentício. A perspectiva mudou agora que a ciência conseguiu provar que alimentos processados — em especial o açúcar — viciam. Quando seu cérebro fica dependente de drogas, a força de vontade e a responsabilidade pessoal não têm chance. Mas há uma forma de quebrar o ciclo com comida de verdade.

A CURA ESTÁ NA COZINHA

Percebi que a pior coisa que poderia fazer com os membros daquela família seria envergonhá-los ou julgá-los, prescrever-lhes mais remédios ou dizer que deveriam comer menos e fazer mais exercícios (uma forma sutil de culpá-los). Em vez disso, eu queria ensiná-los a cozinhar comida de verdade do zero e mostrar como seria possível comerem bem com um orçamento apertado e se sentirem satisfeitos.

Quando abri a geladeira deles no primeiro dia, fiquei surpreso ao encontrar aspargos frescos. A mãe explicou que os odiava. "Uma vez, comi aspargos enlatados. Eram nojentos", contou ela. "Mas, depois, uma amiga me disse para tentar colocá-los na churrasqueira, e, mesmo sem muita vontade, fiz isso e gostei." Minha teoria sobre legumes e verduras é esta: se você os odeia, é bem provável que nunca os tenha preparado da maneira apropriada. Ela provou aspargos enlatados, cozidos demais, feitos na água e sal, fritos ou eram uma gororoba extremamente processada e sem gosto. É só pensar em couve-de-bruxelas ou naquelas ervilhas enlatadas insossas. Eca!

Então, colocamos a família toda para lavar, descascar, picar, cortar, tocar e cozinhar comida de verdade — alimentos saudáveis como cenouras, cebolas, batatas-doces, pepinos, tomates, folhas verdes e até os aspargos. Mostrei como descascar alho, cortar cebolas e quebrar os aspargos para tirar as extremidades duras. Ensinei como refogá-los com alho e azeite de oliva, como assar batatas-doces com erva-doce e azeite, como preparar chili de peru desde o começo. Todos cozinharam juntos. A família até fez um molho de salada fresco com azeite, vinagre, mostarda, sal e pimenta, em vez de encharcar as folhas com os molhos prontos cheios de xarope de milho de alta frutose, óleos refinados e o glutamato monossódico de que gostavam.

Os meninos mais novos entraram correndo na cozinha, afastados dos videogames pelos aromas doces e quentes do chili e das batatas assando, fragrâncias que nunca tinham saído daquela cozinha antes. Todos se sentaram à mesa para comer os pratos recém-preparados, e ficaram surpresos com o quanto o resultado era delicioso e substancial.

Depois de uma refeição feliz e medicinal, feita com comida de verdade, mais rápida e mais barata do que ir de carro até a lanchonete mais próxima e pedir nuggets de frango fritos, bolinhos, molho e vagem enlatada, o filho quase "superobeso" virou para mim, incrédulo, e perguntou: "Dr. Hyman, você come comida de verdade assim com sua família *todos os dias*?" E respondi: "Sim, comemos." O rapaz estava lutando para se tornar saudável, queria estudar medicina e ajudar a família. Acho que ficou bem claro que, se optassem por comida de verdade, feita em casa — mesmo com um orçamento apertado —, eles tomariam o caminho certo para alcançar esses sonhos e muitos outros.

Quando chegou a hora de voltar para casa, eu os deixei em meio a lágrimas e com a esperança de um futuro diferente para todos. Eu lhes dei meu livro *Blood Sugar Solution Cookbook* [O livro de culinária para solucionar a glicemia, em tradução livre] e um guia de bolso chamado *Good Food on a Tight Budget* [Boa comida em um orçamento apertado, em tradução livre], de uma organização chamada Environmental Working Group, com a qual colaboro. Cinco dias depois da minha partida, a mãe me mandou uma mensagem para dizer que, no total, a família já tinha perdido oito quilos, e estavam fazendo chili de peru de novo. Quando voltei a entrar em contato com eles, nove meses depois, a perda de peso total era de noventa quilos. A mãe perdera 45 quilos. O pai, vinte quilos, e conseguira um rim novo. O filho tinha emagrecido 22 quilos, mas começara a trabalhar em uma lanchonete de fast-food e recuperara o peso. No entanto, agora voltou para o caminho certo — e foi de 153 quilos para 95 quilos —, perdendo 58 quilos. E se inscreveu na faculdade de medicina!

Se uma família que mora em um dos piores desertos alimentares dos Estados Unidos, sobrevivendo à base de auxílio-alimentação e pensões do governo, é capaz de fazer isso, qualquer família consegue.

COMO ESCAPAR DESSE PROBLEMA UMA REFEIÇÃO DE CADA VEZ

Tempo e dinheiro são os maiores obstáculos citados para seguir uma boa alimentação. Na maioria dos casos, nenhuma das duas coisas é um problema real. Os norte-americanos passam oito horas por dia diante de uma tela. Na média, passamos duas horas por dia na internet — algo que nem existia vinte anos atrás! Mas não conseguimos encontrar tempo para planejar, comprar e cozinhar para nós mesmos? É verdade, talvez seja um pouco mais caro comprar carne, peixe, verduras e legumes frescos do que comer bobagens processadas e fast-food. Mas também não precisa ser assim. Na verdade, estudos mostram que comer comida de verdade não custa mais do que comer industrializados. Você não precisa comprar carne produzida no pasto (apesar de ser o ideal). É possível comer bem pagando menos. Para colocar as coisas em perspectiva, os europeus gastam cerca de 20% de sua renda em comida, enquanto os norte-americanos só gastam 9%. Precisamos dar valor à nossa alimentação e saúde. O que não gastamos no começo, pagamos no final, na farmácia e nos consultórios médicos.

O que falta é educação — habilidades básicas, conhecimento e confiança — para comprar e cozinhar alimentos de verdade. Se você não sabe preparar um legume, como será capaz de alimentar a si mesmo e à sua família? Minha experiência na Carolina do Sul me ensinou que não é por falta de vontade de melhorar que as pessoas permanecem reféns da indústria alimentícia e seus defensores. Sem a confiança que vem de saber como preparar comida de qualidade, elas ficam vulneráveis ao marketing agressivo do mercado, que adora nos vender produtos similares à comida que são extremamente viciantes, de baixa qualidade e produzidos pelo ser humano, e que, ainda por cima, nos deixam mais gordos. As grandes empresas de comida industrializada são como traficantes de drogas ofertando seus produtos.

Para nos livrarmos de nosso vício em comida ruim é preciso ir para a cozinha. Comprar, cozinhar e comer são atos políticos com benefícios bem amplos para nossa saúde, para o planeta, a economia e muito mais. Michael Pollan, em seu livro *Cozinhar: uma história natural da transformação*, diz: "O declínio da culinária caseira diária não apenas prejudica a saúde de nossos corpos e de nossa terra, mas também de nossas famílias, de nossas comunidades e do nosso senso de como comer nos conecta ao mundo."

Cozinhar é divertido, libertador e essencial para termos saúde e felicidade. Infelizmente, entregamos a arte da culinária, essa tarefa especial que nos torna humanos, para a indústria alimentícia. Viramos consumidores de comida, não produtores ou preparadores, e, com isso, perdemos nossa conexão com o mundo e com nós mesmos.

Quero ajudá-lo a reestabelecer essa conexão.

A COMPREENSÃO DAS PESQUISAS SOBRE COMIDA

Parte do motivo para estarmos tão confusos sobre o que comer é o fato de ser difícil conduzir pesquisas nutricionais. O ideal é que cientistas escolham grupos de pessoas, receitem-lhes dietas diferentes (certificando-se de que não comam nada diferente) e as acompanhem por trinta anos. Isso nunca vai acontecer. Ao contrário do que ocorre com ratos de laboratório, não podemos prender seres humanos em ambientes controlados por um longo tempo, de forma que os resultados dos estudos sobre nutrição nunca são tão definitivos quanto gostaríamos. A chave para chegarmos a conclusões precisas é juntar todas as evidências dos princípios básicos da ciência, dos estudos populacionais e dos experimentos controlados e misturá-las com uma pitada de bom senso evolucionário. A ciência da nutrição é maleável, o que gera o tipo de contradição e desinformação que observamos em cientistas e especialistas com o passar das décadas. Por exemplo, a Associação Americana do Coração, ou AHA, na sigla em inglês (que recebe boa parte de sua verba da indústria alimentícia e farmacêutica), recentemente declarou que o óleo de coco faz mal porque contém gordura saturada, apesar do fato de não existir qualquer teste controlado ou pesquisa que comprove que óleo de coco virgem e orgânico provoque ataques cardíacos. O estudo da AHA sobre gordura foi parcialmente financiado por fabricantes de óleo de canola. Os patrocinadores da associação incluem muitas das grandes empresas de comida, como Kellogg's, PepsiCo, General Mills, Nestlé, Mars, Domino's Pizza, Kraft, Subway e Quaker — e quase todas trocaram gorduras saturadas por óleos vegetais ricos em ômega-6, que a AHA aconselha a ingerirmos mais para prevenir doenças cardíacas. A associação também recebe centenas de dólares toda vez que seu carimbo de aprovação de "bom para o coração" é usado em rótulos de produtos como cereais matinais — e todo mundo sabe que essas porcarias cheias de açúcar causam problemas cardíacos. Cada vez mais, muitos cientistas apontam os danos potenciais da troca de gorduras saturadas por óleos vegetais refinados ou gordura poli-insaturada.[1]

A demonização do óleo de coco se baseia em uma teoria ultrapassada de que gordura saturada provoca doenças cardíacas. Mais de 17 metanálises não encontraram essa conexão. Se aceitarmos a recomendação da Associação Americana do Coração de que só podemos ingerir menos de 5% de nossas calorias na forma de gordura saturada, precisamos proibir o leite materno. (Afinal, 25% de suas calorias são gordura saturada, um absurdo.)

Boa parte das pesquisas nutricionais se baseia em grandes estudos populacionais e seus padrões de alimentação, e os dados são obtidos, principalmente, através de questionários sobre dietas ou pesquisas sobre o que os participantes se lembram de ter comido, respondidos todos os anos. Você se recorda de tudo que comeu neste mês? E nesta semana, ou até nas últimas 24 horas? E essas lembranças são boas representantes de tudo que ingeriu nos últimos cinco anos ou cinco décadas? É um fato da vida que as pessoas aumentam ou diminuem a realidade do seu consumo, dependendo do que acham que parece mais saudável. Por exemplo, se você acredita que sobremesa faz mal à saúde, é provável que registre ter comido menos sorvete na semana passada do que realmente comeu.

Outro fator que precisamos considerar é quem está financiando o estudo. Há algum conflito de interesse? Se uma pesquisa é paga por uma empresa alimentícia, a probabilidade de o resultado ser favorável ao produto do patrocinador é oito vezes maior.[2] Se o Conselho Nacional de Laticínios solicitar um estudo sobre leite, então é provável que descubram que leite é saudável. Se a Coca-Cola apoia uma pesquisa sobre refrigerantes, é bem capaz de determinar que tal bebida não é, de forma alguma, responsável por obesidade e doenças.

Além disso, até os cientistas podem ser culpados por apoiar suas teorias preferidas com um fervor quase religioso. Como resultado, acreditam apenas nos estudos que confirmam seus pontos de vista. Chamamos isso de "escolher a pesquisa a dedo". Depois de passar 35 anos lendo um monte de pesquisas sobre nutrição humana, até eu me confundo. Mas consigo ir além das manchetes, porque compreendo os métodos e sei analisar os dados reais para descobrir o que os estudos comprovam — ou, tão importante quanto, o que *não* comprovam. Passei horas e horas afundado em informações e decifrando todas essas teorias científicas confusas para que você não precise fazer isso.

Como médico, também vejo a reação dos meus pacientes a diferentes intervenções na sua dieta e nutricionais. Desenvolvi uma forma de comer que nos liberta de um medo perigoso da comida e cria uma alimentação sadia, sustentável e flexível. Não estou sendo pago por nenhuma parte que tenha interesses pessoais no assunto nem passei a vida tentando provar a veracidade de qualquer escola de pensamento nutricional específica. Já fui tanto vegano quanto onívoro. Já fiz dietas com baixo teor de gordura e muito carboidrato, e dietas com pouco carboidrato e alto teor de gordura, e recomendei e supervisionei todo tipo de regime para milhares de pacientes em mais de trinta anos de trabalho como médico.

Havia uma época em que eu defendia e receitava dietas vegetarianas com baixo teor de gordura, mas, quando novos estudos me convenceram de que gordura faz bem, mudei minhas recomendações. Não sou apegado a nenhum ponto de vista específico. Fico curioso sobre o que está por trás do dinheiro e dos egos que influenciam as pesquisas. Estou interessado em uma única coisa: o que podemos comer para nos manter saudáveis e em forma? Eu desejo viver muito, me sentir bem, evitar doenças, e prefiro evitar qualquer alimento que ameace esse objetivo. E quero a mesma coisa para você.

A NECESSIDADE DE UMA POLÍTICA NACIONAL SOBRE ALIMENTAÇÃO, SAÚDE E BEM-ESTAR

Um último motivo para as desconfianças quanto à comida é que nosso sistema de alimentação se tornou político demais. As leis têm forte influência sobre as orientações nutricionais que recebemos e ditam quais alimentos são produzidos, como são desenvolvidos, processados e vendidos. Nos Estados Unidos, políticas alimentares também determinam que comidas formam a base de todos os programas nutricionais do governo, como auxílio-alimentação, ou SNAP, que alimentam mais de 40 milhões de pessoas; merendas escolares; e o WIC (Serviço de Nutrição e Alimentação para Mulheres, Bebês e Crianças). O alcance que a influência dos lobistas da comida e agricultura industrial tem sobre as leis incentiva um sistema de alimentação que causa o risco de doenças. Por exemplo, nas eleições de 2016 nos Estados Unidos, a Associação Americana de Bebidas e as empresas de refrigerante gastaram mais de 30 milhões de dólares para lutar contra a adoção de impostos sobre bebidas açucaradas. Mas, quando uma empresa endinheirada e um bilionário (a Arnold Foundation e Michael Bloomberg, respectivamente) gastaram 20 milhões a favor dos impostos sobre refrigerantes, eles foram aprovados em quatro cidades. Além do mais, por que as Diretrizes de Alimentação dos Estados Unidos de 2015 recomendam a diminuição do consumo de açúcares adicionados para menos de 10% do total de calorias ingeridas,[3] enquanto o programa de auxílio-alimentação da mesma instituição gasta mais de 7 bilhões de dólares por ano para os pobres comprarem refrigerantes e bebidas adoçadas com açúcar (cerca de 20 bilhões de porções por ano)? (O refrigerante é o "item alimentar" mais adquirido pelos participantes do programa.) Não é de admirar que os gastos com doenças crônicas sobrecarreguem o orçamento federal. Precisamos transformar o sistema alimentar e lidar com uma das maiores ameaças ao nosso bem-estar: a ausência de uma política coordenada e abrangente sobre alimentação. As crises de saúde nos Estados Unidos e no mundo não são causadas por problemas médicos, mas por questões sociais, econômicas e políticas que conspiram para causar doenças — ou, como o médico e ativista pela saúde global Paul Farmer diz, "violência estrutural". E nosso sistema alimentar é aquilo que todas as crises atuais têm em comum. Os efeitos da maneira como plantamos, produzimos, distribuímos e consumimos comida sabota o bem-estar público e subverte o que resta da confiança do povo no governo. Aqui vão apenas algumas das consequências dessas políticas alimentares norte-americanas:

- Uma crise médica causada por doenças crônicas, resultado de estilos de vida e problemas alimentares, que afeta metade dos americanos.[4]
- Aumento progressivo da dívida federal em razão, principalmente, dos gastos com doenças crônicas em iniciativas de saúde pública, como o Medicare e o Medicaid.[5]
- Uma "discrepância de conquistas" causada por obesidade infantil e doenças relacionadas à alimentação que levam ao baixo desempenho escolar, resultando em uma competitividade econômica global reduzida.[6]
- Ameaça à segurança nacional, devido à falta de preparo físico de candidatos para a força militar.[7]
- Degradação ambiental[8] e mudanças climáticas[9] causadas pela agricultura baseada em petroquímica e o confinamento intensivo animal (CAFO, na sigla em inglês) — maneira como a maioria da carne é produzida nos Estados Unidos.
- Pobreza, violência e injustiça social devido às consequências de uma dieta pobre sobre o comportamento.[10]

No momento, as políticas sobre alimentação promovem o consumo de açúcar e comidas processadas nocivas ao permitir:

- Propagandas de comida não regulamentadas direcionadas às crianças, à população carente e às minorias, incentivando a compra de bebidas adoçadas com açúcar e alimentos industriais responsáveis pela epidemia de obesidade infantil e disparidades raciais na saúde, especialmente nas comunidades negras e latinas.[11]
- A ausência de rótulos informativos nos alimentos para ajudar os consumidores a tomar decisões conscientes.[12]
- O subsídio das *commodities*[13] usadas em comidas processadas (xarope de milho de alta frutose e óleo de soja), que causam problemas de saúde. Apenas 1% da legislação norte-americana apoia uma alimentação saudável. Desde a década de 1970, o preço dos refrigerantes diminuiu em quase 40%, enquanto o valor de frutas, legumes e verduras aumentou mais ou menos na mesma porcentagem.[14]
- O programa público de auxílio-alimentação (SNAP)[15] apoiando o consumo de bebidas adoçadas com açúcar. (Conforme mencionado, o SNAP gasta 7 bilhões de dólares por ano com refrigerantes, sua maior despesa.) É a principal "comida" adquirida com o benefício.
- As Diretrizes de Alimentação dos Estados Unidos,[16] que não refletem a ciência, mas a influência dos lobistas da indústria alimentícia, formando a base de todos os programas do governo, incluindo merendas escolares, que oferecem leite desnatado adoçado, mas não leite integral. De fato, em 2016, o Congresso norte-americano solicitou que a Academia Nacional de Ciências (NAS, na sigla em inglês) avaliasse como essas diretrizes são estabelecidas. O relatório da NAS foi publicado no fim de 2017. Foram encontrados problemas graves com o processo, incluindo a influência da indústria alimentícia e conflitos de interesse de cientistas no comitê consultivo. Existe alguma prova de que devemos tomar três copos de leite por dia? Nenhuma. O relatório também afirma que o comitê ignorou importantes informações da literatura científica. Por exemplo, não foi levado em consideração

que muitos estudos comprovam que não há qualquer ligação entre gordura saturada e doenças cardíacas, ou estudos que mostram os malefícios de grãos.

- A falta de impostos sobre bebidas adoçadas com açúcar, apesar de provas nítidas de que impostos resultam na redução do consumo e fornecem fundos para medidas de saúde pública que combatam a obesidade e doenças crônicas, melhorando a saúde das comunidades.[17]
- A falta de regulação dos relacionamentos irresponsáveis[18] entre a indústria alimentícia e organizações sem fins lucrativos que lidam com saúde pública. São atividades comunitárias e filantrópicas ou programas de "responsabilidade social corporativa" da indústria alimentícia projetadas para controlar ou subverter esforços de reforma (exemplos: as doações da indústria para a NAACP influenciaram a organização a se opor aos impostos sobre refrigerantes; mais de 40% do orçamento anual da Academia de Nutrição e Dietas vêm da indústria alimentícia).
- A falta de financiamento adequado para projetos da ciência nutricional ou intervenções alimentares em comunidades contra doenças crônicas (como o Daniel Plan, criado por mim e Rick Warren com o Dr. Mehmet Oz e o Dr. Daniel Amen, ou trabalhadores da comunidade médica do Partners in Health, grupo fundado e comandado pelo já mencionado Paul Farmer).[19]
- O uso de antibióticos para a prevenção de doenças na alimentação de animais, colocando nossa saúde em risco ao criar supervírus resistentes a remédios.[20]
- Uma persistente oposição da indústria alimentícia contra qualquer mudança por meio do lobismo e da resistência ferrenha a qualquer iniciativa a favor de impostos sobre refrigerantes ou açúcar. Em 2016, as empresas de refrigerantes gastaram 30 milhões de dólares para lutar contra esses impostos em apenas quatro estados americanos. Elas também têm o hábito de entrar com ações legais[21] contra advertências em rótulos, tributos e muito mais.

Há muitas formas de lidar com esses problemas. No entanto, a injustiça alimentar e suas consequências abrangentes na saúde da população, na economia e no meio ambiente justificam uma revisão extensiva e a reforma das políticas sobre alimentação. Nos Estados Unidos, há mais de oito órgãos federais regulamentando o maior setor da economia: a indústria alimentícia. Essas instituições e suas políticas costumam ser conflitantes entre si, criando resultados que não promovem o bem-estar do povo. Por exemplo: as Diretrizes de Alimentação aconselham a redução extrema do consumo de bebidas adoçadas com açúcar, ao mesmo tempo em que o programa de "seguro de colheita" federal, ou subsídios para fazendas, financia a produção de milho, tornando-o tão barato que se torna onipresente no suprimento de comida. É por isso que o vice-presidente da Pepsi, quando perguntado sobre o motivo de usar xarope de milho de alta frutose, respondeu que o governo o torna tão barato que é impossível não usá-lo. A falta de regras coerentes beneficia interesses particulares e sabota o bem público. A reforma do sistema alimentício, criando políticas nacionais sobre alimentação, saúde e bem-estar, acabando com a injustiça alimentar, é um elemento fundamental para a criação de nações mais saudáveis.

PRECISAMOS FOCAR EM COMIDA DE VERDADE

Parte da confusão sobre o que devemos ou não comer é causada por algo chamado *nutricionismo*. Nutricionismo é a ciência de quebrar componentes da dieta em partes individuais, como uma vitamina ou um tipo de gordura, e estudá-los de forma isolada. Essa abordagem é útil para avaliarmos remédios, nos quais pode haver uma única molécula projetada para uma reação química e uma doença específica. Mas não é algo que nos ajude a compreender a comida. As coisas que comemos contêm muitos compostos diferentes, que interagem uns com os outros e com a complexidade bioquímica de nossos corpos. No mundo real, nenhum nutriente age sozinho. Mas a indústria alimentícia gosta que acreditemos no contrário, alegando os benefícios de um ou outro nutriente, dependendo do que está na moda: se todo mundo começa a falar das vantagens das fibras ou de óleos vegetais, ou dos perigos da gordura saturada, os fabricantes podem ajustar seus ingredientes (e suas propagandas) para tirar vantagem disso. Repito: cereal açucarado integral?

Quero enfatizar um ponto: as pessoas não comem ingredientes, elas comem comida. E ingerem alimentos que contêm dezenas de ingredientes diferentes, muitos tipos de gorduras, proteínas, carboidratos, vitaminas, minerais, fitonutrientes e mais. Por exemplo: o azeite de oliva, que muitos consideram gordura monoinsaturada, ou "boa", também contém cerca de 20% de gordura saturada, 20% de ômega-6 e até um pouquinho de ômega-3, assim como um monte de polifenóis antioxidantes loucos para transmitir doenças. A carne também contém vários tipos diferentes de gordura e muitas vitaminas, minerais e antioxidantes. O mundo da nutrição está mudando, tirando o foco de nutrientes individuais e passando para padrões de dieta, comidas naturais e um conjunto complexo de alimentos... Em outras palavras, aquilo que comemos *de verdade*.

VAMOS DEIXAR CLARO O QUE É QUE PODEMOS COMER

Acredito realmente que todos os especialistas mundiais em saúde concordariam no que constitui uma boa nutrição, apesar de parecer existir tantas informações conflitantes e debates. Se todos usassem o bom senso, poderíamos chegar ao consenso de que devemos comer alimentos de verdade, naturais, locais (quando possível), frescos, livres de adulterações, processamentos e produtos químicos. Este livro entra em detalhes sobre o que significa comer assim.

Juntos, podemos mudar a narrativa em torno das escolhas de alimentação. Podemos resgatar nossa saúde da opressão daqueles que acham interessante nos manter confusos. Não quero classificar todas as grandes empresas de comida e a mídia como vilões oportunistas. No entanto, está bem claro que elas são as maiores beneficiárias com a desorientação dos consumidores. O governo permite que as corporações privatizem lucros e socializem custos.

Nas manchetes, afirmações categóricas e confusas dão lucro. É só pensar nas matérias que viram febre na internet: "Alface é mais prejudicial para o planeta do que bacon", "A dieta vegana quase me matou" ,"Óleo de coco não é saudável". Essas declarações querem nos enganar, e depois que nos deixam frustrados, as grandes empresas de comida ganham bastante dinheiro fornecendo produtos convenientes, fáceis e simples, que alegam responder a todas as nossas dúvidas. Na década de 1950, a General Mills convidou todos os gigantes da indústria para uma reunião em Minnesota, para debaterem as críticas que os alimentos processados recebiam na época. Em conjunto, resolveram transformar a conveniência em lema. A conveniência era a estratégia. As empresas subverteram de forma ativa um movimento de economia doméstica que ensinava as famílias a cozinhar e criar hortas. Então, inventaram Betty Crocket e criaram um livro de receitas que integrava alimentos industrializados — biscoitos de água e sal, queijo processado, sopa enlatada e muito mais — aos pratos. Minha mãe sempre fazia essas receitas. As grandes empresas nos diziam que estavam tirando um peso de nossas costas ao tornar o preparo das refeições mais rápido e barato, quando tudo que faziam era nos tornar doentes e obesos.

A confusão sobre comida não se refere, apenas, a um dilema pessoal. É algo que pode impactar sua família e sua comunidade. Em conjunto, nossas dúvidas mandam a mensagem de que não somos responsáveis pelo que colocamos em nossos corpos. Deixamos que as grandes empresas alimentícias e supostos especialistas assumam essa responsabilidade por nós. Em resumo: quando nos sentimos derrotados, eles ganham; e quando estamos cientes da situação e não nos permitimos ser afetados por modas, notícias conflitantes e marketing antiético, nós vencemos.

Este é um momento animador e complexo. Com cada compra, temos a oportunidade de optar por um planeta melhor e criar uma sociedade mais saudável. A cada mordida, temos a oportunidade de nutrir e curar nossos corpos. A Parte II deste livro foi projetada para ajudá-lo a compreender cada aspecto da sua comida — do efeito que ela tem em nossa biologia e saúde às consequências para o meio ambiente, para os animais e para as pessoas que fazem nossa comida. O Consultative Group on International Agricultural

Research (CGIAR), uma parceria de 15 centros de pesquisa no mundo todo, estimou que, quando todas as atividades agrícolas são levadas em conta — de fertilizantes a acondicionamento e transporte —, a agricultura é responsável por até um terço dos gases do efeito estufa.[22] Aquilo que você coloca em seu prato é mais importante do que o carro que dirige, tanto para sua saúde quanto para o meio ambiente.

E por que tenho autoridade para falar dessas coisas? Por isto: já vi milhares de pacientes extremamente doentes se tornarem saudáveis e prósperos ao seguirem uma abordagem voltada ao bem-estar, na qual se alimentam com comida de verdade, reduzem o estresse, fazem exercícios físicos, constroem relacionamentos melhores e encontram a felicidade pessoal. O que suas experiências têm em comum, no entanto, é e sempre será a comida. Nunca vi ninguém evoluir e se tornar a melhor versão de si mesmo enquanto segue uma dieta horrorosa.

Cem anos atrás, não precisávamos de tabelas para nos dizer que nossa comida era local, orgânica e produzida em pasto — todos os alimentos eram naturais, de verdade, sem adulterações, tradicionais. Felizmente, consumidores conscientes têm forte vontade de voltar para esse estilo de vida e curar nosso relacionamento turbulento com a comida.

Então, vamos recuperar nossa saúde, começando pela alimentação.

RESPOSTAS DO TESTE DE INTELIGÊNCIA NUTRICIONAL

Você não achou que eu tinha me esquecido do teste de inteligência nutricional do começo da Parte I, achou? Como verá nas respostas a seguir, todas as declarações eram falsas. Leia o restante do livro para descobrir quais das suas crenças pessoais e ideias convencionais sobre comida são verdadeiras e quais são mitos potencialmente nocivos. E, talvez mais importante, para conseguir responder a seguinte pergunta: "Afinal de contas, o que devemos comer?"

1. O mingau de aveia foi promovido como bom para o coração porque a aveia reduz o colesterol. No entanto, mingaus instantâneos ou prontos para micro-ondas são cheios de açúcar. Não acredite nas

promessas saudáveis das embalagens ou nas recomendações da Associação Americana do Coração, que recebe 300 mil dólares quando uma empresa estampa seu selo de aprovação em uma embalagem. E o mingau estimula a produção de insulina e glicose, dando ainda mais fome.[23] Com certeza, não é algo que faça bem ao coração, e ainda por cima, promove ganho de peso. O farelo de aveia em si é bom, mas mingaus instantâneos, não. E os feitos com aveia irlandesa não são muito melhores.

2. Depois de décadas fugindo dos ovos porque nos diziam que colesterol causava ataques cardíacos, as Diretrizes de Alimentação de 2015 oficialmente os exoneraram, afirmando não ter encontrado qualquer conexão entre o colesterol na dieta e doenças cardíacas. Agora, os ovos são saudáveis.[24]

3. Suco de laranja é basicamente um refrigerante com algumas vitaminas. Um copo de 350ml contém mais ou menos a mesma quantidade de açúcar que 350ml de Coca-Cola. Com certeza não é saudável. Em vez disso, coma a laranja.

4. A carne vermelha passou décadas sendo difamada como fonte de gordura saturada e uma das causas de doenças cardíacas. No fim das contas, o inimigo não é a carne, nem a gordura. Na verdade, ela é uma ótima fonte de proteína e importantes nutrientes. Vamos entrar em mais detalhes sobre ela e suas informações científicas na Parte II.

5. Agora sabemos o maior motivo para o ganho de peso. É a insulina, nosso hormônio que guarda gordura. Quando você segue uma dieta pobre em gorduras, é quase impossível não comer carboidratos demais. Em uma revisão de 53 estudos comparando dietas com baixo e alto teor de gordura para a perda de peso, as com alto teor sempre vencem. Quanto mais gordura, menos carboidratos, maior a perda de peso.[25] Não se trata das calorias em si, mas de como elas afetam seu metabolismo. A gordura ingerida o acelera e queima gordura corporal. Os carboidratos o diminuem e promovem ganho de peso.[26]

6. Comidas processadas sem glúten não são saudáveis. Elas contém açúcar, outros tipos de farinha com alto nível glicêmico, espessantes

e muito mais. Bolos e biscoitos sem glúten continuam sendo bolos e biscoitos. Mas há ótimos alimentos sem glúten — abacate, frango, brócolis, maçã.

7. A mentira que sempre nos contaram é que, para perder peso, temos que prestar atenção nas calorias. Coma menos, faça mais exercícios. Mil calorias de Pepsi são iguais a mil calorias de amêndoas. Que bobagem. Intuitivamente, isso não faz sentido algum, e a ciência já provou que calorias que aumentam sua glicose e insulina (açúcar e amido) promovem ganho de peso, enquanto calorias que não fazem isso — especialmente gorduras, verduras, legumes e algumas proteínas — aceleram seu metabolismo.

8. Laticínios são alimentos naturais perfeitos, se você for um bezerro. Eles não ajudam os ossos a ficarem saudáveis nem previnem fraturas. E têm mais de sessenta hormônios naturais que podem causar câncer e ganho de peso. E leite desnatado é pior ainda. Um copo de leite é melhor que uma Coca-Cola? Sim. É melhor que água? Não.[27] Você vai aprender muito mais sobre os riscos e os problemas com o consumo de laticínios na Parte II.

9. Faz décadas que a manteiga está na lista do "proibido comer". Mas, agora, descobrimos que a margarina e outros substitutos da manteiga matam dezenas de milhares de pessoas por ano. No fim das contas, a gordura saturada não é o inimigo que pensávamos ser, e já foi comprovado que ela não influencia doenças cardíacas de forma alguma.[28]

10. Com a exceção do azeite de oliva extravirgem, os óleos vegetais (gorduras poli-insaturadas) são um alimento relativamente novo. Eles foram inventados no começo do século XX, e nosso consumo se tornou mil vezes maior desde então. Óleos de sementes, feijões e grãos (girassol, soja, milho) são instáveis, oxidam com facilidade e criam inflamações. A maioria dos estudos que afirmam que essas substâncias são saudáveis menciona o saudável e anti-inflamatório ômega-6 (de óleos de peixe, linhaça e nozes). Quando se analisa apenas o ômega-6 (de óleos vegetais refinados), vemos que eles aumentam o risco de inflamação e de ataques cardíacos.[29]

Se as respostas do teste o surpreenderam, acesse www.foodthebook.com para assinar minha *newsletter* em inglês e receber fatos sobre comida e uma receita toda semana, diretamente da minha cozinha.

Então, quais são as grandes dúvidas de nossa era sobre comida? Bem, em primeiro lugar, para onde foram todos os alimentos de verdade? O que exatamente a agricultura industrial fez com nosso suprimento de comida e como isso afeta nossa saúde e o meio ambiente? De que maneira podemos ser consumidores conscientes no supermercado? Qual é a diferença entre orgânico e produzido em pasto? Faz mesmo diferença ser orgânico? Como podemos usar comida como remédio? E, sério, *o que devemos comer*?

Continue lendo.

PARTE II

AFINAL DE CONTAS, O QUE DEVEMOS COMER?

Nesta parte vou tratar da pergunta do título, item por item, escolha por escolha. O que é que *podemos* comer? Hoje em dia os especialistas em nutrição costumam nos alertar contra certos alimentos e nos incentivar a ingerir outros se quisermos ter uma vida saudável. Mas é comum que discordem sobre quais são as melhores comidas e quais são as piores. E suas escolhas parecem mudar sempre. Vou suavizar a confusão ao tratar das principais categorias de alimentos e revisitar os melhores estudos científicos para lhe dar uma ideia geral.

Uma coisa eu prometo: se você se der o trabalho de ler cada sessão a seguir, não apenas vai ter novas informações ao terminar este livro, como também se livrará da ansiedade e da preocupação que a maioria das pessoas sente diante da simples pergunta: "O que é que eu posso comer?"

Vamos começar!

CARNES

TESTE DE INTELIGÊNCIA NUTRICIONAL

Verdadeiro ou falso?
1. A carne vermelha contém altos níveis de gordura saturada, que causa doenças cardíacas.
2. Se você a evitar, é fácil conseguir as proteínas de que precisa nas plantas.
3. O gado evoluiu para comer grama a céu aberto, não grãos e feijões, como milho e soja.
4. Fígado é uma das comidas mais nutritivas que podemos comer.
5. Já foi provado que comer bacon provoca câncer tanto quanto fumar tabaco.
6. O governo norte-americano tem regras rígidas sobre a alimentação do gado.
7. Grelhar a carne ajuda a reduzir substâncias contaminantes e químicas.

Respostas
1. Falso: A carne vermelha contém vários tipos de gordura — não só a saturada, mas também ômega-6 (mais em gado criado em curral de engorda alimentado com milho) e ômega-3 (na produzida em pasto). Além do mais, a associação entre gordura saturada e doenças cardíacas foi refutada. Estudos com mais de 600 mil participantes em 19 países não encontraram qualquer ligação entre as duas coi-

sas.[1] Outro estudo, de mais de dez anos, com 135 participantes em 18 países e cinco continentes, mostrou que o consumo de gordura saturada diminui o risco de doenças cardíacas e morte.

2. Falso: Você teria que comer muitos legumes, verduras, feijões e grãos para alcançar sua cota diária de proteína. Seria necessário comer três xícaras de lentilha para conseguir a quantidade de aminoácidos e proteína obtida em uma porção de 120 gramas a 170 gramas de carne, frango ou peixe. E, conforme envelhecemos, passamos a precisar de mais proteína de boa qualidade para manter a massa muscular e a saúde. As proteínas das plantas apresentam níveis baixos de leucina, o aminoácido que determina a taxa para manutenção e desenvolvimento de músculos, enquanto ela está presente em altos níveis na proteína animal.[2]

3. Verdadeiro: Vacas, ovelhas e cabras devem comer grama e forragem. Mas os animais criados em fábricas são alimentados com grãos baratos, doces e pedaços moídos de outros animais, sem mencionar os hormônios e os antibióticos usados para engordá-los rapidamente.

4. Verdadeiro: O fígado contém muitas vitaminas, proteínas e nutrientes. Mas coma fígado apenas de carne orgânica, produzida em pasto, livre de confinamento.

5. Falso: Há evidências de que o consumo de carne processada está ligado ao câncer colorretal. Mas a associação foi exagerada. Eu não me encheria de carne processada, mas ela não é o bicho-papão que as manchetes anunciam. Comer uma fatia de bacon todo dia aumenta seu risco em 0,5%.

6. Falso: Você ficaria com medo se soubesse quantos hormônios, antibióticos, toxinas e porcarias são legalmente acrescentados à ração do gado.

7. Falso: Cozinhar carne em temperaturas altas pode produzir compostos tóxicos. É melhor não fritar demais ou grelhar bifes em temperaturas altas.

Receba informações sobre comida e uma receita, toda semana, diretamente da minha cozinha. Assine de graça minha *newsletter*, em inglês, em www.foodthebook.com.

Comer carne vai entupir suas artérias, causar câncer e diabetes tipo 2 e tirar anos da sua vida, certo?

Claro que não.[3] Mas não o culpo por acreditar nessas coisas. Muita gente acredita, tanto os amantes de carne quanto os que a renegam. Essa comida, presente em nossa dieta desde sempre, é o elemento mais controverso em nossos pratos. É nesse ponto que muitas das brigas sobre alimentação dos dias de hoje — teorias nutricionais opostas, a situação absurda da saúde da população, o impacto ambiental da agricultura, o tratamento antiético aos animais (vacas, porcos, galinhas) — se juntam, em uma enorme e complicada colisão. A carne nos faz muito mal ou nos faz muito bem? Se quisermos ter vidas longas e saudáveis, devemos comê-la com frequência, às vezes ou nunca?

Vamos começar reconhecendo que os humanos domesticaram ovelhas, vacas e porcos por volta de 10000 a.C.[4] Nós comemos carne praticamente desde sempre. De fato, os cientistas que estudam os caçadores-coletores modernos, que vivem e comem de forma muito similar à de nossos ancestrais paleolíticos — com dietas cheias de carne e com pouco açúcar —, observam que eles não costumam apresentar sinais de doenças cardíacas, diabetes ou outros distúrbios crônicos.[5] Os animais sempre tiveram um papel central na dieta humana. Então, de uma perspectiva evolucionária, é difícil imaginar que um alimento tão importante para nossa existência — um alimento que ajudou a manter civilizações vivas em todo o planeta por milênios — esteja lentamente nos matando esse tempo todo.

Em décadas recentes, ativistas e cientistas anticarne tentaram assustar as pessoas, associando-a a todos os problemas do mundo, de câncer a doenças cardíacas, diabetes e até obesidade. Porém, uma pesquisa após a outra mostra que a verdade é o oposto. Como nossos ancestrais sabiam, a carne é um alimento cheio de nutrientes que pode ajudar a *prevenir* doenças e deficiências nutricionais quando consumida em conjunto com muitos legumes e verduras — ou como parte do que eu gosto de chamar de dieta paleo-vegana, ou "pegan". É claro, isso não quer dizer que o consumo de carne não tenha um aspecto problemático. A maioria da carne consumida nos Estados Unidos e em outros países desenvolvidos, infelizmente, vem de fazendas-fábricas, onde os animais são submetidos a condições cruéis, insalubres e, com frequência, inacreditáveis. Essas gigantes da indústria contribuem com a mudança climática, poluem o meio ambiente e, em alguns casos, abusam de seus funcionários. Devemos fazer tudo ao nosso alcance para não incentivar esse tipo de produção. Mas isso não anula o fato de que a carne certa pode — e deve — ser parte essencial da dieta da maioria das pessoas. Existem motivos particulares, espirituais, religiosos, éticos e ambientais válidos para não comê-la. No entanto, não existem bons motivos científicos ou médicos para evitar carne de boa qualidade, orgânica, produzida em pasto e criada de forma sustentável no contexto de uma dieta saudável, que chamo de dieta pegan.

A CIÊNCIA DA CARNE

Quando você pensa em carne, provavelmente pensa em proteína. Mas quase todos os alimentos a possuem. Até mesmo legumes e verduras a contêm em pequenas quantidades. Conforme a carne foi se transformando em vilã, na última metade de século, muitas pessoas começaram a buscar alternativas, chegando até a excluí-la do cardápio por completo em alguns casos. Nos Estados Unidos, é estimado que 5% da população se identifiquem como vegetariana.[6] Mas é difícil trilhar esse caminho por muito tempo. Apesar de as alternativas vegetais estarem se tornando cada vez mais populares, não há como negar o fato de que a carne é a melhor fonte de proteína (e também de muitas vitaminas e minerais). Talvez você tenha ouvido por aí que legumes têm muitas proteínas, por exemplo. E têm mesmo — quando comparados a outras plantas. Mas lhes faltam muitos aminoácidos fundamentais. Os ovos são outra fonte de proteína, cada um contendo seis gramas. Mas o adulto médio necessita de 69 gramas de proteína todos os dias, e essa quantidade aumenta, se a pessoa for ativa. É preciso ingerir cerca de trinta gramas, três vezes ao dia, para manter e desenvolver músculos. Se você só contar com os ovos, vai ter que comer muito omelete. O suprimento de suas necessidades de proteína com alimentos que não a carne requer muito planejamento e esforço, mais do que a maioria das pessoas consegue. Você também precisa se certificar de conseguir todos os aminoácidos essenciais — aqueles de que precisamos, mas nossos corpos não produzem — da proteína que ingere. As únicas fontes vegetais que oferecem todas as nove são a quinoa, o trigo sarraceno e a soja, mas elas podem ser encontradas em sua forma completa em todos os alimentos de origem animal. Para lhe dar uma ideia de como as proteínas vegetais se comparam às animais, aqui vai uma comparação.[7]

Gramas de proteína animal a cada cem gramas de:
- Vitela: 36,71
- Carne bovina: 36,12
- Cordeiro: 32,08
- Porco: 28,86
- Frango: 28,74
- Atum: 25,51
- Sardinha: 24,62
- Queijo: 23,63
- Salmão: 22,10
- Grilos: 20,50 (sim, eles são cheios de proteína)
- Ovos: 12,58

Gramas de proteína vegetal a cada cem gramas de:
- Manteiga de amendoim: 22,21
- Amêndoas: 20,96 (o leite de amêndoas: 0,42)
- Aveia: 16,89
- Tofu: 9,04
- Lentilha: 9,02
- Feijão-preto: 8,86

Como podemos ver, seria necessário comer muito feijão, aveia ou tofu para alcançar a quantidade de proteínas de uma pequena porção de carne. Isso não quer dizer que a carne deve ser sua única fonte. É possível ingerir uma parte pequena das necessidades diárias na forma vegetal. Mas para a maioria das pessoas, especialmente conforme envelhecemos e necessitamos de mais proteína para manter nossa massa muscular, a proteína animal é importante.

OS ACERTOS DOS ESPECIALISTAS

Por toda a história da humanidade, com exceção de um período que começou na segunda metade do século XX, a carne era considerada parte fundamental da dieta humana, tanto por especialistas como por pessoas normais. De fato, nunca houve uma sociedade indígena voluntariamente vegana em lugar algum do planeta.[8] Na verdade a palavra "vegano" só começou a ser usada em 1944. Sim, alguns estudos mostram que comer carne faz mal para nossa saúde, mas são os detalhes que fazem a diferença, e, nesse caso, isso significa a intenção e o tipo de estudo. Como veremos a seguir, o alarmismo desmorona sob o peso da análise científica detalhada. As autoridades responsáveis pela nossa nutrição acertaram? Sim, em alguma coisa. Há certa relevância nos alertas contra o consumo excessivo de carne vermelha — a carne bovina produzida de forma convencional vem de animais que recebem dietas inadequadas, o que, por sua vez, pode nos fazer mal. Até mesmo a forma como a preparamos pode ser nociva à nossa saúde. No entanto, na maioria dos casos, a carne foi injustiçada. A ciência não apoia a teoria de que ela é esse monstro criador de doenças que passamos décadas acreditando.

OS ERROS DOS ESPECIALISTAS

Qualquer um que tenha vivido nos Estados Unidos nos últimos cinquenta anos já ouviu os alertas trágicos sobre carne vermelha. Ela causa câncer. Causa doenças cardíacas. É praticamente fatal. Como é que chegamos a tanta histeria e desinformação?

Duas palavras: gordura saturada.

Meio século atrás, a descoberta de que a gordura saturada aumentava os níveis de colesterol provocou uma demonização difundida da carne. Diminuímos nosso consumo, escolhemos opções "magras" e cortamos e tiramos toda a gordura de nossos bifes. Naquela época, os cientistas se convenceram de que o colesterol alto era o principal culpado por trás da epidemia de ataques cardíacos que causava mais de 1 milhão de mortes por ano só nos Estados Unidos. A teoria era simples — simples demais. Ela foi introduzida pelo cientista Ancel Keys, na Organização Mundial de Saúde, em Genebra, em 1955, e ficou conhecida como a hipótese lipídica, ou "dieta do coração". Era o seguinte: quando o colesterol aumenta, a possibilidade de problemas cardíacos aumenta. E quando diminui, os problemas cardíacos também diminuem. No começo, Keys e seus colegas se concentraram em qualquer gordura na dieta como a principal causa do colesterol alto. Porém, com o tempo, seu foco passou para a saturada, que aumenta o colesterol mais do que as outras. E já que sua principal fonte são alimentos de origem animal, de acordo com Keys, carne devia fazer mal. Essa linha de pensamento foi apoiada e promovida pela Associação Americana do Coração, que disse às pessoas para abandonarem seus pratos cheios de bacon, ovos e linguiça e saírem de perto da mesa do café da manhã. De fato, todos os alimentos que continham gordura saturada se tornaram "ruins" quase do dia para a noite — até comidas de origem vegetal, como coco, nozes e abacate.

Hoje sabemos que esse pensamento era simplista demais e errado: as doenças cardíacas são algo complexo, que envolvem não apenas o colesterol, mas também inflamação, glicose, triglicerídeos e diversos outros fatores. E o impacto da gordura saturada no colesterol também não é simples. Algumas formas de gordura saturada aumentam o LDL, que é tido como ruim. Porém, ao mesmo tempo, também aumentam o HDL, aquele que nos *protege* de problemas do coração.[9] A gordura saturada também tem um impacto benéfico no tamanho e na densidade de partículas lipoproteicas que transportam o colesterol pela corrente sanguínea. Ela cria partículas LDL grandes e fofas (como bolas de algodão),[10] que são menos *aterogênicas* (causadoras de doenças cardíacas) que as partículas LDL menores e densas, criadas por açúcar e carboidratos refinados (comidas cheias de amido), que aumentam a inflamação e promovem a formação de placas nas artérias.[11]

Esses novos dados sobre gordura saturada foram descobertos por vários estudos e aceitos por muitos cardiologistas e especialistas em nutrição. Mas a ideia ultrapassada de que ela provoca doenças cardíacas não desapareceu com tanta facilidade. Depois de introduzir a hipótese lipídica na década de 1950, Keys deu continuidade com o Estudo dos Sete Países em 1970, no qual promoveu a ideia de que nações que consomem relativamente menos gordura saturada apresentam menores índices de problemas de coração. Infelizmente, Keys escolheu os dados a dedo — ele transmitiu as informações sobre a pequena quantidade de países (sete) que se encaixavam em sua teoria e ignorou aqueles que não, como a França, maníaca por queijo brie e manteiga.[12] Estudos mais recentes em 42 países descobriram que 15 deles não apresentam qualquer ligação entre o consumo de gordura saturada e a incidência de doenças cardíacas. Apesar dos problemas, o Estudo dos Sete Países foi bem-aceito e se tornou sagrado para as políticas norte-americanas sobre comida, que até hoje continuam a exigir reduções drásticas no consumo de carne e gordura saturada.

A redução da ingestão de gordura saturada permanece uma das recomendações mais persistentes das Diretrizes de Alimentação dos Estados Unidos, produzidas pelo governo e atualizadas a cada cinco anos. As mais recentes, publicadas em 2015, pediam que a população limitasse seu consumo de gordura saturada em até 10% de suas calorias diárias.[13] As recomendações igualmente ultrapassadas da Associação Americana do Coração são ainda mais drásticas. Elas aconselham limitar-se a ingestão a no máximo 5% a 6% de calorias diárias, o que, para uma pessoa média, significa pouco menos de 85 gramas de carne moída ou 28 gramas de queijo cheddar.[14] Em seu site, a associação orienta a "limitar o consumo de carne vermelha" e evitar outros alimentos com gordura saturada, como cordeiro, porco e frango com pele. E alerta: "Ingerir comidas com gordura saturada eleva o nível de colesterol no sangue. Altos níveis de colesterol LDL aumentam o risco de doenças cardíacas e derrame cerebral."[15]

Enquanto isso, pesquisas mostram que o foco no LDL pode nos levar a ignorar outras causas para doenças cardiovasculares. Um estudo que analisou quase 250 mil norte-americanos adultos no país, internados em hospitais após sofrerem um ataque cardíaco, descobriu que quase 75% tinham níveis de LDL considerados "baixos" ou "ideais", de acordo com as diretrizes atuais sobre colesterol.[16] Pesquisas em longo prazo, como o famoso Estudo do Coração de Framingham, mostram que, apesar de o LDL ser associado a problemas cardiovasculares, o HDL, que aumenta sempre que ingerimos gordura saturada, na verdade *diminui* o risco de ataques cardíacos.[17]

Ao mesmo tempo, os maiores e mais abrangentes estudos sobre gordura na dieta não encontraram qualquer ligação entre o consumo de gordura saturada e doenças do coração.[18] Um teste clínico extremamente controlado, publicado no periódico *BMJ* em 2016, comparou pessoas com dietas cheias de gordura saturada originárias de leite, queijo e carne com pessoas que ingeriam alimentos em que a maior parte da gordura saturada fora removida e substituída por óleo de milho, um óleo insaturado vegetal. O estudo descobriu que o grupo do óleo vegetal apresentava níveis de colesterol mais baixo, mas uma taxa de mortalidade maior.[19] Outra revisão abrangente da pesquisa mais rigorosa sobre gordura saturada, publicada no *Annals of Internal Medicine*, não encontrou qualquer ligação entre gordura saturada e doenças cardíacas, concluindo que as diretrizes de alimentação atuais, que nos dizem para evitar gordura saturada e aumentar o consumo de PUFAs, ou óleos vegetais refinados, não apresentam base científica.[20]

Um dos erros mais marcantes da mitologia da gordura saturada criada pelo Estudo dos Sete Países de Keys surgiu em 2016. Em um estudo publicado pelo periódico *Food & Nutrition Research*, cientistas analisaram dados coletados ao longo de 16 anos em 42 países diferentes e observaram a relação entre diversos alimentos e doenças cardiovasculares.[21] A pesquisa foi bem mais extensiva que o Estudo dos Sete Países — e seus resultados, contrários às descobertas de Keys. De fato, não foi encontrada qualquer ligação entre o consumo de carne vermelha e problemas cardíacos. Se muito, a pesquisa indica que um consumo maior de gordura e proteína animal *protege* contra doenças cardiovasculares. Os alimentos que demonstraram ser os maiores causadores de distúrbios foram os carboidratos de alto índice glicêmico, como batatas, pão e cereais. O autor principal do estudo, o Dr. Pavel Grasgruber, disse que as descobertas deixavam claro que os conselhos nutricionais tradicionais deveriam mudar.

"A pesquisa vai contra as orientações comuns sobre dietas", declarou ele para a mídia.[22] "Está bem claro que o consumo de laticínios e carne não aumenta, de forma alguma, o risco de problemas cardíacos, como é tradicionalmente aceito. Os maiores culpados são cereais, trigo e batatas, que aumentam o risco de ataques cardíacos."

Ideias ultrapassadas geralmente demoram a desaparecer, e é por isso que muitos estabelecimentos médicos e nutricionais se recusam a mudar sua posição sobre a gordura saturada. Mas muitos estão começando a aceitar as novas ideias. Em 2016, Steven Nissen, um dos cardiologistas mais respeitados dos Estados Unidos, chefe de medicina cardiovascular na Cleveland Clinic, o maior hospital cardíaco do mundo, e meu colega, publicou um importante editorial no *Annals of Internal Medicine* criticando as diretrizes de alimentação e suas recomendações sobre gordura saturada. "As melhores evidências disponíveis não apresentam sinais claros que apoiem a crença amplamente divulgada de que os norte-americanos deveriam limitar o consumo de gordura saturada e colesterol", escreveu ele.[23]

E em 2017, em uma importante conferência de cardiologia na Suíça, o presidente da Federação Mundial do Coração, Salim Yusuf, um cardiologista renomado no mundo todo, foi ainda mais direto sobre o mito relativo à gordura saturada e às doenças cardiovasculares: "Ao contrário de crenças populares, as recomendações atuais para reduzir o consumo de gordura saturada não têm qualquer base científica."[24] Então, perguntou ele, qual é a causa dos problemas cardíacos? "É provável que os maiores culpados sejam os carboidratos. Então, quando você quiser um hambúrguer, jogue o pão fora e coma só a carne!"

Concordo completamente. E se tivesse que escolher entre um pãozinho ou manteiga, eu ficaria com a manteiga.

O QUE AINDA NÃO SABEMOS

Apesar de a gordura saturada ter sido exonerada de suas acusações anteriores como a causa dos problemas cardiovasculares, não significa que você pode enfiar o pé na jaca. Não acredito que comer uma quantidade ilimitada dela faça bem. Ainda estamos estudando a quantidade que seria considerada "saudável", porém os estudos mais recentes sugerem que ela é bem neutra. A gordura saturada não é nociva, mas isso não quer dizer que seja saudável. E há uma condição: quando misturada com açúcar ou carboidratos refinados (o que chamo de "gordura doce"), ela é fatal. Hoje em dia ouvimos muita gente falando para ingerirmos carne e manteiga "com moderação". Mas o que exatamente significa "moderação"? Precisamos de mais pesquisas para determinar isso. Nesse meio-tempo, não tenha medo de misturar um pouco de manteiga orgânica com seus ovos caipiras. E não se sinta culpado ao pedir um bife produzido em pasto em vez de linguado na próxima vez que jantar fora.

OITO COISAS QUE VOCÊ DEVERIA SABER SOBRE CARNE

1. Ela é mais do que só proteína e músculos

Alimentos de origem animal são nossa única fonte de vitamina B12, essencial para a vida. A carne também fornece vitamina E, D e outras vitaminas do complexo B. Ela contém enzimas de que precisamos para acessar nutrientes, aminoácidos essenciais e antioxidantes que lutam contra o câncer, como betacaroteno (que nossos corpos convertem em vitamina A), luteína e zeaxantina. Também possui minerais, como zinco, selênio, magnésio, sódio e potássio. Além de ferro, que é importante para mulheres, por causa da anemia causada pela menstruação. É verdade que, como os veganos argumentam, todos esses minerais (e até proteínas) podem ser encontrados em legumes, verduras e outros alimentos. Mas o sistema interno de nossos corpos precisa trabalhar para convertê-los em algo que possamos usar, enquanto os nutrientes da carne são muito mais biodisponíveis. Um estudo clínico publicado no *American Journal of Clinical Nutrition* descobriu, por exemplo, que pessoas que seguem dietas que incluem carne bovina, frango, porco e peixe ganham mais músculos e massa magra do que as que seguem dietas vegetarianas de legumes, verduras, laticínios, ovos e grãos.[25] Também foi comprovado que dietas com proteína animal ajudam a preservar massa muscular e reduzem a "quebra de proteínas" no corpo, mais do que as vegetarianas.[26] Proteínas são necessárias para manter e desenvolver músculos. A perda muscular (sarcopenia) é acompanhada por mudanças hormonais relacionadas ao envelhecimento, incluindo pré-diabetes (que causa problemas cardíacos, câncer e demência), níveis mais altos de hormônios do estresse, como cortisol, e uma diminuição de hormônios antienvelhecimento, como o de crescimento e a testosterona. É por isso que as pesquisas mostram que precisamos de mais proteínas conforme envelhecemos, para prevenir doenças e retardar a morte. Não é de admirar que tenhamos evoluído para comer carne.

2. Pare de achar que bacon causa câncer

Se você for como a maioria das pessoas, ficou sabendo da notícia terrível no fim de 2015. "Carne processada causa tanto câncer quanto o fumo", retumbava a manchete do jornal *The Guardian*. "Bacon e linguiças são tão ruins quanto cigarro", dizia outra. Essas declarações se referiam ao relatório da Organização Mundial de Saúde (OMS) que concluíra que a ingestão de carnes processadas como bacon, presunto, frios e linguiças aumentava em 20% o risco de câncer colorretal.[27] É compreensível que muitas pessoas tenham visto essas matérias e ficado preocupadas. Mas as descobertas do relatório foram extremamente exageradas.

Vou explicar por quê. O estudo não conseguiu determinar os efeitos da carne vermelha em si na nossa saúde. E apesar de ter encontrado uma conexão entre os embutidos e câncer, seu fator era relativamente baixo. O aumento de 20% se refere ao risco *relativo* da doença, não ao *absoluto*. A probabilidade de uma pessoa média ter câncer colorretal é bem pequena: cerca de 5%. Quando a OMS diz que comer bacon todo dia aumenta o risco em 20%, isso significa que, no decorrer de toda a sua vida, o risco aumentaria de 5% para 6% se você ingerisse quatro pedaços de bacon todos os dias. O aumento real é só de 1%. Estou disposto a assumir esse risco para poder comer uma fatia de bacon de vez em quando, ainda mais no contexto de uma dieta saudável. Se considerarmos o risco absoluto em vez do relativo, o aumento não é tão assustador quanto as manchetes indicam.

Como mencionei, os perigos associados à ingestão de carne com frequência são distorcidos. Na verdade, os alertas da OMS sobre a associação entre carne e câncer podem ser até questionados. Um artigo publicado no periódico *Obesity Reviews* avaliou 35 estudos abrangentes sobre câncer e consumo de carne e concluiu que o risco era quase nulo.[28] De fato, uma análise do Estudo da Saúde da Mulher, elaborado com 37.547 mulheres ao longo de nove anos, determinou que as que mais ingeriam carne eram as que tinham menor incidência de câncer colorretal.[29] Então, por que é que alguns estudos informam que o consumo de carne é associado ao câncer, enquanto outros dizem o contrário? Um motivo é o viés do paciente bem-comportado. Na maioria das pesquisas, as pessoas que relatam maior consumo de carne também tendem a apresentar outros comportamentos "nocivos", como fumar, beber muito, evitar frutas e legumes, comer mais comidas processadas e açúcar — tudo que está associado a altas taxas de câncer. Por outro lado, quem tem atitudes "saudáveis" e evita carne vermelha também apresenta mais propensão a se exercitar várias vezes por semana, comer muitos legumes e evitar cigarros. Nós cometemos o erro de achar que é a carne que causa a doença, quando, na verdade, são todas as coisas que as pessoas comem e fazem. Isso explica algumas descobertas equivocadas sobre câncer nos estudos nutricionais.

É claro, as carnes processadas não são todas iguais. Atualmente, muitas delas estão cheias de açúcar, enchimento e aditivos como glúten e conservantes. Prefira embutidos mais naturais — como peru fatiado e rosbife, ou salame preparado de forma tradicional e bacon oriundo de produtores orgânicos. Um amigo neurocirurgião fez uma brincadeira e mandou uma salsicha em vez da biópsia de um cérebro para o patologista. Quando ele ligou para saber o resultado, o patologista estava nervoso, porque tinha encontrado restos de osso, cabelo, unhas e dentes na amostra. É importante saber de onde vem sua carne.

3. Nós somos o que nossa carne come

Você já ouviu alguém dizer que somos o que comemos, certo? Bem, isso é mentira. Somos o que nossa comida come! O que é assustador, porque todos os nossos piores medos sobre como os animais modernos e industrializados são alimentados e tratados são basicamente concretizados — de fato, a verdade pode ser ainda pior do que você imagina. Animais criados em fábricas comem grãos baratos e produzidos em massa porque isso faz com que engordem rápido e a custos baixos. O que significa que estão ingerindo organismos geneticamente modificados e pesticidas. Com o mesmo objetivo de ficarem maiores e mais gordos, também recebem um monte de hormônios e antibióticos.[30] E pode ficar pior: de acordo com as leis dos Estados Unidos, é legal alimentar bois e galinhas com coisas que nem você nem qualquer animal comeria. Ainda assim, os "aditivos" permitidos pela lei incluem "farinha de penas" (penas pulverizadas); dejetos animais "reciclados", tanto secos quanto não processados (também conhecidos como cocô); comida adulterada com dejetos de roedores, insetos ou pássaros (mais cocô, mas só depois de passarem por um tratamento térmico para eliminar os germes); "reaproveitamento de fibras de polietileno" (isso significa plástico); bactérias, incluindo algumas resistentes a antibióticos; produtos químicos tóxicos como bifenilpoliclorado e dioxina e uma longa lista de outras substâncias que não lembram em nada qualquer coisa que você daria para um animal comer.[31]

Infelizmente, muitas fazendas-fábricas estão dispostas a alimentar seus animais com tudo que os engorde da maneira mais rápida e barata possível, sem se importarem com a nutrição adequada ou com a qualidade da carne que produzem. Em janeiro de 2017 uma caminhonete sofreu um acidente e derrubou sua carga em uma estrada de Wisconsin, provocando uma cena impressionante. O veículo, que seguia para uma dessas fábricas, carregava centenas de milhares de Skittles vermelhos que seriam usados como ração para gado.[32] O derramamento deixou a estrada coberta de balas vermelhas, mas a parte mais perturbadora do acidente foi que ele revelou um fato pouco conhecido sobre a indústria pecuária: é legal e comum os produtores alimentarem o gado com todo tipo de açúcar, balas, sucos em pó, batatas fritas e melado.[33] Há até quem se gabe disso. Em 2012, o dono da United Livestock Commodities, em Kentucky, disse a uma emissora de televisão local que, em resposta ao aumento dos preços do milho, ele começara a alimentar seu gado com balas baratas e defeituosas que seriam jogadas fora.[34] Um vídeo até mostrou os animais comendo doces ainda na embalagem. Especialistas em agricultura dizem que isso acontece há anos, seguindo a lei. Na verdade, muitos pecuaristas jogam todo tipo de restos de comida na ração — coisas que seriam consideradas inadequadas para o consumo humano, mas, por algum motivo, podem ser ingeridas pelos animais que comemos.

4. Porque a carne produzida em pasto é melhor

É difícil negar todos os problemas das fazendas-fábricas. Elas prejudicam o meio ambiente com o uso excessivo de combustíveis fósseis para fertilizantes e produtos agrícolas químicos. Secam e poluem fontes naturais de água, liberam elementos tóxicos na atmosfera e contribuem para a mudança climática. Fazem uso expressivo de antibióticos na ração para produzir animais maiores e mais gordos, mais resistentes às doenças que se espalham pelas gaiolas e currais lotados e apertados. E também tratam os animais de uma forma tão cruel e horrenda que chega a ser inimaginável. Só que ainda há mais um motivo para ser contra as fazendas de gado em nível industrial: elas produzem carne menos saudável. A alternativa — carne produzida em pasto — não só é melhor para o meio ambiente e para os animais, como também para você. Do ponto de vista nutricional, é uma opção tão superior ao produto das fazendas-fábricas que poderia até ser considerada um alimento diferente.

Vacas, ovelhas e cabras são ruminantes, o que significa que seus estômagos têm quatro compartimentos diferentes projetados para extrair os nutrientes de que precisam do feno, da grama e de outras forragens. Os porcos são onívoros — eles fazem por merecer sua reputação —, mas se tornam mais saudáveis quando podem andar livremente e se alimentar de quaisquer plantas ou comidas naturais que encontrem no chão, como nozes, frutas e larvas. Eles evoluíram comendo esses alimentos. Em vez disso, são forçados a ingerir milho, soja, trigo e outras plantas extremamente baratas devido a subsídios do governo. Quase metade de toda soja e 60% do milho produzido nos Estados Unidos são usados como comida para animais de abate.[35]

Como isso tudo afeta a saúde deles e a nossa carne? De forma terrível. O gado que se alimenta de grãos pode desenvolver timpanismo, abscessos amebianos e outros distúrbios fatais. Um estudo do *Journal of Animal Science* relatou que até um terço do gado em currais de engorda desenvolve abscessos amebianos como resultado dos "cronogramas agressivos de alimentação com grãos".[36] Mas pesquisas revelam que a incidência dessas doenças diminui quando os animais seguem uma dieta natural de grama e feno.[37] Os bois criados de forma convencional também estão mais suscetíveis às infecções que podem permanecer em sua carne. Em uma investigação feita em 2015, a organização Consumer Reports testou trezentas amostras de carne compradas em mercados nos Estados Unidos, comparando os produtos convencionais com os "sustentáveis", produzidos em pasto, orgânicos ou criados sem antibióticos. A investigação determinou que 18% das amostras de carne convencional estavam contaminadas com superbactérias — micróbios perigosos que são resistentes a três ou mais classes de antibióticos —, contra apenas 6% das amostras produzidas em pasto e 9% das orgânicas ou criadas sem antibióticos.[38] Também se descobriu que três amostras de carne convencional continham um tipo de bactéria com resistência antibiótica chamada SARM (*Staphylococcus aureus*, resistente à meticilina), que mata mais de 10 mil pessoas por ano no país estudado. As carnes produzidas em pasto, orgânicas e sem antibióticos não apresentaram nenhuma dessas bactérias potencialmente letais. As amostras convencionais também tinham maior chance de conter *E. coli*.

"Nós sabemos que os métodos sustentáveis são melhores para o meio ambiente e mais bondosos com os animais", disse o Dr. Urvashi Rangan, diretor-executivo do Centro de Segurança de Alimentos e Sustentabilidade da Consumer Reports.[39] "Mas nossos testes também mostram que esses métodos podem produzir carne moída com menos riscos à saúde pública."

Três décadas de pesquisa mostram que a carne produzida em pasto e a orgânica são bem mais saudáveis do que as de fazendas-fábricas e alimentadas com grãos. A produzida em pasto contém tipos de gordura melhores que as carnes convencionais (mais ômega-3, menos ômega-6 e mais CLA, ou ácido linoleico conjugado, na sigla em inglês). Quando o gado se alimenta com grãos ou outros alimentos que não fazem parte de sua dieta natural, os níveis de ácidos graxos inflamatórios da família ômega-6 em sua carne aumentam, enquanto os níveis da gordura benéfica da família ômega-3 diminuem. Se seguem uma alimentação natural, ocorre o oposto. A carne em pasto contém até cinco vezes mais ômega-3 do que a convencional, e níveis muito menores de ômega-6.[40] Na carne produzida em pasto, a proporção de ômega-3 para ômega-6 é 1:1, saudável. Na alimentada com grãos, a proporção pode chegar a 1:7. A carne em pasto apresenta quantidades maiores de nutrientes essenciais, incluindo vitaminas do complexo B, vitamina E e antioxidantes como luteína, zeaxantina, betacaroteno, superóxido dismutase e glutationa, um composto poderoso no combate ao câncer, também encontrado em legumes frescos.[41] Além disso, contém níveis muito mais elevados de minerais benéficos,[42] como potássio, fósforo, zinco e ferro.[43]

5. A carne produzida em pasto contém impressionante ácido graxo

É verdade que carne tem gordura saturada, mas isso é só uma parte da história e, no fim das contas, nem é um problema. Quarenta por cento da gordura da carne são monossaturadas e poli-insaturadas — encontradas no azeite de oliva, em frutos do mar e nozes. Também é importante explicar o tipo de gordura saturada na carne: boa parte dela é ácido esteárico, que não aumenta o nível total do seu colesterol. A carne também contém um tipo diferente de gordura trans, natural e saudável, que nos faz muito bem. Ela se chama CLA, ou ácido linoleico conjugado.[44] Podemos encontrá-lo em apenas alguns alimentos, e sua fonte mais abundante é a gordura dos ruminantes (vacas, ovelhas e — a primeira da lista, caso você seja um aventureiro gastronômico — cangurus) que comem grama. O CLA também é poderoso antioxidante, que diminui o crescimento de tumores cancerígenos. Além disso, previne a formação de placas nas artérias e a aterosclerose. E reduz o risco de doenças cardíacas e de diabetes tipo 2,[45] diminui os triglicerídeos, auxilia a perda de peso e acelera o metabolismo.[46] Todos os alimentos de origem animal contêm CLA, mas a carne e os laticínios produzidos em pasto são a melhor fonte: eles apresentam 500% a mais de CLA do que a carne e os laticínios alimentados com grãos.[47]

6. Carne orgânica ou produzida em pasto vale o gasto extra

Em sua investigação de 2015, a Consumer Reports analisou os preços em dólares norte-americanos da carne moída de fontes diferentes, e os resultados foram estes:[48]

> Quinhentos gramas de carne criada de forma convencional: 4,95
> Orgânica: 5,62
> Criada sem antibióticos: 6,55
> Produzida em pasto: 7,38
> Produzida em pasto e orgânica: 7,83

Havia, em média, uma diferença de preço de 50% entre as carnes de maior e pior qualidade, que é uma considerável quantia de dinheiro quando se alimenta uma família. Isso acontece porque os animais que comem grama demoram muito mais a alcançar o peso do mercado, uma vez que não são forçados a se alimentar com grãos baratos, milho, balas ou antibióticos que os engordem, e, no geral, são mais magros do que os criados em fazendas-fábricas, com menos carne no corpo. O gado produzido em pasto também requer um terreno mais amplo e de melhor qualidade. Tenha em mente que você está pagando por uma carne que não apenas é criada de forma mais humanitária e produzida de forma sustentável, como também mais nutritiva, com menos chance de ser contaminada e melhor para o seu corpo.[49] Os norte-americanos investem cerca de 10% do salário em comida, enquanto os europeus gastam 20%; em alguns países, esse valor é ainda maior. Pense em todas as formas em que jogamos dinheiro fora (tipo cafés aromatizados caros). A reorganização do orçamento para se concentrar em sua saúde e na qualidade dos alimentos vai fazê-lo se sentir bem agora e economizar muito mais em tratamentos médicos no futuro. Mas a melhor parte é que não necessariamente precisamos pagar caro por carne produzida em pasto se soubermos onde comprá-la e que recursos usar. No final do capítulo fornecerei uma lista de fontes de pesquisa relevantes para os Estados Unidos. O pulo do gato: a gente come mais carne do que precisa. Não há necessidade de devorar um filé de quinhentos gramas, basta um que tenha entre cem e duzentos. Aconselho que você prefira carne de qualidade à quantidade.

7. Nós devemos voltar a comer miúdos

Você já assistiu a algum daqueles documentários da *National Geographic* em que uma alcateia de leões ataca um antílope ou uma zebra? Há um motivo para irem direto no fígado enquanto devoram a presa: ele é um dos órgãos mais nutritivos do corpo. O fígado contém grande variedade de vitaminas (especialmente A e B12, mas também folato e vitamina C, que geralmente associamos com alimentos de origem vegetal), minerais (especialmente cobre, fósforo, ferro, zinco e magnésio) e outras substâncias, como CoQ10, de que precisamos para nos manter saudáveis, assim como muitas proteínas.[50] É bem provável que seus avós comessem fígado. Ele é um alimento popular em muitas culturas. Picadinho de fígado é um prato judaico tradicional. Fígado acebolado é um clássico da culinária britânica. Na Polônia, as pessoas comem fígado de porco frito com legumes frescos. Os franceses preferem fígado refogado com manteiga e bacon. Já os espanhóis, com azeite de oliva e alho. E no Brasil ele é servido com batatas ou outros tubérculos.

Nos Estados Unidos, porém, as pessoas perderam o hábito de comer miúdos — isto é, comem, em sua maioria, músculo. Um dos motivos para o fígado ter saído do cardápio foram as contraindicações devido ao seu alto teor de colesterol. Afinal de contas, o colesterol é produzido no fígado, e se não fazia bem comer gemas de ovos por causa disso, imagina comê-lo? Porém, assim como a ingestão de gemas de ovos tem insignificante impacto no nível do colesterol no sangue, com o fígado acontece a mesma coisa. Há quem se pergunte se ele armazena toxinas. Não; só as processa. A maioria das toxinas é armazenada em músculos e no tecido adiposo, incluindo o cérebro. A textura do órgão pode desanimar algumas pessoas. Porém, quando preparado de forma adequada — cortado em fatias finas, coberto por cebolas e um pouco de bacon orgânico, por exemplo —, pode ser uma iguaria surpreendente e ótima refeição. Algumas pessoas até o comem cru, ou batido em vitaminas, mas não se preocupe, não vou tentar convencer ninguém a chegar a esse ponto! Existe uma forma mais simples de ingeri-lo. Quando eu era garoto, minha mãe costumava servir fígado de galinha frito com arroz, e todo mundo da família adorava. Não consigo pensar em sugestão melhor.

No mundo ideal, você deveria comprar seu fígado de produtores em pasto para garantir uma boa qualidade. E ele não é o único órgão que faz bem. Pessoas mais aventureiras deviam tirar vantagem dos benefícios de comer coração, rins, tripas, timo ou pâncreas, entre outros. Porém, considerando o custo-benefício, o fígado talvez seja a melhor fonte concentrada de nutrientes disponível.

8. A forma como a carne é preparada faz diferença

Quando você frita, defuma, grelha ou cozinha qualquer carne em temperaturas altas, compostos cancerígenos chamados aminas heterocíclicas (AHCs) e hidrocarbonos policíclicos aromáticos (HPAs) são formados. Por esse motivo, é preciso tomar cuidado para não queimar ou cozinhar demais qualquer carne que será consumida. Mas esses compostos também são encontrados em legumes e grãos![51] Marcas escuras de grelha em seu bife ou em seus legumes podem até dar água na boca — mas é ali que os subprodutos perigosos são encontrados. Então, prefira métodos de cocção de baixa temperatura, como assados, churrascos e cozidos.

ALERTA NERD: UM POUCO MAIS DA CIÊNCIA DA CARNE

Mas, e todos esses estudos científicos famosos que revelam que pessoas que comem carne têm mais problemas de saúde e morrem mais cedo que os vegetarianos? Bem, nem isso é tão simples quanto parece. As descobertas podem ter alguma ligação com o *tipo* de pessoa carnívora que participou do estudo. No geral, quem come muita carne também tem hábitos nocivos: pesam mais, bebem mais, fumam mais, comem menos legumes e verduras, ingerem menos fibras e são mais sedentários do que o pessoal que come menos carne, de acordo com um estudo com mais de 600 mil participantes. Então, existe a possibilidade de o maior problema da saúde dos carnívoros não ser a carne — talvez sejam todas as outras coisas que eles fazem que prejudicam sua saúde. Em uma época em que a carne vermelha era vista como nociva, pessoas saudáveis tentavam evitá-la, enquanto as que não estavam preocupadas com a saúde simplesmente ignoravam essa questão e comiam mais carne. Outro estudo foi feito com carnívoros e vegetarianos que fazem compras em lojas de produtos naturais e, portanto, a princípio, seguem estilos de vida mais sadios. O resultado? Os dois grupos eram igualmente saudáveis e tinham expectativa de vida maior do que as pessoas que não seguiam uma dieta adequada.[52] Essa questão é conhecida como o "efeito da alimentação saudável" — e explica por que é tão difícil determinar a influência de um grupo de alimentos ou nutrientes específicos quando tentamos entender o que torna uma dieta saudável. Outro estudo grande, de 245 mil pessoas, não encontrou qualquer diferença entre o nível de mortalidade de vegetarianos, pescetarianos e carnívoros.[53] Tudo que comemos (ou evitamos comer) faz diferença. Assim como é possível ser um vegetariano doente, acima do peso, é possível ser um carnívoro saudável e bem-nutrido. Você só precisa fazer escolhas inteligentes.

A CARNE CONTRIBUI PARA O AQUECIMENTO GLOBAL?

Pode até parecer engraçado, mas o gás metano intestinal produzido pelo gado é responsável por quase *metade* dos gases do efeito estufa poluentes da agricultura.[54] Se houvesse um país habitado apenas por todas as vacas do mundo, ele estaria em terceiro lugar na lista de maiores produtores dos gases responsáveis pelo aquecimento global, atrás apenas da China e dos Estados

Unidos. Além disso, são necessários 248 galões de combustível para produzir os 1.300 quilos de milho, aproximadamente, que uma vaca criada de forma convencional comerá em toda a sua vida. No panorama global, um quinto de todo o consumo de energia é usado pela indústria da agricultura. É um valor maior do que o usado por todos os meios de transporte — carros, caminhões, aviões, trens, barcos — juntos!

A produção de gado também consome um terço da água potável do mundo. É preciso 1.799 galões de água para produzir meio quilo de carne vermelha e 576 galões para meio quilo de porco. Para piorar ainda mais a situação, o cultivo de soja e milho, usados na alimentação dos animais criados em fazendas-fábricas, requer uma absurda quantidade de água.[55] A irrigação agrícola está secando o aquífero de Ogllala, a maior fonte de água nos Estados Unidos: 1,3 galão por ano mais rápido do que as chuvas são capazes de reabastecer. No entanto, boa parte dessa água é usada para o cultivo de plantas e na alimentação de animais de fazendas-fábricas.

Podemos fazer algo para melhorar essa situação? Pesquisas iniciais mostram que a agricultura regenerativa pode ser o futuro de uma carne que seja tão saudável para nós quanto para o meio ambiente, além de mais humanitária com os animais. Inclusive, operações de pastagem bem-organizadas são capazes de compensar ou até mitigar por completo o metano e outros gases do efeito estufa associados à produção de carne ao reterem o carbono no solo. A grama o absorve e o armazena, ou o prende, evitando a liberação de dióxido de carbono na atmosfera. É esse tipo de agricultura que vai nos salvar. Assista ao filme ou leia o livro *Kiss the Ground* [Beije o chão] para saber como é possível diminuir a emissão de dióxido de carbono a níveis pré-industriais através da agricultura regenerativa.

Essas operações também envolvem a movimentação regular dos rebanhos para pastos frescos, mantendo-os afastados de leitos de rios para evitar a poluição da água. No geral, o gado produzido em pasto não precisa de colheitas irrigadas para se alimentar, o que diminui a quantidade de água necessária para a produção de carne. Quando compramos de fazendas pequenas e sustentáveis, também incentivamos o tratamento justo de trabalhadores e do gado. Se você quiser mais informações sobre o assunto, acesse o site do

Savory Institute (www.savory.global) e nossa página sobre fornecedores de carne produzida em pasto nos Estados Unidos em www.foodthebook.com/resources, ambas em inglês.

EM RESUMO

Ao comprar, procure por estes certificados

Os certificados a seguir irão lhe ajudar a saber que está comprando carne produzida de forma humanitária e sustentável, então tente se ater a eles:

- Animal Welfare Approved
- Selo de bem-estar animal, Certified Humane
- Global Animal Partnership
- Food Alliance Certified*

Escolha os produzidos em pasto!

Eu realmente recomendo que você escolha carne bovina, de búfalo, carneiro, cordeiro e ovelha certificada pelo governo. Nos Estados Unidos, a certificação é emitida pela instituição American Grassfed Association, que garante:

- **Dieta:** Todos os animais certificados pela AGA são criados em pastos verdes abertos. Isso é importante porque alguns animais "produzidos em pasto" passam a vida inteira sendo alimentados com grãos e outros produtos de colheita e, então, "terminam" no pasto pouco antes do abate. O certificado da AGA proíbe essa prática.
- **Tratamento:** O certificado garante que todos os animais possam pastar na grama sem serem forçados a entrar em currais de engorda apertados ou confinamentos rígidos.

---

* No Brasil, contamos apenas com o Selo de bem-estar animal, Certified Humane, entretanto, temos alguns certificados equivalentes, como o OIA Brasil, IBD, IMO-Control do Brasil, Rain Forest Alliance [N.da T.]

- **Antibióticos e hormônios:** O certificado tem regras rígidas que proíbem o uso de antibióticos e hormônios de crescimento nos animais.
- **Origem:** O certificado exige que todos os animais tenham nascido e sido criados em fazendas familiares nos Estados Unidos. Carnes importadas não são permitidas.

É possível encontrar carne produzida em pasto em lojas de produtos naturais e em alguns mercados. Se estiver na dúvida, pergunte ao açougueiro. Nos Estados Unidos, também é possível usar as fontes a seguir para encontrar o produto nas regiões mais próximas:

- **A página dos produtores da AGA:** É possível procurar por produtores aprovados pela AGA no site da instituição. A busca pode ser feita por estado: http://www.americangrassfed.org/producer-profiles/ [em inglês].
- **Eatwild:** Fornece uma lista de fazendas com pasto, sendo uma das maiores fontes de pesquisa sobre carnes e laticínios produzidos dessa forma. É possível encontrar fornecedores por estado norte-americano: http://www.eatwild.com/products/index.html [em inglês].
- **Local Harvest:** Ajuda consumidores a encontrar e comprar comida de verdade de fazendeiros locais. Tem uma página dedicada à carne produzida em pasto, em que é possível buscar produtores e comunidades que sustentam a agricultura por CEP: http://www.localharvest.org/beef.jsp [em inglês].
- ***The Meat Eater's Guide to Climate Change and Health*** [O guia do carnívoro sobre mudança climática e saúde]: O Environmental Working Group publicou esse guia em inglês para que os consumidores carnívoros pudessem ter acesso a abrangentes informações sobre rótulos, certificados e boas práticas. Acesse o site para encontrar mais dicas e conselhos sobre como ser um carnívoro responsável: http://www.ewg.org/meateatersguide/eat-smart/ [em inglês].
- Outras fontes incluem o **Butcher Box** (www.butcherbox.com) e o **Walden Local Meat** (www.waldenlocalmeat.com) para compras pela internet de produtos de origem animal produzidos em pasto ou or-

gânicos. Também é possível dividir bois — compartilhar um animal inteiro entre um grupo de pessoas para reduzir os custos. Para mais informações, acesse www.eatwild.com/products/ e www.marksdailyapple.com/where-to-buy-grass-fed-beef/ [em inglês].

Quando alimentos produzidos em pasto não são uma opção, procure os orgânicos

Os produzidos em pasto são melhores. Mas a segunda melhor opção é a carne certificada como orgânica. São produtos mais baratos e com preços quase compatíveis com os produzidos de forma convencional. Apesar dos padrões não serem tão rígidos quanto os da AGA, ainda são melhores do que os aplicados às carnes de produção convencional. Nos Estados Unidos, a compra de alimentos orgânicos certificados pela USDA garante o seguinte:

- **Dieta:** Ao contrário da carne produzida em pasto, a orgânica pode ser criada com uma dieta de grãos e milho — mas não somente disso. As regras do certificado da USDA para alimentos orgânicos exigem que os animais sejam criados em condições que "acomodem seu comportamento natural". Então, eles devem passar parte da vida comendo grama.
- **Tratamento:** O certificado de orgânico requer que o gado não seja confinado por longos períodos de tempo.
- **Antibióticos e hormônios:** Para serem certificados como orgânicos, os animais não podem ser sujeitados a antibióticos nocivos ou hormônios de crescimento, ao contrário da carne convencional.
- **Transgênicos:** Há a exigência de que os animais comam ração e forragem 100% orgânica. Isso significa nenhum transgênico, contaminantes sintéticos, fertilizantes ou pesticidas artificiais.

Preste atenção na quantia que você está comendo

Nos Estados Unidos, um adulto médio ingere pouco mais de 150 gramas de carne todos os dias. A menos que você seja atleta, é bem provável que isso seja excessivo. Não esqueça que pelo menos três quartos do seu prato devem ser ocupados por verduras e legumes, e apenas o restante deve ser destinado a proteínas. Gosto do termo "carne-condimento" — uma pequena quantidade de carne acrescentada a refeições que são, em sua maioria, baseadas em legumes e verduras. Diminuí meu consumo para 110 a 170 gramas por dia, no máximo, que é igual a uma porção do tamanho da palma da minha mão. No geral, prefiro cordeiro, especialmente em restaurantes, porque quase todos os animais são criados em pasto. Às vezes, como carne bovina produzida em pasto, bisão ou cervo.

Limite a ingestão de carnes processadas

Como já mencionei, existem evidências de que talvez exista alguma associação entre carnes processadas e câncer. No entanto, o risco é pequeno — um aumento de um risco populacional médio de 5% de câncer colorretal para 6% se você comer embutidos todos os dias. Sei que a maioria das pessoas não consegue viver sem bacon e linguiças, então pense nesses produtos como guloseimas, não como itens básicos da sua alimentação. Aqui vai uma lista de fatores que reduzem o risco causado por carnes processadas quando precisar comê-las:

- **Evite conservantes:** Procure por bacon, frios, presunto e linguiças feitos com produtos naturais e que não estejam lotados de aditivos, recheio, conservantes, glúten e xarope de milho de alta frutose. Algumas carnes processadas também contêm nitratos, que não são carcinogênicos, mas que, ao serem grelhados, tostados ou cozidos em altas temperaturas (acima de 130ºC), se transformam em nitrosaminas, que causam câncer. A cocção lenta, em baixas temperaturas, é ideal. O calor também cria dois subprodutos carcinogênicos tóxicos — HPAs (hidrocarbonetos policíclicos aromáticos) e AHCs (aminas heterocíclicas). Compre carnes orgânicas ou minimamente processadas. Nos Estados Unidos, as melhores marcas são a Applegate e a Niman Ranch, encontradas na maioria dos supermercados.
- **Compre produtos locais:** Compre bacon, linguiças e outras carnes processadas de fazendeiros locais. Esses produtos podem ser encontrados

em feiras de rua, onde é possível perguntar sobre os ingredientes ou conservantes usados (se houver).
- **Leia os rótulos:** Antes de comprar frios ou bacon no mercado local, leia o rótulo para ter certeza de que não contêm os seguintes elementos: adição de açúcar, xarope de milho de alta frutose, ingredientes artificiais ou glutamato monossódico.
- **Não curados:** Procure por rótulos indicando que a carne processada não tenha sido curada ou defumada. Isso ajuda a garantir que você não está ingerindo conservantes ou elementos químicos nocivos.
- **Fuja das salsichas:** Se existe um produto que você deveria evitar a qualquer custo, é a salsicha. No geral, elas são cheias de sal e produtos químicos, além de serem feitas de uma mistura de partes de animais. É difícil demais entender o que se está comendo quando se compra salsichas. Por isso, fique longe delas.

Evite carnes torradas

Nos Estados Unidos, carnes grelhadas são uma paixão. Mas assar peças de carne muito próximas às chamas ou em altas temperaturas pode causar a criação de aminas heterocíclicas e outros compostos cancerígenos. Aqui vão algumas dicas para reduzir sua exposição:

- **Não queime a carne:** Evite comer hambúrgueres e outras carnes torradas ou muito bem-passadas.
- **Faça marinadas:** Marinar a carne antes de cozinhá-la ajuda a reduzir a produção de compostos tóxicos. As marinadas mais saudáveis e mais gostosas contêm alho, cebola e suco de limão.
- **Use alecrim:** Um estudo publicado no *Journal of Food Science* descobriu que a adição de extrato de alecrim a bifes de carne antes de cozinhá-los em altas temperaturas provoca uma redução drástica na produção de aminas heterocíclicas (em alguns casos, mais de 90%).[56] Acrescente alecrim à sua carne antes de prepará-la.
- **Quanto mais temperos, melhor:** Se você não gostar muito de alecrim, tente outros temperos. Estudos sugerem que os antioxidantes em mui-

tos condimentos ajudam a reduzir toxinas.[57] Pode ser por isso que o alecrim funciona. Alguns temperos ricos em antioxidantes que podem ser adicionados à carne antes da cocção são o orégano, manjericão, páprica, pimenta caiena, cúrcuma, gengibre e pimenta dedo-de-moça.

CARNE: AFINAL DE CONTAS, O QUE DEVEMOS COMER?

- Carne bovina, produzida em pasto
- Cordeiro, produzido em pasto
- Porco, produzido em pasto
- Bisão
- Cervo
- Alce
- Pequenas quantidades de bacon, presunto, peru, salame e linguiças de boa qualidade, orgânicos, sem açúcar, nitratos e aditivos

CARNE: AFINAL DE CONTAS, O QUE NÃO DEVEMOS COMER?

- Carne bovina, cordeiro ou porco produzidos de forma convencional (se esforce)
- Frios e outras carnes processadas
- Salsichas (se não forem 100% carne ou porco)
- Linguiças convencionais
- Bacon, produzido de forma convencional
- Salame, produzido de forma convencional

AVES E OVOS

TESTE DE INTELIGÊNCIA NUTRICIONAL

Verdadeiro ou falso?
1. É melhor comer frango do que carne vermelha.
2. É preciso limitar a ingestão de ovos, porque seu alto teor de colesterol aumenta o risco de ataques cardíacos.
3. O melhor tipo de frango é o criado em semiconfinamento.
4. É melhor comer omeletes de claras do que omeletes feitas com a clara e a gema.
5. É melhor evitar comer a pele do frango, porque faz mal.
6. Ovos caipiras são mais benéficos do que ovos convencionais.

Respostas
1. Falso: Na verdade, a composição da gordura da carne bovina produzida em pasto é mais nutritiva. Galinhas comem grãos e apresentam níveis mais altos de ômega-6, abundantes demais em nossas dietas.
2. Falso: A ingestão de colesterol não necessariamente aumenta nosso nível de colesterol no sangue, e vários estudos apontam que o consumo de ovos não provoca ataques cardíacos.[1]
3. Falso: O termo "semiconfinamento" pode produzir enganos, e não significa que as aves passem muito tempo ao ar livre. O melhor é comer galinhas 100% "caipiras".

4. Falso: A gema é a parte mais nutritiva do ovo — ela contém todos os nutrientes necessários para se criar uma nova vida. Além do mais, ovos inteiros são mais gostosos e nos alimentam mais. E o colesterol foi inocentado. Ele não provoca ataques cardíacos.
5. Verdadeiro: A pele do frango faz mal à saúde se tiver sido torrada, processo que cria substâncias químicas nocivas. No entanto, a pele de aves assadas pode ser ingerida.
6. Verdadeiro: Galinhas caipiras seguem uma dieta mais saudável e vivem em condições menos estressantes que aves criadas de forma convencional. Quando as galinhas ciscam e comem insetos, a qualidade e a quantidade de nutrientes de seus ovos aumentam muito.

Receba informações sobre comida e uma receita, toda semana, diretamente da minha cozinha. Assine de graça minha *newsletter*, em inglês, em www.foodthebook.com.

Na década de 1960 o norte-americano médio ingeria cerca de trinta quilos de carne bovina, 25 quilos de porco e 15 quilos de frango por ano.² Porém, hoje, o amor dos Estados Unidos pela carne vermelha foi substituído por uma obsessão pelo frango. Agora, um adulto médio ingere 42 quilos de frango por ano — um aumento de 200% desde o governo de John Kennedy. É muita galinha! Enquanto isso, a quantidade de porco e carne bovina nos pratos diminuiu, com os norte-americanos consumindo apenas 25 quilos de carne bovina e 23 quilos de porco anualmente. Então, o que aconteceu?

Décadas atrás, um jantar padrão continha carne vermelha, mas as diretrizes de alimentação do governo mudaram isso com a demonização da gordura saturada. A carne bovina, de vitela, cordeiro e outros tipos foram postas de lado pela ordem nutricional estabelecida, que começou a exaltar a carne branca como a alternativa mais saudável. Porém, infelizmente, os conselhos equivocados da USDA acabaram criando uma demanda maior por aves, que transformou de forma radical os animais que comemos — e não para melhor. As interferências da indústria fizeram com que as galinhas de hoje passassem de criaturas minúsculas que viviam em galinheiros para materiais brutos, baratos para a população, da mesma forma que o carvão ou a lenha. Como resultado, sua carne já não é mais nutritiva nem segura como antes. E, conforme a demanda por frango aumentava, a qualidade de seu produto registrado — os ovos — também foi diminuindo, em parte graças ao alarmismo do governo contra o colesterol. As mesmas diretrizes de alimentação que nos mandavam evitar gordura e substituí-la por pão e macarrão também diziam que gemas de ovo aumentariam nosso colesterol e causariam ataques cardíacos. Esse conselho fez com que gerações de norte-americanos trocassem seus ovos mexidos e linguiças por omeletes de claras e batatas. Mas essas recomendações estavam erradas. Nem a galinha nem o ovo mereciam suas más reputações.

A CIÊNCIA DAS AVES

O frango é uma boa fonte de nutrientes fundamentais: proteína (a cada 110 gramas de frango, cerca de trinta gramas são proteína, mais da metade da ingestão diária recomendada), vitaminas do complexo B, colina e minerais como selênio, fósforo, enxofre e ferro. O frango contém a mesma quantidade de gordura monoinsaturada que o azeite de oliva e é fonte de ácido palmitoleico, que é antimicrobiano e combate infecções. (E era bem capaz de você achar que a "penicilina judaica" — também conhecida como canja de galinha — era só um mito!) Mas as galinhas de hoje não são mais como as de antigamente. As granjas industriais, que abatem o preço do animal, em grande detrimento de sua qualidade, reduzem a quantidade de muitos desses minerais, vitaminas e gorduras nutritivas a níveis quase insignificantes.

Os seus bisavós provavelmente não reconheceriam os cortes magros do frango encontrados nos mercados hoje em dia, embalados em plástico. As aves que eles comiam eram bem diferentes. Com frequência, eram vendidas em açougues, que as matavam, depenavam e limpavam na hora. Impossível um alimento ser mais fresco. Minha avó costumava cobrar 5 centavos de dólar para cada galinha que depenava, em Nova York, e usava o dinheiro para ir ao cinema. Os animais não vinham com rótulos que indicavam o que eles haviam comido ou como tinham sido criados, porque todos viviam em fazendas de verdade e se alimentavam de acordo com sua natureza — seguindo dietas onívoras, em sua maioria com grama, ervas daninhas, insetos e sementes. Então, não se pode ficar surpreso por as galinhas caipiras de antigamente terem sido bem mais nutritivas do que as aves convencionais de hoje, que recebem uma dieta consistente de grãos, milho, soja e antibióticos para engordarem o mais rápido possível, além de serem criadas em espaços inacreditavelmente apertados, também conhecidos como confinamento intensivo animal, ou CAFO, na sigla em inglês. Essas condições cruéis não só fazem mal para as aves e o meio ambiente, mas também são ruins para você. Estudos mostram que as galinhas de hoje têm menos ômega-3 anti-inflamatórios, mais ômega-6 inflamatórios e bem menos vitaminas e minerais.[3] Isso dá a você, consumidor, apenas uma opção. Pelo bem da sua saúde, do meio ambiente e do bem-estar animal, é preciso diminuir a dependência de aves criadas de forma convencional. Nem sempre é uma tarefa fácil. É preciso fazer grande esforço e, em alguns casos, pagar mais caro para comer um frango tão natural e saudável quanto aquele que nossos bisavós consumiam. Mais adiante neste capítulo mostrarei como isso é possível.

OS ACERTOS DOS ESPECIALISTAS

No geral, o frango tem menos calorias e gorduras do que a carne bovina, como a polícia alimentar nos informou, sem deixar de fornecer os benefícios da nutrição animal. A questão é que agora sabemos que o ganho de peso e os problemas cardíacos não têm qualquer associação com calorias ou gordura, mas com a qualidade das calorias e o tipo de gordura. Sobre os ovos, as autoridades foram sábias quando, muito tempo atrás, transformaram o ovo de gema mole em um dos elementos do café da manhã. Eles eram muito mais saudáveis que pães, bolos, croissants, cereais e panquecas que tomaram seu lugar.

OS ERROS DOS CIENTISTAS

Os especialistas nos orientaram a comer frango em vez de carne bovina, que contém gordura saturada. De fato, o frango é uma opção mais magra que a carne vermelha. Porém, mesmo assim, ainda contém gordura saturada e colesterol (e nenhum dos dois faz mal à saúde), da mesma forma que a carne bovina e qualquer outro alimento de origem animal. Na verdade, aqui vai uma lista, por ordem de concentração: a gordura na carne bovina é cerca de 37% saturada; a do frango, 29%; e a da truta-das-fontes, 26%. As diferenças são tão pequenas que um estudo clínico randomizado e controlado, publicado no *British Journal of Nutrition*, concluiu que a carne vermelha e o frango têm, basicamente, o mesmo impacto no colesterol e nos níveis de triglicerídeos de seus consumidores.[4]

Quanto aos ovos, o erro dos especialistas foi uma das maiores mancadas nutricionais dos últimos cinquenta anos. Na década de 1970, eles nos disseram para limitar a ingestão diária de colesterol para mais ou menos a quantia encontrada em um único ovo. É isso mesmo — coma um ovo no café da manhã e passe o restante do dia sendo vegano. Esse conselho começou a perder força algumas décadas depois, quando a Associação Médica Americana publicou um estudo com 118 mil participantes que não detectou qualquer associação entre o consumo de ovos e doenças cardíacas.[5] Ainda mais surpreendente: os pesquisadores descobriram que as pessoas que comiam meia dúzia de ovos por semana apresentavam menos risco de sofrerem ataques do coração do que as que comiam menos de um. Vários estudos mais recentes também confirmaram o equívoco dos cientistas que difamaram os ovos. Um estudo clínico randomizado e controlado, publicado no *American Journal of Clinical Nutrition*, determinou que a ingestão de uma dúzia de ovos por semana era quase insignificante para o aumento dos níveis de colesterol.[6] E um outro estudo, publicado no *BMJ*, não encontrou qualquer ligação entre o consumo de ovos e ataques cardíacos ou acidentes vasculares cerebrais.[7]

Em 2015, depois de décadas propondo que as pessoas jogassem fora a gema sempre que quebrassem um ovo, a comissão de especialistas que determina as diretrizes de alimentação da USDA finalmente reconheceu que a recomendação contra o colesterol na dieta não tinha base científica.[8] O alerta, segundo eles, devia ser abolido das diretrizes. Em uma revelação surpreendente, uma das especialistas envolvida na criação das recomendações, Alice H. Lichtenstein, da Universidade Tufts, explicou que a advertência passara décadas nas diretrizes sem muito questionamento. "Por anos a recomendação sobre o colesterol foi disseminada, mas não existe base científica que a apoie", disse ela ao *New York Times*.[9]

Se isso já não fosse convincente o suficiente, reflita sobre o caso de Emma Morano, uma italiana de 117 anos que, quando faleceu, em 2017, era registrada como a pessoa mais velha do mundo. Um século antes, um médico recomendara a Morano, na época com 20 anos e anêmica, que comesse três ovos por dia. Ela seguiu o conselho ao pé da letra, ingerindo entre dois a três ovos diariamente nos 90 anos seguintes — um hábito que depois associou à sua longevidade extraordinária. "Se partirmos do princípio de que a Sra. Morano falou a verdade", escreveu o jornal, "ela teria consumido cerca de 100 mil ovos em toda a sua vida, com uma margem de erro de mil para mais ou para menos, sem se importar em nada com o colesterol."[10]

Apesar de ser impossível determinar se esses ovos todos tiveram qualquer relação com o fato de Morano viver tanto e tão bem, parece bem óbvio que o fato de comer 100 mil ovos em toda a sua vida não lhe fez mal!

O QUE AINDA NÃO SABEMOS

Agora que a associação entre colesterol e doenças cardíacas foi descartada, alguns pesquisadores fazem alertas sobre outro perigo em potencial — uma ligação entre a colina, uma vitamina presente nas gemas (e em outros alimentos de origem animal) e ataques do coração. A teoria sugere que as bactérias em nosso estômago metabolizam nutrientes em alimentos de origem animal, como a colina, em um composto chamado N-óxido de trimetilamina, ou TMAO, na sigla em inglês, que pode causar aterosclerose.[11] Porém, essa associação não foi comprovada, e a teoria apresenta significativas falhas. Para começar, a correlação entre o TMAO e a aterosclerose é baseada, em grande parte, em testes em camundongos.[12] E estudos mostram que os alimentos que causam grande aumento do TMAO na corrente sanguínea — até mais que ovos e carne vermelha — são os peixes. De fato, um estudo clínico randomizado e controlado de pesquisadores da Universidade Cornell descobriu que as pessoas apresentavam níveis muito maiores de TMAO quando comiam 170 gramas de bacalhau do que a mesma quantidade de carne bovina ou três ovos cozidos.[13] Como temos certeza de que a ingestão de frutos do mar protege contra doenças cardíacas, é possível que os níveis de TMAO não sejam tão importantes quanto acreditam alguns cientistas. "Frutos do mar ricos em TMAO, generosa fonte de proteínas e vitaminas na dieta mediterrânea, são considerados benéficos para o sistema circulatório", observou um grupo de cientistas para o periódico *Nutrition*.[14]

Por enquanto, temos certeza de que a colina é um nutriente valioso, importante para a saúde do fígado, para o funcionamento do sistema nervoso e do cérebro e para a manutenção de níveis saudáveis de energia. Então, apesar de ainda restarem dúvidas sobe o TMAO, você não precisa se preocupar com a ingestão de alimentos com colina.

Tenha em mente que alguns oponentes de comidas de origem animal, como frango e ovos, jamais se cansarão de alegar que elas são fatais. Essas pessoas também afirmam, por exemplo, que a ingestão de aves aumenta o risco de se desenvolver alguns tipos de câncer. Mas as melhores pesquisas mostram que, na verdade, comer frango reduz o risco.[15] Nisso se inclui uma revisão sistemática e metanálise da literatura publicada no *American Journal of Clinical Nutrition*, em 2010, que mostrou que dietas mais abundantes em frango e peixe eram extremamente preventivas contra o câncer.[16] Em outro estudo, publicado no *Cancer Prevention Research*, os cientistas dos Institutos Nacionais de Saúde dos Estados Unidos concluíram que o consumo de muita carne vermelha produzida em escala industrial (que é diferente da produzida em pasto) poderia aumentar o risco de contrair a doença. Mas, ao ser substituída por frango e peixe, o efeito era o oposto. Para cada aumento de dez gramas no consumo diário de frango ou peixe o risco de câncer no fígado, cólon, esôfago, reto, pulmão e em vários outros órgãos caía em até 20%.[17]

CINCO COISAS QUE VOCÊ PRECISA SABER SOBRE AVES E OVOS

1. A palavra "natural" em rótulos de frango não significa nada

Comprar frango e ovos saudáveis é uma das aventuras mais confusas em que podemos embarcar no supermercado. No seu site em inglês, a USDA oferece um glossário de vinte termos que aparecem nos rótulos.[18] Aqui vai uma lista parcial, seguida pela explicação do que realmente significam:

- "Natural" não significa nada — é claro que esses animais são naturais.
- "Fresco" só significa que o animal nunca foi congelado. Não tem qualquer ligação com a data do abate.

- "Fora da gaiola" não se aplica a aves criadas para o abate, apenas às poedeiras. As galinhas que comemos não vivem em gaiolas (apesar de poderem ser criadas em condições terríveis de CAFO).
- "Semiconfinamento" sugere que o animal teve algum acesso ao ar livre, mas não diz por quantas horas diárias nem se de fato saíram do confinamento. E também não há qualquer informação sobre como as aves foram alimentadas.
- "Livre de antibióticos" é importante, significa que as aves não receberam antibióticos desnecessários ou drogas similares apenas para engordarem. Mas esse selo não diz nada sobre as condições em que os animais viveram *nem* o que comeram.
- "Livre de arsênico", assim como "livre de antibióticos", é algo bom — parece impossível de acreditar, mas as galinhas recebem arsênico para engordar mais rápido —, só que também não nos dá mais informações.
- "Sem hormônios" não significa absolutamente nada, porque é ilegal dar hormônios às aves (apesar de isso não valer para os outros animais que comemos).
- "Vegetariano" é enganoso, porque parece saudável — tirando que galinhas não são vegetarianas. Elas precisam ingerir a proteína de insetos como minhocas, joaninhas e larvas que encontram ao ar livre, ciscando na terra.
- O certificado "orgânico" é o mais encontrado, porque garante que as aves não comeram grãos cheios de pesticidas ou transgênicos e não receberam antibióticos ou arsênico para crescerem rapidamente. Também significa que tiveram algum acesso ao ar livre.
- "Bem-estar animal" ou certificados similares significam — na teoria — que alguma organização regulatória de bem-estar animal inspecionou como os animais são tratados e concluiu que as condições são aceitáveis. Mas existem relatos de negligência, então, é difícil ter certeza.
- "Caipira", apesar de não ser uma designação oficial, é ideal, porque — se for correta — significa que os animais tiveram liberdade de ciscar na terra, ao ar livre, quando queriam, e comer da forma como achassem melhor. É claro, esse é o tipo mais difícil de encontrar, e geralmente

o mais caro — o preço chega a ser o dobro das galinhas criadas de forma convencional.

- A ausência das terminologias acima significa que o frango é produzido em larga escala, alimentado com uma dieta artificial (provavelmente com antibióticos e arsênico) e tratado com crueldade. A carne terá menor quantidade de nutrientes. Devido às condições de criação superlotadas, os animais também terão mais chances de infecções. Os métodos usados para criá-los e descartar seu esterco causam mais impactos ambientais. Não é surpresa que esse seja o tipo de frango mais barato. Mas você estará fazendo um péssimo negócio ao comprá-lo.

Em janeiro de 2017, nos Estados Unidos, o Gabinete de Administração e Orçamento federal anunciou a aprovação de um novo conjunto de regras chamado de Práticas para Aves e Gado Orgânicos (OLPP, na sigla em inglês), que determinava padrões mais rígidos para o bem-estar dos animais em fazendas orgânicas.[19] Essas medidas — a única legislação federal abrangente que regularia a qualidade de vida dos animais criados para abate — pretendiam melhorar muito as condições, os cuidados com a saúde, o transporte e o processo de abate dos rebanhos orgânicos — especialmente das aves. Entre outras coisas, as medidas estabeleciam exigências mínimas de espaço interno e externo para as galinhas. Elas deviam ser adotadas no dia 20 de março de 2018. Porém, em fevereiro de 2017, com menos de um mês de governo, a administração de Donald Trump congelou a implementação das regras. O argumento usado foi que era necessário tempo para analisá-las de forma apropriada,[20] mas os defensores da OLPP alegam que, agora, ela está em risco e talvez nunca saia do papel. Vamos torcer para que isso não aconteça. Se essas medidas se forem validadas, como deveriam, não só irão melhorar a vida de todos os animais criados para abate, como também terão um impacto muito positivo na qualidade da carne oferecida aos consumidores.

2. Não se deixe enganar por alegações capciosas nas caixas de ovos
É possível encontrar uma variedade de selos nas caixas de ovos nos supermercados. Muitos são confusos e difíceis de decifrar. Mas o sistema de

rotulação dos ovos, apesar de não ser idêntico, é bem semelhante ao dos frangos. Aqui vai um resumo:

- "Natural" é insignificante.
- "Fresco" é insignificante.
- "Puro" não só é insignificante, como também risível.
- "Livres" significa, apenas, que as aves não passaram a vida inteira presas, não que tenham saído ao ar livre. E não fornece qualquer informação sobre a forma como eram alimentadas ou se receberam antibióticos ou arsênico para crescer.
- "Semiconfinamento" é igual a "livres".
- "Livre de antibióticos" é bom, assim como "livre de arsênico", mas não apresenta qualquer informação sobre as condições de vida.
- "Vegetariano" é uma mentira, já que as aves devem comer insetos.
- "Sem hormônios" não é algo sobre o qual deveriam se gabar, já que é ilegal usar hormônios em aves.
- "Sem glúten" — já cheguei a ver essa alegação em uma caixa de ovos — é absurdo. Nenhum ovo tem glúten, independentemente da alimentação das galinhas.
- "Criado em galinheiro" — um selo comum nos Estados Unidos — é enganoso, porque parece algo caseiro e antiquado. Porém, na indústria da agricultura, "galinheiro" é um espaço fechado com teto fixo e laterais abertas. Não é exatamente um celeiro pitoresco.
- "Orgânico" é o melhor que você consegue encontrar nos Estados Unidos, especialmente quando levamos em conta as novas medidas da OLPP que já mencionei.
- Ovos "caipiras" são ainda melhores, se conseguir encontrá-los. Porém, a menos que compre direto do fazendeiro, é difícil achá-los.
- Ovos com ômega-3 fazem realmente bem. As galinhas comem linhaça, rica em ômega-3.
- Se o rótulo não contém qualquer informação, então os ovos vêm direto de uma fazenda terrível, onde milhares de aves são alojadas

em gaiolas tão lotadas que não conseguem se mexer, seus bicos são cortados para não matarem umas às outras, e o estrume se acumula ao redor, criando indescritível fedor. Os ovos também não são dos melhores.

3. Não jogue a gema fora!

Se você for como a maioria das pessoas, irá se arrepender de todos aqueles omeletes de claras que comeu anos a fio, em uma tentativa de cuidar do seu colesterol. Sinto muito, mas seus esforços foram inúteis. Você absorveu a proteína dos ovos, mas nenhum dos muitos nutrientes encontrados na gema. Isso significa nenhum dos minerais (cálcio, zinco e fósforo), vitaminas (A, D, E, K e complexo B), antioxidantes (como a glutationa) ou ômega-3 anti-inflamatório.

Muitas pessoas ainda perguntam: posso comer a gema? E a resposta é um grande *SIM*. Coma o ovo inteiro, como deseja a Mãe Natureza. Porém, se você, por algum motivo, ainda quiser usar apenas produtos com a clara, leia os ingredientes no rótulo com atenção. Algumas marcas oferecem 100% de claras, enquanto outras contêm aromatizantes, corantes e espessantes para mascarar o gosto, a cor e a consistência pouco atraentes do produto puro. Você nunca se perguntou como aquelas gosmentas claras de ovo ficaram tão amarelas e cremosas?

4. A maioria das aves contém bactérias nocivas

Não importa a dieta que você siga, eventualmente vai encontrar algum alimento estragado por bactérias nocivas. Até frutas, verduras e legumes, com frequência, estão contaminados com *E. coli* e outras coisas ruins. Mas as aves ganham o título de infratores mais perigosos, sem dúvida. Em parte, isso acontece devido à desenfreada superlotação das fazendas industriais. E quando as galinhas são abatidas em massa, suas fezes podem entrar em contato com a pele. Além disso, os antibióticos que muitas delas ingerem (assim como outros animais que comemos) criam variações de bactérias de origem alimentar que os remédios não eliminam. Na verdade, o uso de farmacêuticos na agricultura é tão rotineiro e difundido que, por ano, nos Estados Unidos, mais antibióticos são vendidos para animais do que para pessoas.[21] De acordo com a FDA, 80% dos antibióticos são usados para a prevenção de infecção em animais criados em confinamento e para o aumento do crescimento de animais (sim, antibióticos engordam).[22] Assim, os humanos só ficam com 20% dos antibióticos. As consequências são drásticas.

A Consumer Reports avaliou mais de 300 peitos de frango crus comprados em mercados norte-americanos e obteve resultado positivo em 97% deles para a presença de seis bactérias nocivas, incluindo *Salmonella, Enterococcus* e *E. coli*.[23] Todas as grandes marcas testadas, incluindo a Perdue, a Tyson e a Sanderson Farms, continham preocupantes bactérias. E as marcas menores também. Pior: metade de todos os peitos de frango testados apresentava pelo menos uma bactéria resistente a três ou mais classes comuns de antibióticos. Todas podem causar doenças, internações hospitalares e, em alguns casos, até morte. Então, o que você pode fazer?

Primeiro, compre frango orgânico sempre que possível. Como eles não recebem antibióticos, sua carne tem menos chance de conter bactérias resistentes a drogas. Em segundo lugar, sempre cozinhe bem o frango, chegando a pelo menos 75ºC, quente o suficiente para matar os germes.

Por motivos similares, os ovos também são grandes culpados pela intoxicação alimentar. Na verdade, eles são a causa número 2 — vindo logo depois das folhas de salada — de surtos registrados de intoxicação alimentar.[24] Um relatório do Center for Science in the Public Interest, um grupo de defesa do consumidor, descobriu que, entre 1990 e 2006, mais de 11 mil pessoas adoeceram após contrair *Salmonella* de ovos infectados.[25] Geralmente, eles são contaminados quando a galinha que os produz tem bactérias nocivas ou quando fezes cheias de bactérias entram em contato com as cascas. Então, outra precaução importante é se certificar de que os ovos estejam limpos antes de serem quebrados (lave-os com cuidado em água morna).

5. Nuggets são terríveis

Galinhas são cobertas por penas, não empanadas, e também não são feitas de nuggets — elas são feitas de carne. Portanto, deveria ser óbvio que, quando dizemos que comer frango faz bem, estamos falando da carne intacta — não de um alimento que foi tão processado que se tornou algo irreconhecível. Mas boa parte das galinhas termina assim, em lanchonetes de fast-food, restaurantes ou na seção de comida congelada do supermercado. Aqui vai uma lista parcial de ingredientes de uma marca norte-americana de nuggets de frango congelados: carne de frango moída, água, farinha de soja, proteína de soja isolada, uma mistura de temperos que inclui uma longa lista de elementos, entre eles tripolifosfato de sódio (um conservante químico também usado em detergentes)[26] e açúcar (é claro). E isso não inclui o que está na casquinha e na massa do empanado. Mencionei, antes, o glossário da USDA sobre os termos que descrevem as várias formas de frango em nossa alimentação. Nessa lista há algo curioso, facilmente encontrado no mercado se você analisar a lista de ingredientes: "frango mecanicamente separado", que é definido como "um produto de frango pastoso e cremoso composto por tecidos comestíveis presos à carcaça, prensados através de um moedor ou aparelho similar sob alta pressão para separar o osso do tecido comestível". Em outras palavras, pastinha de frango. Que delícia!

Depois do terremoto de 2010 fui ao Haiti para oferecer ajuda médica, e depois de dias sem comida o Exército apareceu com rações militares prontas (MRE, na sigla em inglês). Pedi que me dessem uma, e recebi frango em bolinhos. Enquanto eu esquentava o prato, li o rótulo: não havia frango! Era um "produto semelhante a frango". Pelo visto, algo bem diferente do que minha avó cozinhava.

O maior símbolo dos produtos de frango de manipulação estranha, o Chicken McNugget, é feito apenas de carne branca, como o McDonald's se vangloria em seu site em inglês, e não contém mais conservantes artificiais. Mas continua tendo compostos químicos como fosfato de alumínio e sódio, pirofosfato dissódico, lactato de cálcio, fosfato de monocálcio — todos supostamente seguros para consumo humano. Por enquanto.

ALERTA NERD: UM POUCO MAIS DA CIÊNCIA DO FRANGO

Por que alguém daria arsênico às galinhas? Porque a substância faz as aves engordarem mais rápido, deixa sua carne mais rosada e mata parasitas. A menos que o frango que você compre seja marcado como orgânico, é quase certo que ele tenha sido tratado com arsênico. É claro, o arsênico que as galinhas recebem não as mata — é do tipo orgânico, inofensivo. Porém, após ingerido, o trato gastrointestinal dos animais o converte em inorgânico,[27] que é classificado pela Organização Mundial de Saúde como carcinogênico.[28]

O que isso significa? Em 2013, pesquisadores da Universidade Johns Hopkins descobriram que os frangos de produção em massa vendidos nos mercados norte-americanos continham concentrações de arsênico inorgânico em duas partes por bilhão. Em comparação, foi determinado que a concentração desse arsênico em frangos orgânicos é de meia parte por bilhão. De acordo com as diretrizes norte-americanas, ambas as quantidades não são suficientes para nos fazer mal. Mas os autores do estudo contestaram essa determinação. Eles estimaram que a maior exposição ao arsênico causa mais de 124 mortes por ano, devido a câncer nos pulmões e na bexiga. Em um país com 300 milhões de pessoas, não é muito. Mas *você* quer ser um desses casos?[29] E como não há qualquer benefício em ingerir arsênico, é melhor minimizar sua exposição e escolher frango orgânico sempre que possível.

GRANDES EMPRESAS ALIMENTÍCIAS CAUSAM GRANDES PROBLEMAS

O grupo ambientalista Environment America relatou que a Tyson Foods é responsável por despejar mais dejetos em rios do que praticamente qualquer outra empresa nos Estados Unidos. Entre 2010 e 2014, a Tyson e suas subsidiárias descartaram 47 milhões de quilos de poluentes em águas norte-americanas — a segunda maior descarga tóxica relatada durante esses anos, ficando atrás apenas da AK Steel Holding Corporation.[30] Essa poluição cria "zonas mortas" e contamina água potável. Outra grande produtora, a Perdue Farms, também estava na lista da Environment America dos dez maiores poluidores de água. Entre 2010 e 2014, a famosa produtora de frango despejou 14 milhões de quilos de poluentes em rios, canais e outras vias aquáticas.

Geralmente, as galinhas criadas nessas fábricas são mantidas em gaiolas apertadas e lotadas, expostas a pouquíssima luz do sol. Na verdade, nos Estados Unidos, menos de 9% das galinhas são criadas em liberdade, de acordo com a United Egg Producers. Em 2014, um ex-funcionário da fábrica da Perdue publicou um vídeo explicando o pesadelo pelos quais os animais em granjas industriais passam. As imagens mostram galinhas certificadas pela USDA (não orgânicas) restritas a espaços menores que 900cm², assim como aves, nitidamente sentindo dor, andando com feridas abertas e outras deformidades.[31] Essas operações de confinamento intensivo animal (CAFO, na sigla em inglês) também são incubadoras de infecções bacterianas como *Salmonella*, em parte porque não há autoridades que controlem tais doenças nas fazendas ou nas granjas.

EM RESUMO

Sempre que possível, compre galinhas caipiras que tenham sido alimentadas com uma dieta apropriada. Isso significa orgânicas, não vegetarianas. Essa carne será mais gostosa e nutritiva. Além do mais, você saberá que as aves, provavelmente, não foram sujeitas a condições insalubres e cruéis nem tratadas com arsênico e antibióticos. O consumo de galinha caipira também diminui o risco de intoxicação alimentar devido à contaminação com bactérias nocivas e talvez letais.

Em um mundo ideal, você encontraria um vendedor local e confiável em vez de comprar o que está disponível no supermercado, ou até em uma loja de produtos naturais. A maioria das feiras de rua tem um vendedor de frango. Você devia começar por aí. E também é possível encontrar galinhas caipiras e orgânicas pela internet.

Quanto aos ovos, não deixe décadas de informações erradas lhe desanimarem. Você deve comer ovos à vontade — eles fazem muito bem à saúde e com certeza não causam problemas cardíacos. Mas é preciso seguir as mesmas regras que as do frango. Você quer ovos de galinhas caipiras que tenham seguido uma dieta orgânica, e quanto mais frescos, melhor. E também é uma boa ideia comprar ovos ricos em ômega-3, produzidos por animais alimentados com linhaça e outras comidas que contenham essa substância. E se tiver a sorte de encontrar ovos estranhos — como aqueles com cascas azuladas ou de pato ou peru —, prove-os, só para experimentar algo novo.

Como comprar ovos e frangos

Pode ser difícil encontrar os melhores ovos e frangos. Felizmente, há muitas fontes dedicadas a ajudar as pessoas a encontrar as opções mais sustentáveis, humanitárias e nutritivas. Se possível, recomendo que compre sua carne de granjas menores e locais. Esses lugares criam ambientes melhores para as galinhas e produzem menos lixo do que as fábricas enormes. Nos Estados Unidos, é possível usar os sites a seguir para encontrar frango e ovos nas regiões mais próximas:

- **Local Harvest:** Este é um dos meus sites favoritos. Ele lista todas as feiras, fazendas familiares e outras fontes de frango e ovos locais do país: http://www.localharvest.org [em inglês].
- **Eatwild:** Este site é um dos maiores repositórios de informação sobre granjas de galinhas caipiras. É possível encontrar fornecedores por estado: http://eatwild.com [em inglês].
- **Eat Well Guide:** Este recurso virtual grátis pode ser usado para encontrar frango e ovos produzidos de forma sustentável em supermercados, lojas, fazendas, restaurantes e todo tipo de comércio na internet: http://www.eatwellguide.org [em inglês].
- **Feiras de rua:** A USDA mantém uma lista nacional de feiras de rua em seu site: https://www.ams.usda.gov/services/local-regional [em inglês].
- **Butcher Box:** Esta é uma fonte on-line de alimentos de origem animal produzidos em pasto e orgânicos: www.butcherbox.com/drhyman-fans/[em inglês].

- **Walden Meats:** Esta é uma fonte on-line de alimentos de origem animal produzidos em pasto e orgânicos na Nova Inglaterra e em algumas partes do estado de Nova York: www.waldenlocalmeat.com [em inglês].

Como preparar seu frango

Aqui vão algumas orientações para se ter em mente:

- **Não queime:** Evite torrar seu frango ou fritá-lo por imersão, criando substâncias nocivas. O que significa nada de churrascos em temperaturas altas para conseguir uma pele crocante.
- **Assado é melhor:** Dê preferência a preparar o frango assado, refogado, ensopado ou grelhado. Mas é preciso se certificar de que ele cozinhe por completo. Use um termômetro culinário para garantir que a temperatura interna do frango chegue a 75ºC.
- **Cuidado com as bactérias:** Frango cru nunca deve encostar em outros alimentos ou ficar exposto na geladeira ou na bancada da cozinha sem qualquer cobertura. A embalagem de plástico deve ser jogada fora imediatamente, e utensílios como facas devem ser bem limpos antes de serem usados em qualquer outra coisa.
- **Limpe bem:** Cogite usar uma tábua de corte apenas para o frango cru ou limpe a tábua com uma mistura de água e um pouquinho de peróxido de hidrogênio. Se você tiver um bom lava-louça, certifique-se de limpar a tábua com água e colocá-la diretamente na máquina.
- **Lave bastante:** Sempre lave suas mãos depois de preparar frango cru. Não precisa usar sabão antibacteriano. Sabão normal e água morna já resolvem o problema.

E o pato e o peru?

Não há problema algum em consumir outras aves (e o pato, em específico, é muito nutritivo), contanto que siga as regras das galinhas — caipiras, orgânicos e, se possível, de um fornecedor conhecido. Os recursos que apresentei para encontrar frango também podem ser usados para comprar patos e perus locais, caipiras ou orgânicos.

Como cozinhar os ovos

Existem pessoas que comem (ou bebem) ovos crus, para absorver melhor os nutrientes, algo que eu jamais faria se não tivesse *muita* certeza de que eles foram manuseados de forma segura. É melhor preparar ovos cozidos, poché ou fritá-los um pouco em manteiga produzida em pasto, *ghee* ou óleo de coco, deixando a gema mole. Se ela esquentar demais, talvez você acabe oxidando gorduras preciosas. Gemas moles também retêm melhor os nutrientes.

Posso comer claras de ovo?

Claro — junto com a gema. A compra de claras separadas aumenta desnecessariamente seu consumo de comida processada. E comer omeletes de claras o priva de refeições gostosas e nutritivas sem motivo algum.

AVES: AFINAL DE CONTAS, O QUE DEVEMOS COMER?

- Frangos orgânicos ou caipiras
- Perus ou patos orgânicos ou caipiras
- Ovos inteiros caipiras, orgânicos ou com ômega-3

AVES: AFINAL DE CONTAS, O QUE NÃO DEVEMOS COMER?

- Galinhas, patos e perus criados de forma convencional
- Qualquer ave processada
- Ovos de galinhas criadas de forma convencional
- Claras de ovo

E OS NUGGETS DE FRANGO?

- Preciso responder a esta pergunta?

LEITE E LATICÍNIOS

TESTE DE INTELIGÊNCIA NUTRICIONAL

Verdadeiro ou falso?
1. Leite desnatado é melhor do que leite integral.
2. Crianças precisam beber leite para desenvolver ossos e dentes fortes.
3. Laticínios são ótima fonte de vitamina D.
4. Manteiga causa doenças cardíacas.
5. Iogurte é saudável.
6. A intolerância à lactose afeta a maioria dos adultos.
7. A manteiga pode ajudar na prevenção de diabetes e não aumenta, de forma alguma, o risco de ataques cardíacos.

Respostas
1. Falso: A gordura é uma das coisas mais saudáveis do leite. Na verdade, o leite desnatado foi associado a maiores índices de obesidade em crianças e muitos outros problemas de saúde.[1]
2. Falso: Verduras e legumes são uma fonte muito melhor de cálcio. E apesar da "sabedoria popular", também conhecida como propaganda da indústria dos laticínios, o consumo exacerbado de leite está associado a taxas *maiores* de osteoporose.[2]

3. Falso: O leite desnatado não tem vitamina D em sua forma natural, e o integral contém apenas resquícios. O leite é "fortificado" com vitamina D. Cogumelos e fígado são fontes melhores, assim como a luz do sol.
4. Falso: Na pior das hipóteses, a manteiga tem um efeito neutro em nosso sistema cardiovascular. A manteiga de verdade é mais saudável que todos os seus substitutos, incluindo margarina e óleos vegetais (com exceção do azeite de oliva).
5. Talvez: Iogurtes podem ser saudáveis, dependendo de como você os ingere, mas a maioria é praticamente junk food. Seu iogurte de frutas matinal tem a mesma quantidade de açúcar por grama que uma Coca-Cola. É uma sobremesa, não café da manhã! O iogurte de ovelhas, cabras e vacas em pasto, sem açúcar e com culturas vivas, pode fazer parte de uma dieta saudável para aqueles que não sofrem de sensibilidade ou alergias a laticínios.
6. Verdade: A maioria dos adultos não consegue metabolizar lactose de forma apropriada. Cerca de 70% da população mundial não conseguem digerir laticínios, o que causa câncer, doenças autoimunes e acne em muitas pessoas.
7. Verdade: Um estudo que acompanhou 3 mil pessoas por mais de 15 anos descobriu uma redução de 30% a 40% na taxa de diabetes tipo 2 entre aqueles que tinham os maiores níveis de gordura láctea no sangue, e não foi encontrada qualquer associação entre manteiga e problemas cardíacos.[3]

Receba informações sobre comida e uma receita, toda semana, diretamente da minha cozinha. Assine de graça minha *newsletter*, em inglês, em www.foodthebook.com.

Se alguém lhe desse uma bebida que você soubesse que causaria ganho de peso, inchaço, acne, gases, alergias, eczema, ossos frágeis e talvez até câncer, você a beberia? Tomaria três copos desse líquido todos os dias e daria dois para seus filhos?

É bem provável que não.

Ainda assim, o governo dos Estados Unidos diz que o leite é um alimento perfeito e que deveria ser ingerido diariamente — apesar do número cada vez maior de pesquisas que comprovam a ausência de benefícios e os efeitos colaterais terríveis causados por seu consumo. Os seres humanos são a única espécie que continua bebendo leite depois de ser desmamada. E o leite que tomamos agora não é o mesmo que nossos avós tomavam. Hoje em dia o leite de vaca contém dezenas de hormônios reprodutivos, proteínas alergênicas, antibióticos e fatores de crescimento, alguns dos quais, sabidamente, causam câncer, como o IGF-1 (fator de crescimento semelhante à insulina tipo 1).[4]

Graças a dados científicos errados, ao lobby da indústria alimentícia e à influência dos produtores de junk food nos estudos, as pessoas foram empanturradas com mentiras e informações equivocadas sobre comida. Mas só os laticínios inspiraram péssimos conselhos vindos de todos os lados. As diretrizes de alimentação do governo norte-americano dizem que adultos devem beber pelo menos três copos de leite todo dia e que crianças devem tomar pelo menos dois, para que tenhamos bastante cálcio e outros nutrientes que protegem nossos ossos e nossa saúde. Porém, como veremos, não existem provas de que isso seja real. De fato, pesquisas mostram que o leite pode, na verdade, deixar nossos ossos mais fracos. Além disso, há fontes melhores, mais abundantes e mais saudáveis de cálcio nos alimentos.

Do outro lado disso estão os cientistas e nutricionistas que nos alertaram contra produtos lácteos integrais devido à ideia de que gordura saturada causa doenças cardíacas. Eles também se enganaram quanto a isso. E seus péssimos conselhos fizeram com que uma geração de crianças crescesse tomando leite desnatado cheio de achocolatado e açúcar, o que é pior do que o leite integral de todas as formas possíveis. Na verdade, o leite desnatado adoçado faz com que as crianças sintam mais fome e tenham mais chance de se tornarem obesas. O problema não é a gordura no leite — estudos mostram que ela não tem qualquer associação com problemas cardíacos.[5] Precisamos nos preocupar com todas as outras coisas ruins que estão dentro dele.

A maioria das pessoas nem consegue ingerir leite: como mencionei nas respostas do teste de inteligência nutricional deste capítulo, cerca de 70% da população mundial sofrem de distúrbios digestivos por serem intolerantes à lactose.[6] Uma das principais proteínas do leite já foi associada ao câncer de próstata.[7] Laticínios causam problemas em pessoas com síndrome do intestino irritável e intestino poroso.[8] Alergias à lactose são comuns, especialmente entre crianças.

Você quer leite? Espero muito que não.

A CIÊNCIA DOS LATICÍNIOS

O leite e outros produtos lácteos contêm algumas coisas boas — vitaminas A, B6 e D (mas só porque é acrescentada), além de cálcio, magnésio, niacina, riboflavina, selênio e zinco. Eles também têm substancial quantidade de ácidos graxos, tanto saturados quanto insaturados, alguns extremamente saudáveis. Mas todo leite tem apenas um propósito: fazer seres vivos crescerem. Então, por que adultos o tomariam? Na maioria das pessoas, a produção de lactase, a enzima que digere laticínios, começa a diminuir a partir dos 2 anos de idade. Só esse fato já deveria deixar claro o que nossos corpos acham sobre ingerir leite depois da infância.[9]

Mas leite é gostoso, e para pessoas em partes do mundo com poucas opções, é um alimento rico em nutrientes. Por exemplo, o povo masai, na África, passou gerações vivendo à base de leite, carne e sangue de animais livres sem sofrer qualquer efeito. Faz milênios que seres humanos no mundo todo consomem laticínios de uma forma ou outra, geralmente em alimentos tradicionais e naturais. Se você não tivesse dinheiro para comprar carne, os produtos lácteos seriam a melhor opção — em vez de matar a vaca uma vez, você poderia ordenhá-la por anos. Mas as vacas "puras" do passado não são as mesmas de hoje. Agora, temos raças geneticamente "aperfeiçoadas", que produzem proteínas irreconhecíveis para nossos corpos. O leite de vaca é uma das primeiras e mais frequentes alergias alimentares em crianças pequenas.[10] Cientistas identificaram vários alergênicos no leite,[11] com destaque para a proteína caseína, que podem levar a inflamações que causam eczema,[12] otite,[13] congestão nasal e sinusite.[14]

Apesar de um copo grande de leite gelado ser a bebida preferida de muita gente, as pessoas estão ficando cada vez mais desconfiadas dos laticínios, com razão. De fato, nos Estados Unidos, o consumo anual de leite líquido caiu de 112 quilos por pessoa, em 1975, para setenta quilos em 2015. Durante esse mesmo período, o consumo de sorvete foi de oito quilos para seis quilos. Levando em consideração todas as armadilhas da produção e do consumo dos laticínios industrializados modernos, essa tendência é ótima.

OS ACERTOS DOS ESPECIALISTAS

Para ser sincero, nenhum. Todos os conselhos a favor do leite foram, no geral, criados para beneficiar a saúde da indústria dos laticínios, não do público. De fato, uma grande iniciativa do governo norte-americano (a USDA) criou o Conselho de Pesquisas e Promoção Nacional de Laticínios, que fundou, em parceria com o grupo lobista da indústria, o National Dairy Council, muitos comerciais, campanhas de saúde pública e diretrizes de alimentação incentivando o consumo de leite. Nos Estados Unidos, um slogan ficou famoso: "Leite: Ele faz bem ao corpo." Bem, isso era mentira.

OS ERROS DOS CIENTISTAS

Eles disseram que o leite faz bem aos ossos. Erraram. Eles disseram que deveríamos tomar leite desnatado. Erraram de novo. A maioria das pessoas é alérgica às proteínas nos laticínios ou tem dificuldade em digeri-las. Porém, como veremos, o restante de nós também tem muitos motivos para evitar leite.

O QUE AINDA NÃO SABEMOS

A essa altura os dados científicos estão basicamente determinados. Pode ser que o consumo de quantidades modestas de iogurte e kefir, além de manteiga e queijo, proporcione alguns benefícios. Fora isso, no entanto, é provável que o endeusamento do leite tenha acabado. Ainda assim, as diretrizes de alimentação norte-americanas continuam recomendando o consumo de muitos laticínios, em especial os desnatados, duas ideias sem qualquer base científica, mas promovidas pelos lobistas da indústria. Infelizmente, a ciência não pode servir de base para a criação de critérios quando o dinheiro toma conta da política.

OITO COISAS QUE VOCÊ PRECISA SABER SOBRE LATICÍNIOS

1. As gigantes dos laticínios estão por trás das diretrizes

No site da iniciativa MyPlate, o Departamento de Agricultura dos Estados Unidos pergunta às pessoas: "Você já bebeu leite hoje?" E, então, seguem dez dicas para "ajudar você a comer e beber mais produtos lácteos desnatados ou semidesnatados". O órgão chega a incentivar os pais a tomarem leite para dar um exemplo aos filhos.

"Pais que bebem leite e comem laticínios mostram a seus filhos como isso é importante", diz a USDA.[15] "Produtos lácteos são importantes no desenvolvimento dos ossos de crianças e adolescentes. Coma ou beba laticínios desnatados ou semidesnatados com suas refeições e lanches — faz bem para todo mundo."

Mas as coisas nem sempre foram assim. Quando o governo norte-americano publicou seu Dietary Goals for the United States [Objetivos de dieta para os Estados Unidos] — o antecessor do MyPlate —, em 1977, o leite não recebeu um status especial nem havia qualquer menção para aumentar o consumo de produtos lácteos. O relatório não era explicitamente contra o leite, mas não o incluía em suas recomendações finais. Isso não foi visto com bons olhos pela indústria dos laticínios, que fez campanha para o Congresso endossá-la de forma mais enfática em diretrizes futuras. A resposta do Congresso foi criar uma junta de incentivo ao consumo de laticínios e um programa de "conscientização", que patrocina pesquisas e propagandas sobre leite, incluindo a famosa campanha "Got Milk" [Beba leite]. A indústria investiu pesado em Washington e pressionou a USDA, insistindo para que mudassem sua postura sobre o leite. Quando o governo lançou a primeira recomendação de pirâmide alimentar em 1992, as coisas tinham mudado por completo: era indicado que os adultos tomassem pelo menos dois copos de leite por dia. Quando a pirâmide ultrapassada finalmente foi substituída pelo MyPlate, a recomendação de leite para adultos foi cimentada em três copos diários.

Hoje, a indústria de laticínios de 47 bilhões de dólares[16] é uma das mais influentes no Capitólio. De acordo com o Center for Responsive Politics, um grupo apartidário que monitora os investimentos em política, a indústria doou mais de 46 milhões de dólares para políticos entre 1990 e 2016.[17] E não é só o Congresso norte-americano que está mamando nas tetas da indústria. Em 2015, o comitê de especialistas científicos que determina as diretrizes de alimentação dos Estados Unidos aceitou não apenas um, mas dois membros diferentes associados aos produtores de laticínios. Um trabalhava como consultor científico contratado do Milk Processor Education Program [Programa de Educação do Processador de Leite] e outro era membro do Dannon Institute Scientific Council.[18] Além disso, a indústria investiu milhões de dólares em estudos que alegam que o leite ajuda a perder peso, a melhorar a saúde e a fortificar os ossos. Uma análise publicada no periódico *PLOS Medicine* descobriu que estudos nutricionais patrocinados pela indústria tinham oito vezes mais chance de encontrar benefícios à saúde associados ao consumo de leite do que aqueles que não recebiam nem 1 centavo dessas empresas.[19] Agora, quanto a essas afirmações sobre o leite fazer bem à saúde...

2. Você não precisa tomar leite para ter ossos fortes

Vamos começar com o básico. Todo mundo sabe que precisamos de cálcio para ter ossos resistentes, certo? Sem ele as crianças não crescem e não ficam fortes. Os adultos teriam mais facilidade de sofrer fraturas. E muitos idosos sofreriam de osteoporose, e seus esqueletos começariam a esfarelar até só sobrar poeira.

Mas não existe qualquer prova de que precisamos de leite para fortalecer nossos ossos. Para começo de conversa, os países que menos consomem leite são aqueles com os menores índices de osteoporose e fraturas, enquanto os que apresentam um consumo diário alto de laticínios e cálcio têm mais fraturas — um fenômeno chamado de paradoxo do cálcio.[20] Em uma grande metanálise publicada em 2011,[21] cientistas reuniram dados de nove estudos diferentes e descobriram que o consumo de leite não diminuía o risco de fraturas no quadril. Em outra metanálise abrangente que incluiu uma dúzia de estudos prospectivos e nove pesquisas clínicas rigorosas, os pesquisadores determinaram que o consumo elevado de cálcio não oferece qualquer proteção contra fraturas — na verdade, ele aumentava o risco.[22] O Estudo da Saúde das Enfermeiras de Harvard[23] e outro estudo prospectivo da Suécia[24] também não encontraram qualquer associação entre o consumo de grandes quantidades de laticínios e a diminuição do risco de fraturas.

Mas beber leite deve ajudar de alguma forma o desenvolvimento dos ossos das crianças, certo? Caso contrário, por que o governo norte-americano obrigaria as escolas públicas a servir leite em todas as refeições? É isso mesmo, as escolas não recebem verba federal se não derem leite para todos os alunos! Porém, mais uma vez, as pesquisas não mostram benefícios. Uma metanálise publicada no periódico *BMJ* reuniu 19 estudos clínicos randomizados controlados que analisavam a ingestão de cálcio em mais de 2.800 crianças, e descobriu que consumi-lo em níveis mais altos não protegia contra fraturas.[25] Uma análise abrangente publicada no *Pedriatics* também avaliou o impacto da ingestão de cálcio e laticínios na saúde dos ossos de crianças e adolescentes. Depois de revisar 58 pesquisas e estudos clínicos, os cientistas concluíram que havia "pouquíssimas evidências" que apoiassem a ideia de que um maior consumo de cálcio e laticínios tornasse os ossos mais fortes.[26] O Estudo de Saúde de Mulheres Jovens da Penn State acompanhou mulheres com idade entre 12 e 18 anos e descobriu que a quantidade de cálcio que ingeriam não tinha qualquer impacto na densidade mineral dos seus ossos enquanto jovens.[27] Porém, atividades físicas faziam diferença. Quanto mais exercícios elas praticassem na adolescência, maior a densidade mineral dos ossos quando completavam 18 anos. Isso sugere que, quando se trata de ossos fortes em crianças, é mais importante encorajá-las a praticar esportes do que mandar que tomem leite.

3. Fontes de cálcio sem porcarias

Os estudos são claros. Não há nenhuma ligação especial entre o leite e a saúde dos ossos. É bem provável que a quantidade de cálcio que uma pessoa média necessita seja bem menos que a recomendada nos Estados Unidos.[28] O que importa não é a ingestão total de cálcio, mas quanto de cálcio você absorve. Hoje em dia perdemos grande parte do nosso cálcio pela urina — o fumo, o açúcar, o ácido fosfórico em refrigerantes, o estresse e a cafeína nos fazem perder minerais. Mas podemos encontrar fontes adequadas de cálcio em muitos alimentos além do leite. Algumas contêm até mais que os laticínios, mas sem os hormônios, alergênicos e outros problemas. A FDA aconselha os norte-americanos a consumir 1.000mg de cálcio todos os dias. Se o seu corpo precisa do mineral, é possível obtê-lo de melhores fontes. Aqui vai a lista de alguns alimentos comuns por ordem de concentração:[29]

- Gergelim, ¼ de xícara: 351mg
- Sardinhas (com os ossos), uma lata de 100g: 351mg
- Tofu, 100g: 350mg

- Iogurte, uma xícara: 296mg
- Couve, uma xícara: 268mg
- Espinafre, uma xícara: 245mg
- Queijo, uma xícara: 204mg
- Folhas de nabo, uma xícara: 197mg
- Salmão vermelho enlatado (com os ossos), 85g: 188mg
- Melaço, uma colher de sopa: 180mg
- Mostarda-castanha, uma xícara: 165mg
- Folhas de beterraba, uma xícara: 164mg
- Repolho chinês, uma xícara: 158mg
- Amêndoas, torradas, 60g: 150mg
- Leite de vaca, 220g: 276mg

Além do mais, existem evidências de que é a vitamina D, não o cálcio, que realmente fortifica nossos ossos.[30]

4. Leite aumenta o risco de câncer

Não é sempre que os maiores especialistas de saúde dos Estados Unidos se unem contra um dos alimentos mais amados do país. Mas, em um editorial publicado pelo *JAMA Pediatrics* em 2013, dois dos mais proeminentes cientistas que estudam nutrição em Harvard, David Ludwig e Walter Willett, criticaram o governo pela indicação de três copos diários de leite para a maioria dos americanos.[31] O argumento deles: a recomendação não tem base científica e seus malefícios podem ser graves.

Como vimos, o leite não promove a saúde dos ossos. Porém, como observado por Ludwig e Willett, ele provoca câncer. Isso acontece porque o leite é uma mistureba de hormônios que agem como fertilizantes para células cancerígenas. Em média, um copo de leite contém sessenta hormônios diferentes. Muitos são anabólicos, que fazem as células crescerem. O que é ótimo para um bezerro que precisa se desenvolver rápido. Mas para um humano adulto é algo que causa problemas. As práticas modernas de criação de gado mantêm as vacas leiteiras em constante produção de leite.

Geralmente, elas são ordenhadas durante a gravidez, o que torna a bebida que tomamos cheia de hormônios.

O mais problemático é o IGF-1, um conhecido causador de câncer que também é associado a problemas crônicos nos rins,[32] diabetes[33] e doenças cardíacas.[34] Alguns dos pesquisadores sobre longevidade mais proeminentes do mundo descobriram que pessoas com níveis reduzidos de IGF-1 vivem mais e têm menos chances de ter câncer. Mas o leite aumenta os níveis de IGF-1. Em um estudo clínico randomizado controlado com 204 homens e mulheres, cientistas descobriram que as pessoas que passaram 12 semanas seguindo a orientação governamental de ingestão de leite apresentaram um aumento de 10% nos níveis de IGF-1, quando comparado àquelas que não tomaram leite.[35]

Em um relatório publicado em 2014, o Fundo Mundial para Pesquisa sobre Câncer reuniu vários estudos que indicam que homens que consomem muitos laticínios apresentam maiores chances de desenvolver câncer.[36] Um estudo abrangente publicado no *Journal of Nutrition*, por exemplo, associou o consumo de leite — incluindo desnatado e semidesnatado — a um risco maior de receber um diagnóstico de câncer de próstata e de progressão da doença.[37] É possível que consumidores de laticínios compartilhem de outros hábitos que expliquem suas taxas mais elevadas de câncer. Talvez consumam mais açúcar e álcool. Pode ser que façam menos exercícios físicos. Mas, considerando o que sabemos sobre todos os hormônios causadores de câncer no leite e nas proteínas lácteas que causam alergias e inflamação, por que arriscar?

5. A gordura nos laticínios não é o problema

As diretrizes norte-americanas de alimentação incentivam a população a beber leite. Mas especificam as versões desnatadas e semidesnatadas devido às velhas preocupações (descabidas) sobre gordura saturada causar problemas cardíacos. Como mencionei, há muitos motivos para não ingerir laticínios — mas o teor de gordura não é um deles. De fato, talvez seja a única coisa boa nesses produtos.

Uma importante revisão e metanálise publicada no *Annals of Internal Medicine* de 2014 examinou 72 dos mais rigorosos estudos sobre gordura na dieta e doenças cardíacas, incluindo 24 estudos clínicos randomizados controlados, e concluiu que o consumo total de gordura e a gordura saturada não têm grande influência sobre o desenvolvimento de doenças cardíacas.[38] De fato, os pesquisadores descobriram que a ingestão de ácido margárico, um tipo de gordura saturada encontrado nos laticínios, na verdade diminui o risco de distúrbios cardiovasculares. Uma série de outros estudos também mostra que as gorduras dos laticínios nos protegem contra problemas no coração e outras doenças. Um estudo publicado no *Circulation*, em 2016, mediu os níveis de diferentes gorduras no sangue de 3.300 adultos e descobriu que aqueles com as maiores concentrações de gordura láctea nas correntes sanguíneas tinham entre 30% a 40% menos chances de desenvolver diabetes tipo 2.[39] Isso mesmo: manteiga protege contra diabetes tipo 2. E manteiga em pasto e *ghee* (manteiga em que a caseína e o soro, frequentemente alergênicos, foram removidos) não têm a maioria dos problemas do leite.

Quando tiramos a gordura dos laticínios, eles nos deixam menos saciados e fazem com que comamos mais que o necessário. Estudos mostram que crianças e adultos que ingerem leite semidesnatado ganham mais peso do que aqueles que preferem o integral.[40] Como o Dr. Ludwig escreveu em seu editorial do *JAMA*: "As pessoas compensam o baixo teor calórico do leite com menos gordura ao comerem outras comidas em excesso."

Mas a situação fica pior quando se tira a gordura do leite e a substitui por açúcar e sabores artificiais para atrair as crianças. Muitas escolas incentivam os alunos a beber leite com achocolatado cheio de adoçante com o pretexto de que é melhor que refrigerante. Que péssima ideia. Seja na Coca-Cola (39 gramas para cada 340 gramas de produto) ou no leite achocolatado (29 gramas para cada 340 gramas de produto), o açúcar causa obesidade e prejudica a saúde.

Se você já comprou leite desnatado ou semidesnatado, deve ter notado que ele é suplementado com vitaminas A e D. Isso é exigido por lei, porque a remoção da gordura também retira essas importantes vitaminas.[41] Por outro lado, o leite integral não precisa desse suplemento — outro motivo pelo qual a gordura neles é tão benéfica. A adição de vitaminas lipossolúveis como a A e a D ao leite desnatado também é inútil, porque você precisa de gordura para digeri-las.

6. Sim, a manteiga voltou
Como meu amigo Dr. Ludwig aconselha, se alguém lhe oferecer pão com manteiga, dispense o primeiro e fique com o segundo. O mesmo vale para batatas assadas, muffins, bagels, panquecas e outros alimentos que geralmente associamos à manteiga. (Uma exceção: legumes na manteiga, porque precisamos de gordura para digerir bem algumas das vitaminas lipossolúveis das plantas.) Ela só é um problema quando misturada a alimentos com amido ou açúcar.

A manteiga tem péssima reputação porque é pura gordura animal, em boa parte saturada, que é exatamente o tipo contra o qual o governo norte-americano alerta. De fato, cerca de 60% das gorduras na manteiga são saturadas. Mais ou menos 20% são monoinsaturadas (o tipo predominante no azeite de oliva) e o restante é poli-insaturada. Mas, como mencionei, agora sabemos que a gordura saturada não é a vilã que acreditávamos ser. Melhor ainda, a manteiga tem todas as gorduras naturais encontradas nos laticínios, com poucas ou nenhuma das proteínas e açúcares problemáticos, como a caseína e a lactose.

O consumo de manteiga nos Estados Unidos caiu vertiginosamente desde que os mandachuvas da nutrição começaram sua guerra contra a gordura, meio século atrás. Mas, com os especialistas agora percebendo que os carboidratos e o açúcar sempre foram os responsáveis pela crise da obesidade, a manteiga está se recuperando. Em 2016, um grupo de influentes cientistas fez uma análise de nove dos melhores estudos sobre manteiga e saúde, incluindo dados de consumo de 636 mil pessoas no decorrer de muitos anos (6,5 milhões de pessoas por ano, para ser mais exato), e concluiu que não havia qualquer associação entre o consumo de manteiga e doenças cardíacas. Também foi descoberto que ela protege contra diabetes.[42]

Isso não significa que você deve comer manteiga como se não houvesse amanhã. Mas não tem problema ingeri-la como nossos avós faziam. Eles comiam manteiga em pasto (não havia outro tipo na época), e você também devia, porque ela tem menos toxinas, gorduras melhores e mais antioxidantes. De fato, a manteiga produzida em pasto é uma das melhores fontes de ácido linoleico conjugado (CLA, na sigla em inglês), que aumenta nosso metabolismo e ajuda na prevenção de câncer e doenças cardíacas. Fique à vontade para fritar seus ovos na manteiga. Coloque um pouco de manteiga derretida sobre seus legumes. Ou passe-a em seu peixe grelhado. A manteiga dá textura, sabor e umidade à comida. É por isso que os chefs de cozinha são apaixonados por ela.

7. Laticínios produzidos em pasto são o tipo ideal para o consumo

Como vamos ver no capítulo sobre gorduras, os norte-americanos seguem uma dieta rica demais em ômega-6 inflamatório e pobre demais em ômega-3 saudável. Quando a proporção desses dois ácidos está invertida, existe a possibilidade de sofrermos de inflamações e doenças crônicas. Mas o velho ditado sobre você ser o que come não se aplica apenas aos seres humanos, mas também aos animais. As vacas que seguem uma dieta natural de grama produzem leite (e carne) com melhor composição de gorduras e nutrientes do que as alimentadas com milho, soja e grãos.

Se você quiser consumir manteiga e outros produtos lácteos, lembre-se que os produzidos em pasto são melhores. O leite dessas vacas tem uma proporção de ômega-6 para ômega-3 de 1:1,[43] que é o ideal. Vacas criadas de forma convencional comem grãos e outros produtos que tornam seus perfis de ácidos graxos mais inflamatórios. O leite que produzem — e, como consequência, a manteiga e o queijo dele resultantes — tende a ter mais ômega-6.[44] Os laticínios orgânicos ficam no meio do caminho. São os produtos originários de vacas com algum acesso ao pasto. O restante de suas dietas vem de grãos orgânicos e rações livres de pesticidas, herbicidas e antibióticos. Como resultado, o leite que produzem tem melhor proporção de gorduras do que os lácteos convencionais. Porém, os produzidos em pasto ainda são melhores. Eles contêm não só a melhor proporção de ácidos graxos essenciais como também os níveis mais altos de caroteno, vitamina A e CLA, que faz bem ao metabolismo.

Também recomendo laticínios ricos em probióticos, como kefir e iogurte (contanto que sejam produzidos em pasto e sem um monte de açúcar). Gosto de manteiga clarificada, da qual removem toda a água e sólidos da proteína do leite (o que significa que pode ser usada por pessoas alérgicas a laticínios). Também gosto da *ghee* orgânica e produzida em pasto, a tradicional versão indiana da manteiga. Ela tem todos os nutrientes e ácidos graxos bons, mas um ponto de ebulição maior, o que a torna ideal para cocção e frituras em altas temperaturas.

Para muitas pessoas é difícil viver sem queijo — e talvez você nem precise. Não tem problema comer queijos de boa qualidade e de fontes locais, ou, melhor ainda, queijos de cabra e ovelha como feta, manchego e pecorino. Nos Estados Unidos, procure pela marca Humboldt Fog. Apenas se certifique de ficar longe dos industrializados, como o suíço, o cheddar e o prato, pré-embalados, cheios de hormônios, alergênicos e aditivos. Se a sua tataravó não os comia, você também não devia comê-los. Vejamos, por exemplo, o "queijo" amarelo da marca Kraft: as leis do governo norte-americano não permitem que ele seja chamado de queijo porque tem menos de 51% de queijo. Então, precisa ser chamado de "produto de queijo preparado pasteurizado". Eca!

8. O leite de cabra é diferente do leite de vaca

Talvez você esteja se perguntando sobre outros tipos de leite, como o de cabra. Para muitas pessoas, o de vaca é inflamatório demais, causando problemas de estômago, alergias, eczema e acne. Isso acontece porque as vacas modernas foram criadas para ter altos níveis de caseína A1, bem mais inflamatória que a caseína A2, presente nas vacas dos velhos tempos. A boa notícia é que o leite de cabra só tem caseína A2 e não é inflamatório. Ele também é mais fácil de digerir e não causa desconforto estomacal para a maioria das pessoas. Além disso, possui altos níveis de triglicerídeos de cadeias médias (TCMs), que aceleram o metabolismo e o funcionamento do cérebro, e um teor mais alto de vitamina A, que faz bem à pele. Estudos descobriram que pessoas que consomem leite com caseína A2 evitam sintomas gastrointestinais, reduzem biomarcadores inflamatórios e melhoram a cognição (provavelmente por causa dos TCMs no leite de cabra).[45] Então, ele pode ser uma boa alternativa ao leite de vaca.

Além disso, o produto com A2 aumenta um poderoso composto antioxidante desintoxicante chamado glutationa. O leite de vaca atual, com caseína A1, forma *caseomorfinas*, que agem como peptídeos viciantes similares à morfina, com consequências negativas para o seu cérebro e comportamento (especialmente no caso de autismo e do transtorno do déficit de atenção com hiperatividade).[46] Você já se perguntou por que as pessoas se enchem de produtos lácteos ou não querem abrir mão deles? A caseína A1 também parece ser um gatilho para doenças autoimunes e diabetes, enquanto a caseína A2 não tem o mesmo efeito negativo.[47]

ALERTA NERD: UM POUCO MAIS DA CIÊNCIA DOS LATICÍNIOS

Atualmente, um dos campos de batalha mais acirrados no mundo da comida é o debate sobre o consumo de produtos feitos com leite que ainda não foi pasteurizado — em outras palavras, leite cru. Por um lado, como foi exposto até aqui neste livro, é mais saudável ingerir alimentos naturais com o mínimo possível de processamento. Mas os benefícios do leite cru superam os riscos? Depende de para quem você perguntar. A sabedoria popular diz para tomarmos cuidado: o governo dos Estados Unidos criminalizou a venda de laticínios não pasteurizados entre fronteiras estatais, e, em 2016, vinte estados norte-americanos proibiram qualquer venda de leite cru. Em 17 estados, o produto é legal, mas só se for comprado da fazenda em que foi produzido; em 13, também é possível comprá-lo em estabelecimentos comerciais; e em oito, a compra só é permitida em casos de acordos de "compartilhamento de vaca".[48] Porém, as leis estão sempre mudando, devido aos esforços dos ativistas da alimentação. É compreensível que se tome todo esse cuidado, já que as pessoas ficam mesmo doentes e morrem devido ao consumo de leite cru contaminado com *E. coli*, *Salmonella*, listeria, *campylobacter*, parasitas e vírus, todos eliminados pela pasteurização. Estudos mostram que o número de surtos de doenças causados pela ingestão de leite cru quase dobrou nos Estados Unidos entre 2007 e 2012.[49]

Porém, os defensores do produto argumentam que surtos de intoxicações alimentares graves e até fatais são causadas por *tudo* que comemos — legumes, verduras, frutas, frango, ovos, carne, qualquer coisa. Então, por que essa implicância com os laticínios? A defesa dos lácteos não pasteurizados é a seguinte:[50] o aquecimento do leite elimina algumas vitaminas. Isso é verdade. Algumas pessoas dizem que têm dificuldade em digerir leite pasteurizado, mas não tem o mesmo problema com o cru. Isso também pode ser verdade, mesmo que seja difícil de provar. E é praticamente certo que o leite cru vem de vacas que pastam e comem grama, uma vantagem óbvia sobre os laticínios convencionais.

No fim das contas, essa briga é muito mais sobre ter a liberdade de escolher os alimentos que queremos, sem intervenção do governo, do que sobre nutrição ou saúde. O leite cru geralmente vem de pequenas fazendas, uma vantagem aos olhos de consumidores conscientes que rejeitam tudo que procede das grandes indústrias de agricultura e laticínios. Mas o resumo da ópera é que, no fim das contas, adultos não deveriam consumir muito leite, independentemente do tipo. Podemos conseguir todos os nutrientes que ele contém em fontes mais seguras.

O queijo feito com leite cru é um caso levemente diferente: sua venda é permitida nos Estados Unidos, contanto que tenha passado sessenta dias ou mais envelhecendo. A maioria dos especialistas no assunto prefere variedades artesanais produzidas com leite cru. Mas também não podemos pesar a mão no queijo — é uma guloseima "ocasional".

O IMPACTO AMBIENTAL E ÉTICO DOS LATICÍNIOS

Os laticínios são péssimos para o meio ambiente. Mais ou menos 19% da água usada na agricultura animal são consumidos por fazendas de lácteos.[51] Só nos Estados Unidos, há cerca de 9 milhões de vacas leiteiras. Elas precisam permanecer hidratadas; o piso e as paredes da fazenda devem ser lavados;

as plantações de comida necessitam de água. De acordo com o One Green Planet: "Quando acrescentamos a água usada para o cultivo de alimentos, para beber e para limpar as instalações, uma vaca leiteira média usa 4.954 galões de água por dia."[52] Além disso, quando se trata de produção de comida, a manufatura do queijo gera a terceira maior emissão de gases do efeito estufa, atrás apenas da produção de carne e frango. Por que isso acontece? Bem, são necessários cinco quilos de leite (um galão) para produzir quinhentos gramas de queijo. E são necessários dez quilos de leite (dois galões) para fazer quinhentos gramas de manteiga. O esterco das vacas leiteiras emite muito gás metano e óxido nitroso, e com todos os recursos usados para alimentar os animais, o impacto ambiental aumenta. Existem queijos menos densos, que precisam de menos leite, como ricota, cottage e muçarela. Então, se estiver preocupado com o impacto do carbono dos seus alimentos, mas continua apaixonado por queijo, essas opções podem aliviar sua consciência. No que diz respeito à manteiga, escolha as produzidas em pasto, que são mais saudáveis e ajudam a diminuir as emissões da produção de ração.

A indústria dos laticínios quer que se acredite que as vacas vivem felizes, produzindo leite em pastos verdes, mas, na maior parte do tempo, isso não chega nem perto da verdade. De fato, é normal que as vacas leiteiras não tenham acesso ao pasto e vivam em espaços apertados e sujos enquanto são ordenhadas o tempo todo. Seus bezerros são rapidamente afastados delas e alimentados com leite em pó cheios de antibióticos, para que os fazendeiros possam vender cada gota que as mães produzem. Os únicos animais que deveriam tomar leite de vaca são aqueles a quem o recurso é negado.

Por outro lado, cabras e ovelhas não são encontradas com frequência em fazendas em nível industrial, então, no geral, seu leite é produzido de forma mais ética que o das vacas. Elas também produzem menos gás metano e, como são menores, precisam de menos recursos.

Ao comprar um produto lácteo, procure pelos seguintes certificados nos rótulos para se certificar de que a produção ocorreu de forma ética:

- Animal Welfare Approved
- Selo de bem-estar animal, Certified Humane

- American Humane Certified
- Food Alliance Certified
- Global Animal Partnership

Fazendas menores, que permitem que as vacas pastem de verdade, são melhores para o meio ambiente e para os animais. E apesar de os lácteos desses produtores serem mais saudáveis, humanos têm a tendência a sofrer problemas de saúde ao consumir leite — então, vá com calma. E se você tiver alguma doença crônica ou sintomas, talvez seja bom passar duas a três semanas sem laticínios para ver se eles têm qualquer influência em seu corpo.

- Para encontrar fazendas locais de laticínios e produtos produzidos em pasto nos Estados Unidos, acesse: http://www.eatwild.com/ [em inglês].
- Para encontrar leite integral, não processado e produzido em pasto em regiões norte-americanas, acesse: http://www.realmilk.com/real-milk-finder/ [em inglês].
- Para mais informações em inglês sobre a ética e a sustentabilidade do trabalho de produtores norte-americanos, consulte a classificação deles neste site: https://www.cornucopia.org/dairysurvey/index.html [em inglês].

EM RESUMO

Se você é intolerante à lactose ou sensível a laticínios, deveria evitá-los a todo custo. Mas, mesmo que seja tolerante, os lácteos não deviam ocupar grande parte de sua dieta. O leite produzido por vacas criadas de forma convencional é cheio de hormônios, produtos químicos e compostos inflamatórios. Fique longe dele e reduza a ingestão de todos os queijos e lácteos produzidos industrialmente.

Se você sofre de problemas digestivos, doenças autoimunes, ganho de peso, diabetes tipo 2, TPM, infertilidade, sangramento menstrual intenso, problemas de pele como acne, eczema ou psoríase, alergias, sinusite ou qualquer distúrbio crônico, é melhor evitar laticínios ou, pelo menos, fazer a dieta detox de dez dias para solucionar a glicemia e, então, voltar com os laticínios, para ver como eles o afetam.

Dito isso, os produtos lácteos não precisam ser proibidos. Não tem problema ingerir um pouco de leite, queijo e manteiga produzidos em pasto de vez em quando — contanto que sejam integrais, livres de aditivos e produzidos de forma ética e sustentável. Tente produtos de cabra ou ovelha. Eles são menos inflamatórios e mais fáceis de digerir. Nos Estados Unidos, é possível usar os recursos fornecidos nesta seção para buscar opções produzidas com responsabilidade por região.

LATICÍNIOS: AFINAL DE CONTAS, O QUE DEVEMOS COMER?

- Leite integral produzido em pasto em quantias muito pequenas — um pouquinho no seu café não vai fazer mal; o ideal é usar leite de cabra
- Iogurte sem açúcar, integral e produzido em pasto que contenha leite, culturas vivas e mais nada — o ideal é consumir iogurte de cabra ou ovelha
- Kefir (leite de vaca fermentado), seguindo as mesmas regras do iogurte
- Queijo integral, produzido em pasto, feito sem aditivos
- Manteiga ou *ghee*, desde que produzidas em pasto, é claro
- Todos esses produtos feitos com leite de cabra ou ovelha, quando conseguir encontrá-los, mas ainda assim em quantidades pequenas

Observação: Esses produtos só devem ser consumidos se você não tiver nenhuma alergia ou sensibilidade a laticínios.

LATICÍNIOS: AFINAL DE CONTAS, O QUE NÃO DEVEMOS COMER?

- Laticínios de vacas criadas de forma convencional
- Leite desnatado ou semidesnatado
- Iogurte desnatado ou semidesnatado
- Iogurte saborizado com frutas, adoçante, aditivos ou qualquer coisa extra
- Queijo feito com leite desnatado ou semidesnatado
- Queijo processado com conservantes, aditivos, sabores ou qualquer coisa que não pareça natural (ervas, pimenta, frutas, trufas etc. podem ser consumidas)
- Queijo em spray

PEIXES E FRUTOS DO MAR

TESTE DE INTELIGÊNCIA NUTRICIONAL

Verdadeiro ou falso?
1. Comer camarão faz mal porque tem muito colesterol.
2. O peixe-espada é o peixe que tem menos mercúrio.
3. É saudável comer sushi.
4. É melhor comer peixes criados em fazenda.
5. Sardinhas são uma fonte de cálcio melhor que leite.
6. Os peixes de carne branca são mais nutritivos que os de carne escura.

Respostas
1. Falso: O camarão contém muito colesterol, mas isso tem pouco ou nenhum impacto no nível de colesterol no sangue ou no risco de ataques cardíacos.
2. Falso: O peixe-espada é o segundo peixe mais contaminado pelo mercúrio, ficando atrás apenas do peixe-batata. Quanto maior o animal, mais poluentes ele contém.
3. Falso: Principalmente por causa do arroz branco, cheio de amido, mas sem qualquer fibra. E se tirarmos o arroz e a alga marinha, não resta muito peixe para comer.

4. Falso: Peixes criados em cativeiro são alimentados com soja, grãos e outras coisas que não deveriam comer. Eles são forçados a nadar nas próprias fezes e com frequência estão infestados de parasitas. Além disso, também possuem altos níveis de dioxina, PCBs e mercúrio.[1]
5. Verdadeiro: Sardinhas pescadas no mar são ótimas fontes de cálcio, ômega-3 e colina, necessários para termos um cérebro e um fígado saudáveis.
6. Falso: Você precisa comer peixes gordurosos e de carne escura, como sardinhas, cavala, arenque e anchovas para obter todos os benefícios dos frutos do mar. O atum é cheio de ômega-3, mas também tem alto teor de mercúrio. Peixes brancos geralmente contêm menos ômega-3, com exceção do halibute e da merluza. O único problema é que os dois estão cheios de mercúrio.

Receba informações sobre comida e uma receita, toda semana, diretamente da minha cozinha. Assine de graça minha *newsletter*, em inglês, em www.foodthebook.com.

Talvez seja possível ser uma pessoa saudável sem comer peixe — mas não é fácil. Faz muito tempo que sabemos que comer frutos do mar é uma ótima ideia. Os antropólogos dizem que um dos motivos para os primeiros assentamentos humanos surgirem em litorais, perto de costas e grandes massas de água, é que o consumo de peixes ajudou nossos ancestrais a desenvolver cérebros maiores.[2]

A noção de que peixe faz bem ao cérebro não é só uma superstição boba. Mais da metade do cérebro humano é composta por gordura, e até fetos em desenvolvimento precisam do ômega-3 encontrado nos peixes.[3] Além de fazerem bem ao cérebro, sistema nervoso, coração e sistema cardiovascular,[4] pesquisas abrangentes mostram que o ômega-3 também protege contra diabetes tipo 2,[5] inflamação, doenças autoimunes[6] e até depressão.[7] Mas ele é quase nutritivo demais para seu próprio bem. A demanda mundial aumentou tão rápido que estamos esvaziando os oceanos, transformando a pesca em uma atividade insustentável. Como consequência, países no mundo todo contam com fábricas de peixes, criados em cativeiro. Isso pode parecer uma boa solução para o problema de excesso de pesca, porém, na verdade, traz uma nova série de desafios ambientais e de saúde para a mesa do jantar.

Metade dos frutos do mar consumidos nos Estados Unidos vem de cativeiros. De acordo com pesquisadores da Johns Hopkins, esse é o setor de alimentos de origem animal que mais cresce, ultrapassando até a indústria da carne e do frango.[8] A produção da aquicultura quase triplicou nas últimas duas décadas, causando significativo aumento do uso de antibióticos para curar doenças e infecções que ocorrem em demasia nos cativeiros lotados.[9] Tradicionalmente, os peixes de fazenda eram criados se alimentando de carne e óleo de peixes selvagens, que é uma dieta similar à sua natural (peixes carnívoros comem peixes menores no mar). Mas alimentar a população cada vez maior dos cativeiros com alimentos de boa qualidade se tornou insustentável. Então, em vez disso, muitos desses animais agora comem uma ração feita de milho, trigo, soja e óleos vegetais como canola — sendo que nada disso faz parte de sua dieta natural —, ou produtos que contêm elementos químicos tóxicos.[10]

É melhor comer peixes selvagens. Mas, mesmo assim, isso não é completamente liberado, porque temos a poluição, um problema mais que real. As indústrias do carvão e do petróleo passaram décadas despejando mercúrio e outras substâncias poluentes em nossos oceanos e rios, e apesar de não conseguirmos enxergar esses elementos químicos, eles são absorvidos pelos peixes e por aqueles que os ingerem (tradução: você e eu!). Tudo isso significa que, hoje em dia, comer frutos do mar se tornou uma complicação. Como você verá neste capítulo, é possível ter todos os benefícios dos peixes ao mesmo tempo que se ameniza quaisquer possíveis desvantagens. Você terá que se esforçar, mas não se preocupe, estou aqui para ajudar!

A CIÊNCIA DOS PEIXES

Os frutos do mar são das melhores fontes de proteína que existe, além de estarem cheios de nutrientes como iodo, selênio e vitaminas D e B12. Mas os maiores benefícios para a saúde vêm dos dois ácidos graxos da família ômega-3 que não conseguimos encontrar em nenhum outro lugar. São essas gorduras poli-insaturadas — o ácido docosa-hexaenoico e o ácido eicosa-pentaenoico, mais conhecidos como DHA e EPA, respectivamente — que tornam o peixe a melhor carne para os consumidores saudáveis. Alguns dos benefícios principais do DHA e do EPA são cardiovasculares. Comer salmão duas vezes por semana é o suficiente para diminuir o risco de sofrer ataques cardíacos, arritmia, derrames, pressão alta e de ter alto nível de triglicerídeos.[11] Benefícios similares também podem ser encontrados em outros peixes com muito ômega-3, especialmente iscas, como sardinhas, arenques, cavalas, trutas e anchovas.

Os ácidos graxos da família ômega-3 são tão especiais que praticamente todas as autoridades de saúde concordam que devem fazer parte da nossa dieta. Eles são grande parte do motivo pelo qual o consumo de peixe diminui o risco de câncer, diabetes tipo 2, artrite reumatoide e outras doenças autoimunes,[12] assim como depressão e inflamação. Em um estudo importante sobre ômega-3 publicado no *Lancet*, 11 mil pessoas que já tinham sido vítimas de ataques cardíacos foram aleatoriamente designadas para consumir 300mg de vitamina E ou 1g de ômega-3 todos os dias. Foi descoberto que a ingestão de vitamina E não apresentava qualquer benefício aparente. Mas as pessoas que consumiram mais ômega-3 tiveram redução de mortalidade de 20%.[13] Em outro estudo, publicado no *Lancet*, pesquisadores recrutaram milhares de pacientes com problemas cardíacos que faziam tratamento com estatinas, antiagregantes plaquetares e outros medicamentos, e designou um grupo para tomar suplementos de óleo de peixe diariamente, junto com os outros remédios. Quando comparado com o grupo de controle, as pessoas que tomaram o óleo de peixe tiveram redução nos ataques cardíacos e em outros problemas coronários de 19%.[14]

É verdade, como argumentam meus amigos veganos, que nozes, linhaça e alguns outros alimentos de origem vegetal contêm um terceiro tipo de ácido graxo, o ALA, que nossos corpos convertem em DHA e EPA. Mas a taxa de conversão é extremamente baixa — acessamos menos de 10% dele, o que não chega nem perto de ser suficiente. Um estudo publicado no *American Journal of Clinical Nutrition* revisou os efeitos do ômega-3 em coágulos do sangue, colesterol LDL, triglicerídeos, colites e outras condições, concluindo que "[o ômega-3] deveria fazer parte da dieta de todos os seres humanos".[15] Como veremos no capítulo sobre gorduras e óleos, uma grande preocupação dos estudiosos de nutrição hoje em dia é a proporção de ômega-3 e ômega-6 em nossas dietas. Nós ingerimos pouco do primeiro e muito do segundo, e isso está causando um surto de inflamação crônica, a causa por trás da maioria das doenças fatais atuais. Esse desequilíbrio já foi até culpado pelos problemas de saúde mental, como comportamento violento, incluindo homicídios e suicídios, além da depressão.[16] O ômega-6 vem de junk foods ultraprocessados, feitos com grãos refinados e óleos processados — enquanto as melhores fontes de ômega-3 vêm direto do mar ou de animais selvagens ou criados em pasto.

OS ACERTOS DOS ESPECIALISTAS

Já houve algum momento em que nos recomendaram não consumir mais peixe? Acho que não, apesar de muitos norte-americanos acabarem comendo frutos do mar de maneiras nada interessantes, do ponto de vista nutricional. As pessoas se interessam pelas variedades erradas: nuggets de peixe, peixe com batata frita ou sanduíches de filé de peixe empanado, como os do McDonald's. Há, também, diretrizes alertando mulheres grávidas e crianças a limitar o consumo de atum e outros peixes com mercúrio.

OS ERROS DOS CIENTISTAS

Por mais de 35 anos as Diretrizes de Alimentação dos Estados Unidos disseram que deveríamos limitar nosso consumo de alimentos ricos em colesterol, incluindo o camarão, devido à crença equivocada de que sua ingestão causaria problemas cardíacos.[17] Isso foi um erro. Agora está claro que, para a maioria das pessoas, o colesterol presente em moluscos e ovos não aumenta o nível do colesterol no sangue, nem o risco de ataques cardíacos. Depois de revisar todas as pesquisas atuais sobre a associação entre o colesterol na dieta e os problemas do coração, as Diretrizes de Alimentação de 2015 eliminaram qualquer restrição ao colesterol na dieta, discretamente declarando que ele "não era mais um nutriente preocupante". O governo presumiu (assim como quase todos os nutricionistas e médicos) que, se o colesterol no sangue é ruim, o colesterol na dieta também deve ser. Só que isso nunca foi provado, e não é verdade. Além dessa questão, as diretrizes encorajavam o consumo de peixe, mas não explicavam que nem todas as variedades são iguais. Todos os frutos do mar contêm ômega-3, mas alguns o apresentam em maiores quantidades, e outros são mais sustentáveis e têm menos chance de abrigar toxinas.

OITO COISAS QUE VOCÊ DEVERIA SABER SOBRE PEIXES

1. Peixes pequenos são os melhores!

Assim como nossas preferências por certos legumes e verduras, os peixes que amamos tendem a ser os menos nutritivos, como tilápias e bagres criados em cativeiro. Geralmente, optamos pelas variedades mais pálidas e com sabor mais fraco, com menos ômega-3, em vez dos mais escuros, gordurosos e com gosto marcante, que são mais saudáveis. A lista a seguir mostra os peixes com maior e menor índice de ômega-3, assim como os mais populares com os consumidores norte-americanos. As melhores espécies para o consumo são os salmões selvagens pequenos e os tipos menores, livres de toxinas, como sardinhas, arenques, anchovas e cavalas, que são cheios de ômega-3. Eu os chamo de peixes de CASA (cavala, anchova, sardinha, salmão e arenque). Sempre digo para as pessoas que, se conseguirem colocar o peixe inteiro na frigideira, é bem provável que ele seja uma boa opção. Quanto maior o animal, mais alto ele está na cadeia alimentar do oceano e, como resultado, maior seu acúmulo de mercúrio, PCBs e outras toxinas. É por isso que você devia ficar bem longe de peixe-espada, merluza, halibute e atum. As toxinas acumuladas nesses peixes grandes superam os benefícios do ômega-3 que possuem.

Estas são as espécies com maior teor de ômega-3:[18]

- Sardinha (em lata ou frescas)
- Arenque (especialmente o selvagem)
- Salmão (selvagem)
- Cavala (a comum ou do Pacífico, não a verdadeira)
- Truta (especialmente a truta arco-íris criada em cativeiro)
- Ostras
- Moluscos
- Atum (enlatado ou fresco)*
- Peixe-espada*

---

* Os dois últimos devem ser consumidos com pouca frequência, devido à contaminação por mercúrio. De fato, eu jamais comeria peixe-espada. Limite o atum a uma vez por mês.

Estas são as variedades com teor de ômega-3 relativamente baixo:

- Solha
- Tilápia
- Linguado
- Bacalhau
- Pargo
- Lagosta
- Vieira
- Camarão
- Caranguejo

2. O peixe sobe à cabeça

Você precisa de mais provas de que peixe faz bem ao cérebro? Existem evidências de que o DHA e o EPA são mais eficazes do que psicoterapia e antidepressivos no tratamento da depressão.[19] Pesquisadores do Centro de Estudos Infantis de Yale descobriram que as gorduras encontradas nos peixes podem reduzir sintomas do transtorno do déficit de atenção com hiperatividade em crianças.[20] Também foi descoberto que diminuem a agressão e a propensão a violar regras entre presidiários.[21] E em um grande estudo publicado pelo *Journal of Clinical Psychiatry*, os cientistas dos Institutos Nacionais de Saúde afirmaram que os militares norte-americanos com os menores índices de ômega-3 também tinham mais tendência a cometer suicídio.[22] "As descobertas se acrescentam a um extenso corpo de pesquisa que aponta o papel fundamental do DHA e de outros ácidos graxos da família ômega-3 na proteção contra problemas de saúde mental e propensão ao suicídio", disse o autor-chefe do estudo, o Dr. Joseph Hibbeln, um pesquisador militar.[23] Após passar décadas pesquisando gorduras e saúde cerebral, ele descobriu que dietas com baixos níveis de ômega-3 e excesso de ômega-6 estão associadas a taxas mais altas de crimes violentos, psicose, suicídio e até homicídio.[24]

3. Mas as mulheres grávidas não estão comendo o suficiente

Nossos cérebros são feitos, em grande parte, de gordura, principalmente do ácido graxo DHA, da família do ômega-3. Essa é a principal razão para a FDA aconselhar mulheres grávidas a ingerir duas a três porções (cerca de 220 gramas a 340 gramas) de peixe com baixo nível de mercúrio[25] por semana: isso torna seus bebês mais inteligentes. Em um estudo publicado no *American Journal of Epidemiology*, as crianças cujas mães comeram regularmente peixe com pouco mercúrio marcaram dois a seis pontos a mais em testes de inteligência do que as crianças cujas mães consumiam pouco ou nenhum peixe. Os autores concluíram que "maior consumo de peixe estava associado a melhor performance cognitiva da criança no teste, e níveis mais altos de mercúrio apresentavam resultados piores".[26] Porém, de acordo com uma análise da FDA sobre o consumo de peixe por mulheres grávidas,[27] "21% delas não comeram peixe no mês anterior, e as que comeram não chegaram nem perto da quantidade recomendada pelas Diretrizes de Alimentação dos Estados Unidos".

Pelo bem dos seus bebês, as mulheres grávidas deviam consumir pelo menos 220 gramas de peixe por semana, sendo a quantidade ideal 340 gramas, preferencialmente de salmão selvagem, sardinha, arenque, cavala e anchova. Melhor ainda: elas deviam tomar suplementos de óleo de peixe. O ômega-3 também é importante durante a amamentação. Um estudo publicado no *American Journal of Clinical Nutrition* comparou crianças cujas dietas eram ou não suplementadas com ácidos da família do ômega-3. Os cientistas realizaram testes com elas aos 3 e aos 5 anos, descobrindo que aquelas que consumiram ômega-3 quando eram bebês se saíam melhor em alguns exercícios mentais.[28] Para prevenir por completo qualquer exposição a mercúrio ou toxinas, recomendo que as mulheres comam apenas sardinha ou arenque e tomem suplementos de óleo de peixe.

4. Seu peixe pode ser falsificado!

Conforme a demanda pelo peixe aumenta, também cresce a quantidade de fraudes. Como vemos com o azeite de oliva extravirgem, os vigaristas não conseguem resistir a tirar vantagem. Em 2016, o grupo de conservação sem fins lucrativos Oceana publicou uma revisão de 200 estudos publicados de 55 países, descobrindo que pelo menos uma em cada cinco amostras de peixe eram propositalmente rotuladas de forma errada.[29] Só nos Estados Unidos, o número pode chegar a 28%. O motivo é econômico — peixes mais baratos, com risco de extinção ou que não devem ser ingeridos devido à possibilidade de contaminação, substituem as variedades mais caras e seguras, pelas quais os consumidores pagam. O relatório da Oceana determinou que 87% dos pargos das amostras norte-americanas apresentavam rótulos errados. Isso é um perigo sanitário? Com certeza pode ser — você se torna vulnerável sempre que não sabe o que está ingerindo. Há casos em que os consumidores acabaram comendo espécies ameaçadas de extinção. Um exemplo disso foram os dois chefs de comida japonesa em Santa Mônica que informaram que a carne de baleias em risco de extinção era atum e a venderam aos clientes.[30] Você pode melhorar suas chances de realmente receber o que compra ao fazer negócio com peixeiros confiáveis e que entendem do negócio. Outra forma de ter certeza: se o preço daquele salmão selvagem que você quer comprar no mercado parecer bom demais para ser verdade, é bem capaz de ser.

5. Você pode comer peixe enlatado, mas não todos os tipos

Os norte-americanos adoram atum enlatado — é conveniente, barato, as crianças comem e pode ser guardado por muitos meses. Ele tem muito ômega-3, proteínas e outros nutrientes. Porém, como todo atum, também apresenta altos níveis de mercúrio. O atum "branco" albacora é o que mais tem poluentes. O enlatado "light", menos, mas também não tem tanta gordura saudável (a gordura tende a ficar no mesmo lugar em que armazenam os contaminantes). O fato de que as crianças gostam de comê-lo é uma faca de dois gumes — significa que vão ingerir mercúrio com os elementos nutritivos. Se quiser peixe enlatado, é melhor escolher outras variedades, como o salmão do Alasca (que é sempre selvagem), sardinhas, anchovas, arenque, cavala ou moluscos, como amêijoas e ostras, que são seguros (certificando-se de que as latas não sejam cobertas por BPA). Peixes em azeite de oliva são melhores que os com água, já que o óleo preserva os nutrientes. Além disso, os ossos amolecidos dos peixes enlatados são comestíveis e uma forma de cálcio extremamente absorvível.[31] Uma última vantagem dos enlatados: eles tendem a ter menos mercúrio (com exceção do atum) porque são feitos de peixes menores (salmão, sardinhas, arenque, cavala).

6. Sushi é saudável? Calma aí

A comida japonesa parece saudável — comer peixe cru significa que você não está perdendo enzimas ou nutrientes que seriam destruídos durante a cocção. A saúde cardíaca e a longevidade excepcionais dos japoneses são atribuídas ao peixe cru em sua dieta. Mas as coisas não são simples assim. Primeiro, existe a contaminação por mercúrio. Um estudo de pesquisadores da Universidade Rutgers descobriu que o atum usado na culinária japonesa tem uma concentração de mercúrio *três a dez* vezes maior que enguia, caranguejo, salmão e algas.[32] A parte mais interessante é que o atum vendido em alguns dos melhores restaurantes de comida japonesa tinha as maiores concentrações de mercúrio de todas, enquanto o atum barato nos sushis vendidos em supermercados possuía menos. O estudo determinou que 10% dos participantes que consumiram a maior quantidade de sushis ingeriram cerca de três vezes mais mercúrio do que a quantidade diária recomendada. E esse não é o único motivo para evitar comida japonesa: o arroz branco refinado e o preparo adocicado do peixe acrescentam amidos desnecessários à refeição. Da próxima vez que estiver com vontade de comer sushi, faça o seguinte: abra uma peça e veja quanto peixe realmente está comendo. A maior parte do que está em seu prato é arroz branco, cheio de amido. Da próxima vez que pedir comida japonesa, observe quanto arroz (que também é enriquecido com açúcar) existe em um makimono. Ou apenas desenrole-o e empilhe o arroz — você vai se surpreender. É melhor pedir só sashimi, que não vem escondido em uma bola gigante de carboidratos.

7. Esqueça os peixes de cativeiro. Seja selvagem!

A maioria do salmão que comemos vem de cativeiros. Muitas pessoas preferem assim, porque o preço do salmão selvagem pode ser alto: nos Estados Unidos, é possível encontrar quinhentos gramas por até 30 dólares, que é cerca de três vezes o preço do criado em cativeiro. Infelizmente, algumas das mesmas questões que assolam o gado em currais de engorda — baixa qualidade da comida com excesso de grãos, superlotação e condições insalubres — diminuem a qualidade do peixe criado em fazendas. O salmão do mar não come milho ou grãos. Mas é disso que se alimenta quando vive em cativeiro. Quando chega à nossa mesa de jantar, contém mais ômega-6 (que não precisamos) e menos ômega-3 (que precisamos), uma mistura que resulta no mesmo efeito inflamatório que o causado por óleos processados e junk food. Um estudo publicado no *Journal of the American Dietetic Association* analisou trinta amostras dos peixes mais vendidos nos mercados e descobriu que alguns animais criados em cativeiro tinham níveis de ômega-3 quase indetectáveis. O mesmo estudo também determinou que dois dos peixes de cativeiro mais vendidos, tilápia e bagre, eram os piores em termos de proporção de ácidos graxos da família ômega. "Esses dados revelam que as mudanças severas na indústria pesqueira na última década produziram peixes amplamente consumidos com ácidos graxos geralmente aceitos como inflamatórios pela comunidade médica", concluíram os pesquisadores.[33]

Os peixes criados em cativeiro também apresentam níveis mais altos de poluentes orgânicos persistentes (POP) que seus parentes selvagens, incluindo pesticidas clorados e bifenilos policlorados (PCB, na sigla em inglês)[34] (voltaremos a esse assunto mais adiante). De acordo com o Aquário de Monterey Bay, uma autoridade sobre sustentabilidade aquática, o único tipo de salmão que deveríamos comer é o selvagem do Alasca — porque os métodos de pesca são amigáveis com o meio ambiente e os peixes apresentam muito ômega-3 e poucos contaminantes.[35] No entanto, existem marcas de peixes criados em cativeiros de forma sustentável e orgânica que podemos consumir. Acesse www.cleanfish.com para encontrar mais informações em inglês.

8. O salmão criado em fazendas pode causar diabetes

O ideal é comer uma variedade de frutos do mar para não corrermos o risco de ingerir uma dose muito grande de determinado poluente ou toxina. É preciso tomar mais cuidado com o mercúrio, que vem principalmente do carvão queimado em usinas elétricas. Os poluentes desses estabelecimentos são despejados em rios, lagos e mares, passando, então, para os peixes e, depois, para nós. Quase todos os frutos do mar estão contaminados de alguma forma. Sendo assim, a melhor coisa a fazer é limitar sua exposição ao mercúrio o máximo possível para evitar problemas reais de saúde.[36] De acordo com a FDA,[37] os dez tipos de frutos do mar com menor concentração de mercúrio são, em ordem:

1. Vieiras
2. Salmão enlatado
3. Moluscos
4. Camarão
5. Ostras
6. Sardinhas
7. Tilápia
8. Anchovas
9. Salmão selvagem
10. Lula

E os que têm maior concentração, em ordem:

1. Peixe-batata
2. Peixe-espada
3. Tubarão
4. Cavala-verdadeira
5. Atum albacora
6. Peixe-relógio
7. Marlim

8. Sororoca
9. Garoupa
10. Atum

O mercúrio não é o único problema. Muitos peixes também contêm dioxinas, poluentes carcinogênicos derivados do uso de pesticidas e de outros processos industriais. As dioxinas permanecem no meio ambiente e são armazenadas nos tecidos adiposos, de forma que você pode se expor a elas ao comer carne, laticínios e ovos, além de peixes. Estudos sugerem que elas estão associadas ao diabetes tipo 2 e à síndrome metabólica. Um grupo de pesquisadores concluiu que o intenso consumo de salmão criado em cativeiro estava associado a elevados níveis de glicemia, apesar de a correlação não deixar claro se havia outros fatores envolvidos.[38] Felizmente, se, durante o preparo, parte da pele do peixe for removida — que é onde as toxinas tendem a se concentrar —, os níveis de dioxina podem diminuir.[39] Só para você saber: estudos concluíram que a cocção da carne bovina e de outros tipos também reduz bastante os níveis de dioxina.[40]

ALERTA NERD: UM POUCO MAIS DA CIÊNCIA DOS PEIXES

Por mais importante que o ômega-3 seja para todas as células do nosso corpo, não vamos comer salmão e sardinhas todos os dias. Alguns de nós *nunca* comem peixes escuros e gordurosos. Então, tomamos suplementos de óleo de peixe. É uma boa ideia, com alguns poréns. Para a maioria das pessoas, tomar um suplemento de um a dois gramas por dia é interessante. Isso vai proteger o sistema cardiovascular e reduzir a inflamação.[41] Mas temos que tomar cuidado com a fonte. É possível encontrar cápsulas de óleo de peixe em vários tipos de comércio, com imensa variedade de preços, mas não há como saber quais foram produzidas, testadas e manuseadas com responsabilidade. Se o peixe tiver sido contaminado com toxinas e poluentes, sua gordura também foi. Se os óleos foram manuseados de forma errada, podem ter oxidado. No entanto, existem empresas produtoras de óleo de peixe que filtram, destilam ou purificam o produto para remover todas as toxinas e o mercúrio. Acesse www.foodthebook.com para obter mais informações, em inglês, sobre as melhores marcas de óleo de peixe e outros suplementos.

O óleo de krill é uma alternativa. Ele é feito de pequenos crustáceos que se alimentam de plâncton, o que significa que estão bem no início da cadeia alimentar e, consequentemente, apresentam baixos níveis de mercúrio, dioxinas e PCBs. O óleo de krill contém as mesmas concentrações de DHA e EPA que o óleo de peixe.[42] No entanto, me preocupa o fato de estarmos exaurindo a principal fonte de alimentação de muitos seres marinhos. Como já discutimos, o ALA em alimentos de origem vegetal, como nozes e linhaça, é pobre em ômega-3, mas pelo menos um suplemento não se encaixa nessa definição: a alga marinha, que contém DHA pré-formado, um ácido da família ômega-3 essencial ao cérebro humano. Para os veganos ou vegetarianos, as algas são fonte de ômega-3 bem melhor que outras gorduras derivadas de vegetais, como as de nozes ou linhaça.[43]

COMO COMER FRUTOS DO MAR SEGUROS E SUSTENTÁVEIS

Para escolher melhor seus peixes e frutos do mar é preciso investigar a origem da comida. Nos Estados Unidos, há muitas fontes de pesquisa para descobrir quais fornecedores produzem esses alimentos de forma sustentável. Aqui vão algumas:

- Para encontrar frutos do mar frescos, locais e com pouco impacto no meio ambiente, é possível se associar a um grupo de pescaria comunitária. Acesse www.localcatch.org [em inglês] para procurá-los por região.
- O Natural Resources Defense Council, ou NRDC, publica um guia em inglês sobre como comprar peixes que sejam saudáveis para nós e para o meio ambiente: https://www.nrdc.org/stories/smart-seafood-buying-guide [em inglês].

- O programa Monterey Bay Aquarium Seafood Watch [Monitoramento de Frutos do Mar do Aquário de Monterey Bay] ajuda os consumidores a encontrar frutos do mar produzidos de maneira sustentável: http://www.montereybayaquarium.org/conservation-and-science/our-programs/seafood-watch [em inglês].
- O Aquário de Monterey Bay também tem um ótimo aplicativo, que pode ser usado para confirmar se os peixes foram pescados de forma sustentável: http://www.seafoodwatch.org/seafood-recommendations/our-app [em inglês].
- O Environmental Working Group publica um guia do consumidor sobre frutos do mar fácil de usar e que ajuda as pessoas a determinar o que é seguro comer e o que contém excesso de poluentes. É uma leitura rápida e de fácil compreensão, em inglês, que recomendo bastante: http://www.ewg.org/research/ewgs-good-seafood-guide/executive-summary.

Não seja enganado: procure estes rótulos para fugir das fraudes

A falsificação de peixes é comum, então você precisa tomar cuidado. Procure por símbolos de organizações que certifiquem que o produto que você compra no supermercado mais próximo é autêntico. Aqui vão algumas dicas que podem ajudar:

- Procure pelo selo de certificações independentes, como a da Marine Stewardship Council ou, nos Estados Unidos, de uma organização chamada Gulf Wild.
- Nos Estados Unidos, ao comprar salmão selvagem, é possível procurar pelo símbolo da Wild Alaska Pure, que só aparece em salmões do Alasca. Ou, melhor ainda, compre o peixe de peixeiros locais confiáveis.

Se o salmão selvagem for caro demais ou difícil de encontrar, tente isto...

No geral, sou contra a criação de peixes em cativeiro, por motivos ambientais e de saúde. Mas sei que o salmão selvagem pode ser caro ou inacessível, dependendo do lugar onde você mora. Se a única opção for o peixe criado em cativeiro, aqui vão alguns recursos que podem ajudá-lo a fazer melhores escolhas. Também foram incluídas diretrizes para peixes criados de forma segura e sustentável.

- Nos Estados Unidos, procure pelo símbolo da Global Aquaculture Alliance Best Practices. Essa organização promove práticas responsáveis de aquicultura e proíbe o uso abusivo de antibióticos nas criações de peixe.
- O site norte-americano cleanfish.com [em inglês] lista produtores de peixe em cativeiro que não usam antibióticos ou hormônios, com níveis baixos de mercúrio e muito ômega-3. A Clean Fish promove a criação de peixes de forma sustentável, sem excessos de pesca.
- O site fishwise.org [em inglês] lista fornecedores norte-americanos que se esforçam para vender frutos do mar sustentáveis e rastreáveis.
- A Seafood Watch (www.seafoodwatch.org [em inglês]) recomenda algumas organizações que emitem certificados ecológicos para frutos do mar selvagens ou criados em cativeiro. Sugiro que procure pelas certificações da Friend of the Sea e da Marine Stewardship Council (MSC), além da ASC (Aquaculture Stewardship Council), Best Aquaculture Practices, Naturland e Canada Organic nos Estados Unidos. Ou acesse www.cleanfish.com [em inglês] para encontrar marcas com produções sustentáveis.

EM RESUMO

Você deveria comer frutos do mar pelo menos três vezes por semana. Os melhores peixes são pescados de forma sustentável, estão cheios de ômega-3, apresentam baixos níveis de poluentes e ômega-6, além de possuírem certificados de autenticidade. Mas fique bem longe de frutos do mar criados em cativeiro (a menos que sejam orgânicos) ou de peixes selvagens que contêm muitas toxinas. Os maiores estão no topo da cadeia alimentar do oceano, então, acumulam mais mercúrio. Peixes criados em cativeiro também contêm muitos antibióticos e toxinas, como PCBs, mas esse não é o caso dos produzidos em criações sustentáveis ou orgânicas.

E se eu estiver grávida?

Se você estiver grávida, é muito importante comer frutos do mar, mas é preciso tomar mais cuidado com suas escolhas. Siga as diretrizes fornecidas nesta seção, mas evite quaisquer peixes grandes e frutos do mar criados em cativeiro — não vale a pena se expor a poluentes, independentemente de os níveis serem baixos. O ômega-3 nos frutos do mar é essencial para a saúde do cérebro do feto. Então, dê prioridade aos peixes com níveis mais altos de ômega-3 — como sardinhas, arenque, cavala, anchovas e salmão selvagem — e coma duas a três porções (mais ou menos 340 gramas) por semana.

FRUTOS DO MAR: AFINAL DE CONTAS, O QUE DEVEMOS COMER?

- Salmão selvagem, enlatado ou fresco, ou salmão do Alasca (já que todo salmão do Alasca é selvagem).
- Peixes pequenos livres de toxinas (quanto menores, melhor), como sardinhas, anchovas, arenque e cavala.
- Moluscos, vieiras, mexilhões e ostras, que são cheios de zinco saudável. Comer camarão também faz bem, especialmente se ele for procedente do golfo do México.
- Quando estiver na dúvida, é possível baixar o guia portátil do Natural Resources Defense Council, em inglês, que lista os peixes com os níveis mais baixos de mercúrio em: www.nrdc.org/health/effects/mercury/walletcard.pdf

FRUTOS DO MAR: AFINAL DE CONTAS, O QUE NÃO DEVEMOS COMER?

Peixes grandes, como tubarão, peixe-espada, merluza, cavala verdadeira, marlim, garoupa, halibute, peixe-batata e peixe-relógio.

A maioria dos peixes criados em cativeiro, com poucas exceções. Quando você não tiver outra opção, use os recursos fornecidos neste capítulo para encontrar os melhores tipos de peixes em cativeiro:

- Atum
- Sushi
- Camarão importado

Por acaso, muitos desses animais estão prestes a ser extintos, devido à excessiva pescaria. A demanda não sustentável pelos peixes mais populares é um problema enorme que só pode ser solucionado se diversificarmos nossas escolhas e optarmos por frutos do mar que venham de fontes realmente renováveis.

LEGUMES E VERDURAS

TESTE DE INTELIGÊNCIA NUTRICIONAL

Verdadeiro ou falso?
1. Brotos de alfafa são um alimento saudável.
2. Batatas contêm carboidratos complexos, mais saudáveis do que carboidratos simples como o açúcar.
3. Os benefícios de verduras e legumes orgânicos são exagerados, pois estudos mostram que eles não são mais saudáveis que os alimentos criados de forma convencional.
4. O champignon é pouco nutritivo.
5. Tomates causam inflamação no corpo.
6. A rúcula é só mais um tipo de alface, como a americana.
7. Algumas das plantas mais nutritivas são esquisitas, como as algas marinhas.

Respostas
1. Falso: A contaminação por *Salmonella* é um grande problema dos brotos de alfafa, e contêm toxinas como a canavanina, que pode causar câncer.
2. Falso: A maioria das batatas é tão pouco saudável quanto pão de forma branco. A velha distinção entre carboidratos simples e complexos

é basicamente inútil. A batata-baroa e a batata-roxa são melhores que a maioria, porque têm mais nutrientes e um índice glicêmico mais baixo.

3. Falso: A menos que você goste de ter substâncias químicas letais em seu corpo, compre produtos orgânicos. O único estudo que concluiu que não existe diferença entre as opções orgânicas e as convencionais foi financiado pela indústria alimentícia e agrícola. Muitos outros associaram verduras e legumes orgânicos à diminuição de efeitos negativos de pesticidas e concluíram que eles contêm mais nutrientes e fitoquímicos que os convencionais.[1]

4. Verdadeiro: Surpreendentemente, o champignon tem pouquíssimas vitaminas e contém toxinas causadoras de câncer quando ingerido cru, como muitas pessoas o fazem em saladas.

5. Verdadeiro: Algumas pessoas têm reações adversas a plantas da família Solanaceae (batatas, tomates, pimentões, berinjelas). Os efeitos negativos incluem dor, inflamação e artrite.

6. Falso: Ao contrário da alface, a rúcula faz parte da família dos vegetais crucíferos. Ela é mais semelhante aos brócolis do que à alface, e contém vários tipos de nutrientes, como cálcio e fitoquímicos, que auxiliam na desintoxicação de elementos químicos ambientais e previnem o câncer.

7. Verdadeiro: Todos deviam se esforçar para comer algas com mais frequência. Na verdade, os alimentos mais cheios de nutrientes são os orgânicos, selvagens ou diferentes, como beldroega, folhas de dente-de-leão ou o nabo kohlrabi, por exemplo. Como não são itens de primeira necessidade, têm menos chance de terem sofrido alterações genéticas (se não estiverem cheios de amido).

Receba informações sobre comida e uma receita, toda semana, diretamente da minha cozinha. Assine de graça minha *newsletter*, em inglês, em www.foodthebook.com.

Você sabe que deve comer legumes e verduras. Já ouviu isso um milhão de vezes. Mas aqui vai uma boa pergunta: *por que* você deve comer legumes e verduras?

Afinal de contas, as plantas não oferecem todas as vitaminas e minerais de que precisamos para sermos saudáveis. E em alguns casos oferecem surpreendentemente pouco. O fígado bovino tem muito mais vitamina A do que qualquer planta, incluindo cenouras, que, apesar de conhecidas por esse nutriente específico, na verdade só contêm betacaroteno, que o corpo converte na vitamina. Talvez você pense em laranjas quando o assunto for vitamina C, mas ela também pode ser obtida nos miúdos. Os frutos do mar são as melhores fontes do ômega-3 imprescindível para nossa sobrevivência e desenvolvimento. E as únicas plantas em que podemos encontrá-lo são algas e beldroegas. Todos sabem como a vitamina D é crucial para a saúde, mas os alimentos de origem vegetal praticamente não a oferecem (com exceção de alguns cogumelos, como o porcini). O mesmo vale para as vitaminas do complexo B, especialmente a B12, encontrada em alimentos de origem animal, como a carne bovina, ovos e salmão selvagem. Os veganos devem tomar suplementos de vitamina B12, para não sofrerem sua deficiência.

As plantas contêm certa quantidade de proteína, e algumas, como a couve e o feijão-preto, até apresentam alto teor delas. Mas a proteína de origem vegetal tem uma qualidade ruim quando comparada à proteína animal. Há sete vezes mais proteína na carne moída do que no espinafre, por exemplo. E é nesse ponto que meus amigos veganos e vegetarianos encontram um problema — sem a ingestão de carne e peixe, é mais provável que sofram de deficiências nutricionais de ferro, cálcio, vitamina K, ômega-3, B12 e vitaminas lipossolúveis como A e D.[2] Já tratei muitos pacientes veganos e vegetarianos em meu consultório.

No entanto, legumes contêm carboidratos, fonte de energia. De fato, a maior parte da sua dieta deveria ser formada por carboidratos: não na forma de pão, batatas, açúcar, feijão ou grãos, mas em legumes. Eles não aumentam a glicose (tirando os que têm amido) e são essenciais à saúde. Mas é preciso observar que os carboidratos não são uma necessidade nutricional. Apesar de existirem aminoácidos (proteína) e gorduras (ômega-3 e ômega-6) essenciais, a maioria das pessoas ignora o fato de que carboidratos essenciais não existem. Não precisamos deles para nossa sobrevivência. Mesmo assim, necessitamos de legumes e verduras, que contêm muitos minerais, vitaminas e compostos poderosos chamados fitonutrientes, que combatem doenças e promovem a saúde.

A CIÊNCIA DOS LEGUMES E DAS VERDURAS

Apesar de não nos darem uma saúde perfeita por conta própria, há muitos motivos importantes para transformarmos legumes e verduras na base de nossas dietas. As plantas são nossa única fonte de fibras, que são fertilizantes para as bactérias boas que formam nossa flora intestinal. Elas ajudam a comida digerida a se mover pelo nosso sistema digestivo. Previnem câncer e problemas cardíacos.[3] E nos ajudam a perder peso. Porém, no geral, as pessoas não chegam nem perto de ingerir o suficiente delas. Nossos ancestrais caçadores-coletores comiam entre cem a 150 gramas de fibras todos os dias. Agora? Um norte-americano médio ingere a miséria de oito a 15 gramas por dia.[4]

E há mais um motivo importante para comer legumes e verduras: eles são nossa única fonte de fitonutrientes (*fito* significa plantas), um grupo de elementos químicos essenciais para termos boa saúde e que nos protegem contra câncer, inflamação, infecção, doenças cardíacas, doenças autoimunes e uma longa lista de outros distúrbios crônicos.[5] As plantas são *farmácias* vivas que distribuem substâncias naturais com poderes medicinais. Muitas drogas farmacêuticas e suplementos nutricionais se originam delas. Outra boa curiosidade sobre legumes e verduras é que, se você comer o suficiente deles, não vai ter espaço para os alimentos Frankenstein superprocessados que estão matando lentamente milhões de pessoas.

Mas aqui está o problema. A maioria das orientações que recebemos sobre quais legumes e verduras devemos comer está errada. As plantas mais populares em nossos pratos geralmente não têm muitos fitoquímicos, estão cheias de carboidratos de ação rápida e cobertas de pesticidas. Vamos descobrir algumas informações maravilhosas sobre legumes e verduras e algumas regras que vão nos ajudar a fazer escolhas melhores. Mas primeiro...

OS ACERTOS DOS ESPECIALISTAS

Aqui, todos os especialistas — tanto os das comunidades científica e médica quanto sua mãe — acertaram pelo menos em parte: o velho conselho de "comer legumes e verduras" está sempre certo. Mas ele não tem grande alcance. A ideia de montar um prato de jantar com um pedaço grande de carne criada de forma convencional e dois acompanhamentos — um legume, geralmente cozido demais, e uma batata — deve mudar radicalmente. Você não devia apenas comer legumes e verduras. Deve se esforçar para ingeri-los em todas as refeições. Plantas sem amido, como espinafre, aspargos, brócolis e couve devem ocupar entre 50% a 60% do seu prato, com uma pequena porção de alimento de origem animal agindo como uma "carne-condimento". Pense nisso como a regra de 3 por 1.

OS ERROS DOS ESPECIALISTAS

Eles nos disseram para comer legumes e verduras, mas não especificaram quais, nem por quê. Talvez esse seja um dos motivos para os legumes menos benéficos serem nossos favoritos. De acordo com a USDA, as batatas, principalmente as inglesas grandes, são o "legume" — tecnicamente, são tubérculos — mais consumido nos Estados Unidos. Infelizmente, elas também estão cheias de carboidratos de ação rápida, que vão aumentar sua glicose e insulina em um instante. E a maioria das batatas é consumida frita, depois de ser cozida em óleo tóxico. Fisiologicamente falando, se você comesse açúcar puro, daria na mesma. A combinação de amido e óleos vegetais refinados quentes é tóxica. Em segundo lugar no ranking das plantas ingeridas na dieta ocidental está o tomate, que, como foi mencionado, pode ser inflamatório para algumas pessoas. A maioria deles não tem gosto algum, é vendida antes de amadurecer e projetada para caber empilhada em uma caixa. E o restante geralmente é encontrado no ketchup ou em molhos de tomate cheios de açúcar. Logo depois do tomate vem o milho, que não só é um carboidrato com amido, como também um alergênico comum. As cebolas vêm em quarto lugar, mas elas fazem bem. Finalmente, terminando a lista nada gloriosa das cinco plantas mais consumidas nos Estados Unidos, vem a excessivamente popular alface americana, que é pouco mais que água com um toque de fibra e vitamina A. Ela tem um dos valores nutricionais mais baixos de qualquer verdura conhecida.

Enquanto isso, os gigantes nutricionais como couve-de-folhas, couve-de-bruxelas, rabanete, alcachofra e couve-galega estão todos juntos no final da lista de legumes e verduras da USDA, todos membros do grupo "menos popular". Você precisa inverter a ordem dessa lista. Coma todas as plantas estranhas, diferentes e malquistas em vez de escolher as chatas e comuns. Nelas encontramos os maiores níveis de fitoquímicos medicinais com maior impacto nutricional.

Procure legumes e verduras selvagens ou de plantações familiares. Há espécies antigas que foram cultivadas e mantidas por gerações. Elas têm polinização aberta pelo vento e por insetos, o que significa que não foram alteradas por intervenção humana ou genética. A triste realidade é que por mais de mil anos tornamos nossas plantas mais doces, menos coloridas e menos nutritivas de propósito. Os fitonutrientes mais potentes são aqueles que dão um gosto amargo e pungente e cores fortes aos legumes e às verduras. Pegamos nossas plantas selvagens — legumes, verduras *e* frutas — e removemos suas melhores qualidades.

Uma maçã selvagem, por exemplo, tem mil vezes mais antocianinas anti-inflamatórias e anticancerígenas do que a variedade "Golden Delicious" encontrada em mercados. Cenouras roxas contêm vinte vezes mais fitonutrientes do que suas primas alaranjadas, mais comuns. Mirtilos selvagens têm dezenas de fitonutrientes a mais que os domesticados. E o milho roxo crioulo, que você nunca deve ter visto ou provado, tem sessenta vezes mais antocianinas que o milho amarelo que encontramos por aí.[6]

O QUE AINDA NÃO SABEMOS

Estamos começando a compreender o papel medicinal da comida e como exatamente os elementos químicos nas plantas interagem com nossas próprias células e as do nosso microbioma. Sempre nos disseram que nossos genes são nosso destino. Mas isso não é tão verdadeiro assim. Estudos mostram que os genes podem ser acionados ou desligados pelos alimentos que comemos. Isso é conhecido como a ciência da nutrigenômica. Existem evidências de que o RNA vegetal pode regular o RNA,[7] o que por si só é uma ideia extraordinária. Significa que, talvez, em algum momento no futuro, você saberá exatamente quais plantas precisa comer para impulsionar sua saúde e se proteger contra doenças.

SETE COISAS QUE VOCÊ PRECISA SABER SOBRE LEGUMES E VERDURAS

1. Seu prato deve ser um arco-íris

Legumes, verduras e frutas usam suas cores para sinalizar quais substâncias benéficas são encontradas dentro deles. Vermelho significa uma coisa; amarelo, outra; roxo, uma terceira. As cores atraem insetos e animais que irão espalhar as sementes das plantas; são os mesmos elementos químicos — fitonutrientes — que fazem as flores serem coloridas. É a linguagem do reino vegetal, e deveríamos aprender como ele funciona, porque cada cor representa um grupo diferente de compostos medicinais.

Você sabia que nossos ancestrais caçadores-coletores comiam mais de oitocentas variedades de plantas? Era assim que ingeriam tantas fibras por dia. Como buscavam comida em muitos lugares diferentes, era comum que comessem uma variedade de plantas selvagens de todas as cores possíveis. Em outras palavras, o prato deles era um arco-íris, e o seu também deveria ser. Pense nisso na próxima vez em que alguém lhe passar uma porção pálida e branca de purê de batata ou uma salada de alface americana.

Nossos ancestrais não tinham remédios nem comprimidos. Seus tratamentos médicos eram por meio das plantas. No geral, quando se trata de verduras e legumes, quanto mais cores você comer, mais compostos anti-inflamatórios, desintoxicantes e medicinais absorverá dos fitonutrientes. Algumas dessas cores até podem ser combinadas, trabalhando em conjunto para ter um efeito mais poderoso. Apesar de não serem "essenciais" como as vitaminas e os minerais, você vai envelhecer e morrer mais rápido sem eles.

Alguns desses nutrientes vegetais medicinais são conhecidos, como o resveratrol no vinho tinto ou em uvas. Outros são mais obscuros, como os compostos anti-inflamatórios e desintoxicantes ou a vasta variedade de antioxidantes que nos protegem dos danos dos radicais livres (ou ferrugem), que fazem parte de todas as doenças crônicas — coisas como os compostos desintoxicantes e anticâncer nos brócolis, chamados glucosinolatos, ou o licopeno dos tomates, que combate o câncer, ou a curcumina anti-inflamatória na cúrcuma, o tempero indiano usado no curry.

Então, o que todos esses nutrientes coloridos significam? Veja a seguir como interpretar o arco-íris:

Vermelho	Indica o licopeno carotenoide em tomates, pimentões e cenouras.[8] O licopeno protege contra doenças cardiovasculares e danos genéticos que podem causar câncer.
Roxo-azulado	É resultado das antocianinas em berinjelas, beterrabas, repolhos roxos e batatas-roxas. As antocianinas previnem coágulos no sangue, retardam o envelhecimento das células e podem reduzir o desenvolvimento de Alzheimer.
Verde	É encontrado nas hortaliças brássicas — brócolis, couve-de-bruxelas, repolho-chinês, repolho, couve-flor, couve-de-folhas, couve-galega, rúcula, entre outras — e indica fitoquímicos, sulforafanos, isocianatos e variedades de indol, que inibem carcinogênicos e aumentam a desintoxicação.
Branco-esverdeado	Aparece em alhos, cebolas, alho-poró, outros legumes e plantas bulbosas, e é causado pelas alicinas, que têm poderosas propriedades anticâncer, antitumores, imunológicas e antimicrobiais. Esses legumes também contêm flavonoides antioxidantes como quercetina e kaempferol.
Laranja	Representa o alfacaroteno e o betacaroteno em cenouras, abóboras, morangas e batatas-doces. O alfacaroteno protege contra o câncer e beneficia a pele e a visão.
Amarelo-esverdeado	Sinaliza os carotenoides luteína e zeaxantina, que fazem bem para nossos olhos e protegem nossos corações contra aterosclerose. Os vegetais neste grupo nem sempre parecem amarelos — eles incluem espinafre, couve-galega, folhas de mostarda e de nabo, milho amarelo, ervilha e até abacate.

2. Quando você deveria comer produtos orgânicos

Na maior parte da história da humanidade toda a agricultura era livre de pesticidas. Mas isso mudou muito depois da Segunda Guerra Mundial, quando as empresas que produziam armas químicas para a guerra começaram a vender suas toxinas (antigas armas biológicas como agentes nervosos) para fazendas, com o objetivo de matar gorgulhos, larvas, besouros e outras pragas agrícolas. Na década de 1950, os fazendeiros norte-americanos já tinham o hábito de jogar grandes quantidades de DDT, um disruptor endócrino e carcinogênico, em suas plantações. Nos anos 1970, os efeitos colaterais nocivos do produto em seres humanos, na fauna e na flora se tornaram amplamente conhecidos graças ao livro *Primavera silenciosa*, de Rachel Carson. Em 1972, a indignação pública levou à proibição do DDT nos Estados Unidos, porém, nessa época, a ciência já havia desenvolvido uma série de outros produtos químicos para a agricultura. Hoje, mais de 2 milhões de quilos de pesticidas são usados em fazendas todos os anos — um quarto disso só nos Estados Unidos.[9]

Os pesticidas se tornaram a base do aumento da produção e da obtenção de lucros na agricultura. Mas há muitas evidências de que eles são neurotóxicos e carcinogênicos para quem os ingerem. Uma grande metanálise publicada no jornal *Neurotoxicology* concluiu que a exposição crônica a alguns pesticidas comuns aumentava muito as chances de alguém ter mal de Parkinson.[10] Por causa disso, o trabalho na agricultura é um dos mais perigosos. Estudos que acompanharam adultos e crianças também associaram a exposição a pesticidas a cânceres nos rins, nos pâncreas, na próstata, nos seios e no estômago,[11] assim como problemas respiratórios e depressão.[12] O vento e o escoamento levam esses produtos químicos nocivos das fazendas para rios e arredores, afetando até quem não os consomem na alimentação. E eles permanecem no meio ambiente — e em nossos corpos — por décadas. Em um relatório de 2005, o Environmental Working Group descobriu DDT nos cordões umbilicais de bebês que ainda nem tinham começado a respirar. Esses produtos químicos tóxicos ficam por aí por dezenas e até centenas de anos, mesmo após seu uso ter sido proibido ou interrompido.

Porém, você pode diminuir bastante sua exposição aos pesticidas se comer produtos orgânicos. Um estudo de 2015 financiado pelo EPA descobriu que os consumidores que optavam por eles com certa frequência, ou sempre, tinham bem menos inseticida na urina, apesar de seu consumo de verduras e legumes ser 70% maior do que o das pessoas que só compravam alimentos produzidos de forma convencional.[13]

Como você já deve ter percebido, os produtos orgânicos costumam ser mais caros, o que pode ser um obstáculo para muita gente. Vale a pena? Em alguns casos, *sem dúvida*. O Environmental Working Group listou as frutas, as verduras e os legumes mais contaminados por resíduos de pesticida. Essa lista, conhecida como "Dirty Dozen" [Doze Condenados], indica quais os produtos orgânicos que devemos comprar. O grupo também mantém uma lista dos alimentos com menos resíduos de pesticida, conhecida como "Clean Fifteen" [Quinze Inocentados]. Você pode acessar a lista em inglês e os relatórios completos em EWG.org. A pesquisa acabou descobrindo fatos muito interessantes:

- Uma batata comum tem mais pesticidas por peso do que qualquer outro alimento vegetal.
- Uma única amostra de pimentão continha 15 pesticidas diferentes.
- A couve-de-folhas, a couve-galega, outras folhas verdes e pimentas não estão na lista dos condenados, mas são "preocupantes", porque os testes de resíduos feitos pela USDA descobriram pesticidas especialmente tóxicos nelas, "incluindo inseticidas organofosforados e carbamatos. Produtos que deixaram de ser encontrados amplamente em outros alimentos devido a restrições legais ou decisões voluntárias". Meu conselho: compre a versão orgânica.

Metade dos itens na lista dos 12 condenados da EWG — aqueles que contêm mais resíduos de pesticidas — é ocupada por legumes e verduras. (O restante são frutas, que discutiremos em outro capítulo.) Aqui vão os alimentos que devem ser comprados orgânicos sempre que possível:[14]

- Aipo
- Espinafre
- Tomate
- Pimentão
- Tomate-cereja
- Pepino
- Couve-de-folhas

- Couve-galega
- Outras folhas
- Pimenta

Alguns legumes e verduras podem ser comprados em sua versão não orgânica quando suas opções forem limitadas, são eles:

- Repolho
- Ervilhas congeladas
- Cebola
- Aspargo
- Berinjela
- Couve-flor

3. A forma como você prepara legumes e verduras faz uma grande diferença

Aqui vai um fato pouco conhecido: se você esmagar alho, picar brócolis e deixar os dois descansando antes de cozinhá-los, aumentará bastante seu poder de combate ao câncer e problemas cardíacos. Amassar ou picar alho e deixá-lo de lado por alguns minutos libera enzimas antiagregantes que ajudam a prevenir o entupimento de artérias coronárias. Mas dentes de alho inteiros, depois de cozidos, não oferecem qualquer benefício ao coração. Nem o alho aquecido no micro-ondas.[15] Fenômeno semelhante acontece com os brócolis. Estudos mostram que picá-lo e depois deixá-lo descansando por quarenta minutos, antes de cozinhá-lo, libera o composto anticâncer sulforafano, que, caso contrário, seria destruído durante o cozimento.[16] O uso de brócolis crus pré-cozidos e congelados também faz bem. É claro que a melhor forma de manter os nutrientes intactos é comer os brócolis e o alho crus, mas ninguém acharia isso uma boa ideia. É melhor comer uma porção grande, cozida de forma deliciosa, do que pouco ou nada em sua versão crua.

Isso mostra a importância de preparar legumes e verduras da maneira apropriada antes de comê-los. Ferver legumes quase sempre é uma péssima ideia. A maioria dos nutrientes passa para a água que você joga ralo abaixo.

Vamos ver mais algumas regras:

1. Sempre lave bem verduras e legumes não orgânicos para retirar o máximo possível de pesticida. A fricção ajuda a remover os contaminantes da superfície do alimento, então, não passe só água. Esfregue-os. Você pode usar uma escovinha. Há quem sugira o uso de uma solução diluída de 3% de peróxido de hidrogênio. Você pode ser menos meticuloso com os orgânicos.
2. Legumes congelados são quase tão nutritivos quanto os frescos, e em alguns casos, até mais. Isso é ainda mais verdadeiro se eles foram congelados logo depois de colhidos, o que preserva as vitaminas, os minerais e os fitonutrientes, evitando que desapareçam com o tempo.[17] E também são mais baratos.
3. A melhor forma de cozinhar a maioria dos legumes é deixá-los no vapor por até quatro minutos. Eles devem continuar crocantes e com cores fortes.
4. Depois do cozimento, alguns legumes precisam esfriar antes de serem comidos. No capítulo sobre grãos vou explicar que o arroz, depois de cozido, deve passar a noite na geladeira para diminuir a velocidade com que seu corpo absorve o amido. O mesmo vale para as batatas. Se você quer comê-las, cozinhe-as e espere que esfriem. Pode esquentá-las um pouco antes de atacá-las. Esse processo de cozinhar e resfriar cria um amido resistente, que faz bem às bactérias no seu estômago, ajuda o metabolismo e diminui o índice glicêmico da comida.
5. Se você preferir grelhar ou assar seus legumes, também não tem problema, contanto que não os cozinhe demais.
6. Não frite legumes. Você vai destruir todos os compostos benéficos e criar substâncias nocivas, como a acrilamida, durante o processo de fritura. Os melhores legumes não são abobrinha e couve-flor empanadas.
7. Preparar os legumes no micro-ondas, assim como cozinhá-los na água, deve ser evitado. Muitos nutrientes são perdidos desse modo. E o micro-ondas cria produtos finais de glicação avançada — moléculas que causam inflamação e estresse oxidativo no corpo. Um problema.

8. As vitaminas A, D, E e K são lipossolúveis, o que significa que é preciso ingeri-las com gordura para serem absorvidas pelo corpo. Boas fontes de gorduras de origem vegetal desse tipo, como azeite de oliva, óleo de coco, abacates, nozes e sementes (ou gorduras saudáveis de origem animal como carne produzida em pasto e frutos do mar selvagens) devem fazer parte de todas as refeições. Nunca use molhos com baixo teor ou sem gordura nas saladas; tempere as suas com azeite e vinagre.
9. O licopeno existente nos tomates, substância que combate o câncer, é liberado quando aquecido, então encontre maneiras de se deliciar com molho de tomate sem precisar se encher de macarrão.

4. Batatas-inglesas são iguais a pão de forma branco

Tecnicamente, *todos* os legumes são carboidratos, e é em parte por isso que a ciência da nutrição pode ser tão confusa. Então, como saber o que devemos comer em grandes quantidades e o que precisamos consumir com moderação? Ao escolher verduras e legumes, é preciso seguir um princípio simples: não escolha aqueles que causam um pico rápido de glicose. A maioria deles — os saudáveis, como folhas verdes, brócolis, pimentões e muitas outras variedades — não vai fazer praticamente diferença alguma em sua glicose. Chamamos esses alimentos de carboidratos lentos. Outros — os cheios de amido, como batata, milho, beterraba, abóbora, abóbora-moranga, nabo —, *afetam* logo a glicose. Eles são conhecidos como carboidratos rápidos. Todos os alimentos são classificados de acordo com seu efeito na glicose quando medimos seu índice glicêmico e carga glicêmica. Vamos discutir isso de forma mais detalhada neste capítulo, na sessão "Alerta nerd".[18]

5. Alguns legumes podem engordar e causar doenças

Você se lembra do famoso conselho de Michael Pollan? "Coma comida. Não muito. Exagere nas plantas." Bem, nós devemos comer plantas — mas não *todas*. Alguns legumes são problemáticos, porque atuam como alergênicos que causam inflamação crônica. Ao pensar em alergias alimentares, é bem provável que venha à sua mente alguém com alergia a amendoim, tendo uma reação extrema, quase fatal. Mas algumas provocam uma reação retardada, discreta, que talvez você nem perceba. Estão mais para sensibilidade do que para alergias propriamente ditas. Porém, com o tempo e a constante exposição a alimentos nocivos e outras atitudes problemáticas que danificam seu estômago, você pode acabar em um estado cronicamente inflamado que causa ganho de peso, síndrome do intestino irritável, dores de cabeça, retenção de líquido, depressão, dor nas juntas e sinusite — ou pior. Milhões de pessoas têm essas reações e não fazem ideia. Mas no meu consultório vejo, em primeira mão, o alcance dessa epidemia silenciosa de alergias ou sensibilidades alimentícias crônicas.

Um exame de sangue pode ajudar a determinar se você está produzindo anticorpos para determinados alimentos, e uma dieta eliminatória permitirá que determine quais são os problemáticos. Talvez já tenha ouvido falar dos alergênicos alimentares mais comuns, como glúten, laticínios, nozes e soja. Porém, a maioria das pessoas ignora as plantas da família Solanaceae — tomates, pimentões, batatas e berinjelas. Todo mundo é diferente, mas para algumas pessoas esses alimentos específicos são difíceis de digerir e metabolizar, provocando inchaço e outras manifestações de inflamação crônica. A inflamação descontrolada é um fogo que arde lentamente, que pode causar resistência à insulina, abrindo a porta para muitas doenças crônicas. Se você desconfiar que é alérgico a esses alimentos, a melhor coisa a fazer é tirá-los de sua dieta por uma semana e observar se ocorre alguma melhora. É tão comum que pessoas com artrite ou doenças autoimunes tenham esse tipo de alergia que deveriam simplesmente evitá-los.[19] Meu livro *The Blood Sugar Solution 10-Day Detox Diet* (ignorando as plantas da família Solanaceae) é um bom guia inicial para começar uma dieta eliminatória.

6. Uma das melhores plantas do mundo não é cultivada em fazendas

Quando você pensa em verduras, é bem provável que ignore a alga marinha. Mas isso é um erro. Como os japoneses bem sabem, ela é um dos alimentos mais cheios de nutrientes que podemos comer, contendo minerais difíceis de encontrar nas dietas ocidentais, como manganês e o iodo, benéfico para a tireoide.[20] As algas marinhas são ricas em vitamina C e ferro. Combatem o câncer e inflamações e fortalecem o sistema imunológico. E contêm importantes nutrientes e antioxidantes que não são encontrados nas verduras plantadas em terra. Então, se as algas só aparecem no seu prato em restaurantes de comida japonesa, você está perdendo muito. Nos Estados Unidos, os tipos mais consumidos são a wakame, a kombu e a nori. Recomendo seu uso em saladas, ensopados e sopas. Uma das minhas receitas favoritas é meu Supercaldo, que faço com rabanetes, folhas verdes, coentro, cenouras, aipo, gengibre fresco e algas marinhas picadas. A receita pode ser encontrada, em inglês, no meu site www.foodthebook.com. E você também pode comer algas como um lanchinho. Muitas lojas de produtos naturais vendem sacos de algas assadas e levemente salgadas ou saborizadas. É melhor que batata frita! Mas fique longe da hijiki — ela contém um teor de arsênico muito alto.

7. A fermentação faz mágica na comida

Os seres humanos fermentam comida desde o período Neolítico. Análises de panelas e jarras antigas descobertas na China mostram que elas eram usadas para armazenar misturas de alimentos fermentados por motivos sociais, religiosos e medicinais.[21] A prática de fermentar legumes e verduras foi comum na história de muitas nações. Porém, hoje em dia, na cultura da pressa em que vivemos, a maioria das pessoas só come uns poucos alimentos fermentados, como picles, molho de soja, iogurte e creme azedo — e, é claro, cerveja.

É uma pena. Muitos dos tradicionais legumes e verduras fermentados oferecem diversos benefícios para a saúde. Pesquisadores da Universidade Estadual de Michigan notaram que a taxa de câncer de mama entre mulheres polonesas se tornava três vezes maior quando elas se mudavam para os Estados Unidos. Apesar de eles não terem certeza do motivo por trás disso, suspeitam que um dos fatores seja a mudança em suas dietas. Na Polônia, as mulheres polonesas comem repolho fermentado — mais conhecido para nós como chucrute — todos os dias, chegando a consumir até 14 quilos por ano.[22] Porém, quando se mudam para os Estados Unidos, onde o repolho fermentado não passa de um condimento, seu consumo cai vertiginosamente. É claro, a pesquisa com essas mulheres tem caráter observatório, que significa que só apresenta correlações, não causa e efeito. Mas o repolho, assim como os brócolis e outros vegetais crucíferos, contém a enzima mirosinase e compostos conhecidos como glucosinolatos, que são desintoxicantes e ajudam na prevenção do câncer. Há algumas evidências de que a fermentação torna esses compostos bioativos.[23]

Independentemente do seu potencial anticâncer, existem outros motivos para amar legumes e verduras fermentados. Alimentos como kimchi, kombucha, tempeh, missô e chucrute são fontes de bactérias boas na dieta, que nos ajudam a manter um corpo saudável. Se você sofre de síndrome do intestino irritável, essas comidas, ricas em probióticos, podem ser uma boa forma de se repopular com bactérias benéficas. Suplementos de probióticos são outra opção. Mas comer alimentos fermentados é melhor.[24] Se você tiver espírito aventureiro, pode fermentar praticamente tudo que quiser, seja legume, verdura ou fruta, em casa, sem muitas dificuldades. Tudo de que precisa é um pote, água, sal, alguns temperos e ervas e um pouco de tempo. Algumas pessoas usam uma cultura-mãe para acelerar o processo, e não há problema algum com isso. Mas nunca adicione vinagre — como as empresas alimentícias costumam fazer com chucrute e outros pratos —, pois ele mata as bactérias vivas, acabando com o propósito da fermentação. Quando comprar alimentos fermentados, certifique-se de que tenham sido preparados de forma natural, sem o uso de vinagre.

ALERTA NERD: UM POUCO MAIS DA CIÊNCIA DOS LEGUMES E DAS VERDURAS

O índice glicêmico é uma ferramenta útil da ciência nutricional para medir quanto um alimento específico poderá elevar a glicemia de alguém. Mas a quantidade de comida que ingerimos também faz diferença. Por exemplo, as cenouras levam a fama de terem bastante amido, e seu índice glicêmico é 68, bem alto — maior que o de alguns sorvetes. Porém, sua carga glicêmica (que trata da quantidade real de comida que você normalmente comeria) para uma porção de oitenta gramas é de apenas 3. Então, a menos que você pretenda comer um quilo de cenouras de uma vez, não precisa temê-las. Como já foi comentado, a maioria dos legumes e verduras não tem uma carga glicêmica relevante, o que significa que é praticamente impossível comer uma quantidade que eleve muito sua glicose.[25] Fique à vontade para comer o quanto quiser de:

- Folhas verdes
- Espinafre
- Brócolis
- Couve-de-folhas
- Aspargos
- Repolho
- Repolho-chinês
- Tomates
- Pimentões
- Berinjela
- Aipo
- Pepinos
- Cogumelos
- Ervas
- Algas marinhas

Por outro lado, alguns legumes *têm* uma carga glicêmica alta. Eles tendem a ter mais amido, como já era de esperar. Porém, até nesse caso os valores variam bastante:

- Abóbora: 3
- Milho amarelo: 11
- Batata-doce: 11
- Pastinaca: 12
- Batata russet assada: 26
- Batata cozida no micro-ondas: 27

Nosso objetivo deveria ser comer apenas alimentos com carga glicêmica de 1 ou menos.

ALIMENTOS ORGÂNICOS E LOCAIS SÃO MELHORES PARA O MEIO AMBIENTE

Nós já estabelecemos por que verduras e legumes orgânicos são melhores para nossa saúde, então, não deve ser nenhuma surpresa o fato de também serem melhores para o meio ambiente. O cultivo orgânico de alimentos ajuda a eliminar a toxicidade da água, do ar e do solo, além de promover a biodiversidade. Quanto maior for a distância que o alimento precisa percorrer, maior é o fardo ambiental. A melhor forma de obter produtos frescos e locais é cultivá-los por conta própria. Se essa não for uma opção, é possível participar de hortas comunitárias. Fora isso, também é possível fazer compras em feiras de rua. Os dois sites a seguir podem ajudar a encontrá-las nos Estados Unidos:

- Local Harvest: http://www.localharvest.org/csa, para buscar hortas comunitárias
- USDA: https://www.ams.usda.gov/local-food-directories/farmers markets, para buscar feiras de rua

Não desperdice

O Natural Resources Defense Council estima que 40% de toda a comida nos Estados Unidos são jogados fora. Isso inclui milhões de quilos de frutas, verduras e legumes frescos que os fazendeiros descartam por excesso de produção ou pelo fato de os supermercados não conseguirem vendê-los devido a pequenas imperfeições cosméticas. A USDA estima que os mercados perdem 15 bilhões de dólares por ano em frutas, verduras e legumes que deixam de ser vendidos e que, em muitos casos, são completamente comestíveis. Para combater o desperdício, algumas organizações começaram a coletar esses alimentos indesejados e a vendê-los a custos reduzidos. Uma nova empresa chamada WTRMLN WTR se aproveita de 300 milhões de quilos de melancias feias, disformes e queimadas pelo sol e as transforma em uma bebida deliciosa, saudável e com baixa concentração de açúcar.

Você devia usar esses serviços para conseguir alimentos baratos e orgânicos ao mesmo tempo que combate o desperdício de comida. Nos Estados Unidos, estas são algumas opções:

- A Imperfect Produce é uma empresa baseada na Califórnia que trabalha com fazendeiros locais para recuperar alimentos "feios" próprios para o consumo e que os supermercados não querem comprar. Eles são revendidos para os clientes por um valor bem menor que o do mercado. Por um mínimo de 12 dólares por semana, a empresa faz entregas a domicílio de caixas de frutas, verduras e legumes: http://www.imperfectproduce.com/#ugly-produce-delivered [em inglês].
- A Hungry Harvest é um programa de horta coletiva que recupera excessos de produção e os vende com preços reduzidos para os clientes. Sempre que alguém compra uma de suas caixas de frutas, verduras e legumes, a empresa doa uma segunda caixa para um lar carente: http://www.hungryharvest.net/#how-it-works [em inglês].

Em resumo

O principal princípio que você deveria seguir é este: coma legumes e verduras orgânicos e cultivados em fazendas locais sempre que possível. Busque alimentos que não tenham sido desnaturados, degradados e domados pelo complexo da comida industrial, nem sofrido alterações genéticas. Muitos legumes e verduras são desenvolvidos para se obter uma produção maior, dar mais lucro, se tornarem mais doces (isso também vale para frutas) e rígidos para o transporte. Boa parte dos alimentos consumidos nos Estados Unidos atualmente sofreu alterações genéticas, tem deficiência de nutrientes e pouca biodiversidade. Um estudo publicado no *Molecular Metabolism* concluiu que entre as 250 a 300 mil espécies de plantas comestíveis conhecidas os humanos só consomem entre 150 a duzentas. Cerca de três quartos da comida do mundo são gerados a partir de apenas 12 plantas e cinco espécies animais, um fato que é tanto triste quanto chocante.[26]

Nossos ancestrais consumiam uma grande variedade de verduras, legumes e plantas, e você também devia fazer isso. No mínimo, devemos comer entre sete a nove porções por dia, ou o equivalente a quatro xícaras, focando nos alimentos com carboidratos lentos e baixa carga glicêmica, que contêm mais nutrientes.

Você também devia se esforçar para comer o máximo de plantas esquisitas possível. Se encontrar uma verdura marinha estranha, vinda do Japão, que você nunca soube que existia, ou um legume fermentado que jamais experimentou antes, prove. Procure variedades de legumes e verduras — em outras palavras, se aventure. Assim, será mais difícil ingerir alimentos geneticamente modificados ou cheios de pesticidas. Variedades estranhas tendem a ser cultivadas em fazendas menores, que se dedicam a princípios sérios da agricultura.

Enquanto isso, os legumes e as verduras mais consumidos no Ocidente são os menos benéficos. Eles tendem a ter poucos nutrientes e muito amido, ou as duas coisas. Como existe um limite de quantas plantas você vai ingerir por dia, pode ignorar as variedades mais sem graça.

LEGUMES E VERDURAS: AFINAL DE CONTAS, O QUE DEVEMOS COMER?

- Brócolis, couve-de-folhas, repolho, couve-de-bruxelas e outros membros da família crucífera
- Folhas verde-escuras, como rúcula (que também é um vegetal crucífero), espinafre, acelga e couve-galega (outro crucífero)
- Alimentos bulbosos como alho, chalotas e cebolas
- Alimentos com alto teor de fibras, como aipo e aspargos
- Cogumelos tipo shitake, shimeji e Paris
- Rabanetes, folhas de nabo e de beterraba
- Pepino, endívia e agrião
- Abobrinha e quiabo
- Batatas-doces e abóboras-morangas (elas têm bastante amido, mas são cheias de nutrientes, então coma uma xícara algumas vezes por semana, mas sem excessos)

- Folhas de dente-de-leão
- Folhas de mostarda
- Brotos de brócolis (eles são bem mais nutritivos que os próprios brócolis)
- Abóboras ou kabocha
- Verduras do mar como algas marinhas
- Batata-baroa
- Berinjela
- Cenouras vermelhas, amarelas ou roxas
- Azedinha
- Alcachofra-de-jerusalém (também conhecida como alcachofra-girassol)
- Couve-rábano

LEGUMES E VERDURAS: AFINAL DE CONTAS, O QUE NÃO DEVEMOS COMER?

- Alface americana
- Batatas-inglesas
- Champignons
- Brotos de alfafa
- A maioria dos tomates, dos pimentões, das berinjelas e outras plantas da família Solanaceae vendidas no supermercado (se você tiver artrite ou inflamação)
- Verduras e legumes com alta carga glicêmica, como os listados neste capítulo, na seção "Alerta nerd"

Ketchup e molho de tomate, a menos que você os prepare ou compre o tipo sem açúcar (sim, o Congresso norte-americano, certa vez, declarou que extrato de tomate contava como vegetal, e, sendo assim, por causa da pressão da maior fabricante de pizzas para merendas escolares, a Schwan Food Company, a pizza foi considerada um alimento saudável para ser servido aos alunos).

FRUTAS

TESTE DE INTELIGÊNCIA NUTRICIONAL

Verdadeiro ou falso?

1. Bananas são a melhor fonte natural de potássio.
2. Frutas vermelhas congeladas são mais saudáveis que as frescas.
3. Você devia comer pelo menos cinco porções de fruta por dia.
4. Sucos são uma ótima forma de acrescentar frutas à sua dieta.
5. A romã é uma das melhores frutas para nosso consumo.
6. Comprar frutas orgânicas é jogar dinheiro fora.
7. A maçã é a fruta mais nutritiva. Uma por dia é o suficiente para se manter saudável.

Respostas

1. Falso: Há mais potássio em abacates e outros alimentos de origem vegetal sem açúcar.
2. Verdadeiro: Por incrível que pareça, frutas vermelhas congeladas têm um teor de nutrientes mais elevado, porque são colhidas quando amadurecem e congeladas na mesma hora. É comum que as frutas frescas sejam colhidas antes do tempo certo, transportadas por longas distâncias e armazenadas.

3. Falso: Isso é um exagero. Apesar de as frutas terem fibras, vitaminas e fitonutrientes, elas podem aumentar a glicose. Uvas, abacaxis e a maioria dos melões são as piores opções.
4. Falso: Os sucos têm todo o açúcar, ou frutose, da fruta, que nosso corpo absorve rapidamente, mas nenhuma fibra. A frutose pode causar resistência à insulina e ganho de peso. Ela também estimula a lipogênese, o processo que cria gordura, tipos perigosos de colesterol e triglicerídeos no seu fígado, o que pode causar esteatose hepática, obesidade, diabetes tipo 2, problemas cardíacos, câncer e demência.
5. Verdadeiro: Ela é uma superfruta devido a todos os antioxidantes que contêm.
6. Falso: Coma maçãs, frutas vermelhas e outros alimentos orgânicos para minimizar sua exposição a pesticidas tóxicos. Procure a lista dos alimentos condenados pelo Environmental Working Group para obter mais informações.
7. Falso: Não há problema algum em comer maçãs, mas existem outras frutas muito mais ricas em nutrientes e fitonutrientes, como blackberries, mirtilos e framboesas.

Receba informações sobre comida e uma receita, toda semana, diretamente da minha cozinha. Assine de graça minha *newsletter*, em inglês, em www.foodthebook.com.

É bem provável que você tenha passado a vida toda ouvindo que devemos comer frutas, verduras e legumes. Mas esse conselho passa a falsa impressão de que esses alimentos devem ocupar espaços iguais na sua dieta. É fácil entender por que a maioria das pessoas chegaria a essa conclusão — as frutas são, de longe, as opções mais doces dos três, além de serem mais convenientes. Porém, a doçura também é sua maior desvantagem: algumas variedades são doces o suficiente para ser um desastre para pessoas com problemas de peso ou glicose. Mais ou menos 70% dos norte-americanos estão acima do peso ou obesos,[1] e 115 milhões são diabéticos ou pré-diabéticos,[2] então precisam muito maneirar na ingestão de frutas. Já vi muita gente abandonar os biscoitos e as balas e começar a se encher de abacaxi e uvas, substituindo um vício em açúcar por outro. Alguns estudos mostram que os consumidores de frutas têm uma incidência menor de diabetes tipo 2, mas talvez isso ocorra porque eles geralmente fazem escolhas mais saudáveis e não estão devorando bolos. Meus pacientes com diabetes tipo 1 e 2 contam que as frutas fazem sua glicose aumentar.

A CIÊNCIA DAS FRUTAS

Na era pré-agrícola e pré-bolos da existência humana, as frutas silvestres satisfaziam nossa vontade de comer doce. Porém, naquela época, elas eram bem diferentes das que encontramos hoje no supermercado ou até nas barraquinhas da feira. A capacidade da horticultura moderna de satisfazer a forte preferência dos consumidores por doces basicamente acabou com o projeto original da natureza para as frutas. Nos Estados Unidos, existem cerca de 15 mil variedades de maçã. É difícil encontrar mais de uma dúzia delas na maioria dos mercados, a menos que você vá a lojas especializadas ou a feiras no fim do verão. A variedade mais popular entre os norte-americanos é a Golden Delicious — a mais doce e também uma das menos nutritivas. Frutas silvestres, especialmente as vermelhas, ainda existem, e ainda contêm propriedades antioxidantes, anticâncer, antimicrobianas e anti-inflamatórias, que as tornam remédios naturais muito potentes.[3] Atualmente, é comum usarmos o termo superalimento para nos referirmos a elas. Por exemplo, os lendários baobás de Madagascar e de outras partes da África, às vezes também chamados de "árvore da vida", produzem frutos com muito mais vitaminas, minerais e outros fitoquímicos que quase qualquer outro alimento de origem vegetal.[4] E apesar de essas frutas não serem vendidas no supermercado mais próximo, é possível encontrá-las na versão em pó pela internet e em lojas de produtos naturais. As mais oxidantes que encontramos são as frutas vermelhas, especialmente goji berries secas do Himalaia, mirtilos silvestres congelados, bagas de sabugueiro, cranberries e amoras.

OS ACERTOS DOS ESPECIALISTAS

A adoração às frutas, assim como aos legumes e às verduras, pelo mundo da nutrição é universal e justificável. Faz tempo que as pessoas são orientadas a comer várias porções delas por dia, porque são pequenas fontes doces de fibras, antioxidantes e vitaminas. Apesar de a maioria dos dados que temos sobre as frutas e seus benefícios para a saúde ser resultado de pesquisas observacionais, praticamente todos os melhores estudos chegaram à conclusão de que comer frutas previne câncer, diabetes e problemas cardíacos, além de diminuir a taxa geral de mortalidade.[5]

OS ERROS DOS CIENTISTAS

As recomendações de dieta do governo norte-americano, que afirmam que devemos comer entre cinco a nove porções de frutas, verduras e legumes por dia, são vagas e confusas demais. É melhor comer dez porções de alimentos de origem vegetal por dia: sete ou oito de verduras e legumes e entre duas a três, no máximo, de frutas. Infelizmente, a maioria dos norte-americanos foge das frutas, e quando as come, escolhe as opções menos nutritivas. De acordo com estudos, a "fruta" mais ingerida é suco de laranja, que é praticamente açúcar puro, não apresenta os nutrientes fundamentais encontrados em frutas inteiras[6] e já foi associado a ganho de peso e diabetes.[7] A próxima na lista são as bananas, que têm muito açúcar e deveriam ser consumidas como uma guloseima ocasional. A outra "fruta" entre as dez mais consumidas nos Estados Unidos? Suco de maçã. Infelizmente, os norte-americanos não parecem entender muito bem o conceito de ingestão de frutas saudáveis.

SEIS COISAS QUE VOCÊ PRECISA SABER SOBRE AS FRUTAS

1. Não faz mal ingerir frutose com fibras

A frutose, ou o açúcar das frutas, tem efeitos evidentes no corpo humano quando é digerida. Ela é, praticamente, toda processada pelo fígado, onde é metabolizada e transformada em gordura. Estudos clínicos mostram que o consumo de frutose aumenta os níveis de triglicerídeos, um tipo de gordura no sangue que provoca doenças cardiovasculares e ajuda a causar a síndrome metabólica (pré-diabetes).[8] A frutose é natural nas frutas, mas também é usada como um adoçante industrial encontrado em inúmeros alimentos processados. Quando você descobrir que um produto tem xarope de milho de alta frutose (ou até a palavra "frutose") no rótulo, coloque essa "substância similar à comida" de volta na prateleira.

Em um estudo publicado no *American Journal of Clinical Nutrition* pesquisadores destinaram pessoas para tomar dois copos de refrigerante, bebidas dietéticas, leite ou água por seis meses.[9] No México, os refrigerantes são adoçados com açúcar. Nos Estados Unidos e na maior parte do mundo, o xarope de milho de alta frutose é usado. No fim do estudo, aqueles que tomaram refrigerante apresentavam mais gordura no fígado, nos músculos e na barriga, e triglicerídeos. Em outras palavras, o refrigerante produziu os sintomas básicos da esteatose hepática e da síndrome metabólica em apenas seis meses.

Graças aos refrigerantes, agora até as crianças sofrem da doença, e precisam de transplantes de fígado. Outro estudo publicado no *Journal of Nutrition* concluiu que tais mudanças podem ocorrer em até dez semanas de consumo diário de bebidas com frutose.[10] Devido à sua capacidade poderosa de estimular a produção de gordura, a frutose tem impacto direto na sua barriga. Uma metanálise de estudos clínicos randomizados controlados publicada no periódico *BMJ* mostrou que nosso peso aumenta na mesma proporção da quantidade de açúcar que ingerimos. Logo, a redução do açúcar na dieta faz o peso diminuir.[11]

A frutose natural nas frutas — com algumas exceções — não pertence à categoria de substâncias a serem evitadas a todo custo. Em frutas inteiras, ela é acompanhada de fibras solúveis, um tipo de estruturação celular que apresenta muitos benefícios. Ao morder um pêssego, suas fibras diminuem a absorção da frutose pelo corpo e dão mais tempo para o fígado metabolizá-la.[12] As fibras das frutas também alimentam a flora boa no intestino, limpando-o. Estudos clínicos randomizados controlados concluíram que o consumo de frutas não tem os mesmos efeitos adversos no peso, na pressão sanguínea, na insulina e nos triglicerídeos que o consumo da frutose em alimentos extremamente processados.[13] Grandes estudos observacionais também mostram que não existem evidências de que o maior consumo de frutas aumente o risco de doença arterial coronariana. De fato, uma grande metanálise de estudos publicados no *Journal of Human Hypertension* descobriu o oposto: cobaias que consumiam frutas com regularidade tinham uma redução de 17% no risco de doenças cardíacas.[14]

As frutas podem ser um acréscimo saudável à sua dieta. Mas isso não significa que devemos enfiar o pé na jaca. Elas são ótimas — mas com moderação. Se você estiver acima do peso ou tiver pré-diabetes ou diabetes, é melhor não comer mais do que uma xícara por dia, dando preferência as com baixo índice glicêmico, como as frutas vermelhas.

2. Nem todas as frutas são iguais

Você não precisa ser nutricionista para saber que as frutas são um alimento saudável. Um estudo publicado no *British Journal of Nutrition* descobriu que pessoas idosas e na meia-idade que fazem consumo frequente de grandes quantidades de frutas, verduras e legumes apresentam menos chance de desenvolverem sinais de deterioração cognitiva conforme envelhecem.[15] Em uma metanálise de estudos rigorosos publicada no *Lancet*, que incluía mais 250 mil participantes, pesquisadores descobriram uma correlação inversa entre o consumo diário de frutas, verduras e legumes e o risco de derrame.[16] Uma metanálise de estudos conduzida por pesquisadores na prestigiosa Imperial College London descobriu relação semelhante entre o consumo de frutas e o risco de câncer de mama.[17]

É óbvio que precisamos comer frutas, mas quais são as melhores? No capítulo sobre verduras e legumes discutimos por que os alimentos contendo carboidratos "lentos" — os que liberam seus carboidratos gradualmente na corrente sanguínea — são melhores do que aqueles cujos carboidratos são absorvidos de forma rápida. O mesmo vale para as frutas.[18] Para conseguir melhores resultados você precisa compreender dois conceitos: o índice glicêmico e a carga glicêmica.

O índice glicêmico, ou IG, é uma escala que mede o quanto um alimento específico aumenta sua glicose. (Discutimos isso em detalhes na seção "Alerta nerd" do capítulo sobre legumes e verduras.) Quanto menor ele for, menor o efeito que o alimento tem em sua resistência à insulina, o que é importante se o controle de peso for um problema, já que a insulina é o hormônio relacionado ao armazenamento da gordura. O valor do IG é útil para comparar um alimento com outro. Porém, como ele não leva o tamanho da porção em consideração, não é uma medida perfeita.

Em 1997, cientistas de Harvard desenvolveram a carga glicêmica (CG), uma forma mais útil de medir o impacto real de um alimento em sua glicemia e na resistência à insulina.[19] Basicamente, a carga glicêmica mede o quanto uma porção típica de certo alimento aumenta a glicemia. Uma melancia, por exemplo, tem alto teor de açúcar, com índice glicêmico de 72 (100 é glucose pura). Porém, uma vez que as melancias contêm mais água do que qualquer outra coisa, você não absorve muito açúcar por porção, de forma que sua carga glicêmica é 4, um valor baixo.

Quando for escolher quais frutas comer, você deveria usar a carga glicêmica como guia. A seguir estão listados os valores de CG de algumas frutas populares. Para lhe dar um ponto de comparação, a CG de um pedaço de bolo de chocolate de mistura pronta com cobertura é 20, cerca de cinco vezes mais que uma porção normal de melancia. Como regra geral, você não devia comer frutas com um valor maior que 11. Quanto menor, melhor.

- Damascos: 3
- Laranjas: 3
- Melancias: 4
- Nectarina: 4
- Mirtilos silvestres: 5
- Maçãs Golden Delicious: 6
- Abacaxis: 6
- Kiwis: 7
- Mangas: 8
- Cerejas: 9
- Uvas pretas: 11
- Bananas: 16
- Figos secos: 16
- Uvas-passas: 28

3. Frutas vermelhas podem ser melhores

Entre todos os nutrientes nos alimentos de origem vegetal, os antioxidantes são os mais valorizados, já que ajudam na prevenção do câncer, de doenças cardíacas, diabetes, demência e artrite. É bem provável que você nunca tenha comido a fruta com maior teor de antioxidantes: a groselha indiana, ou amla. Na Índia, a árvore é reverenciada, e seu fruto é considerado a comida mais rejuvenescedora. Como desconhecemos esse tesouro? Talvez seja porque seu sabor é descrito como "amargo e forte". Esse não parece o tipo de coisa que você colocaria em sua marmita! Na internet é possível encontrá-la com facilidade — em pó, facilitando seu acréscimo em vitaminas que disfarçam o gosto amargo. Porém, não ache que irá encontrá-la na seção de frutas do mercado.

AFINAL DE CONTAS, O QUE DEVEMOS COMER?

Se estiver atrás de antioxidantes nos alimentos — e deveria mesmo estar —, as frutas vermelhas têm, sem dúvida, mais deles por caloria do que qualquer outra opção. Então, coma bastante delas, sejam frescas ou congeladas. Aqui vai uma lista das melhores, em ordem decrescente de teor de antioxidantes:[20]

- Goji berries
- Framboesas pretas (que são difíceis de encontrar)
- Mirtilos silvestres
- Amoras
- Framboesas
- Bagas do sabugueiro
- Cranberries
- Morangos
- Mirtilos cultivados em hortas

Como já foi comentado, o segredo das frutas é manter um equilíbrio saudável entre absorção de nutrientes e de açúcar. Além das frutas vermelhas, estas são as com maior teor de antioxidantes por caloria, em ordem decrescente:

- Ameixas
- Cerejas
- Maçãs argentinas
- Figos
- Maçãs verdes
- Peras

4. A sujeira (ou a limpeza) faz diferença

Todo ano o Departamento de Agricultura dos Estados Unidos testa mais de 6.900 tipos de alimentos vegetais para resíduos de pesticida — e os encontra em cerca de três quartos das amostras. De acordo com o Environmental Working Group,[21] que reúne essas estatísticas, 146 pesticidas diferentes podem ser encontrados em frutas, verduras e legumes, às vezes até depois de terem sido lavados e descascados. Isso importa? De acordo com a USDA, todos os produtos químicos usados nas plantas que comemos foram avaliados, e nenhum ameaça nossa saúde.[22] Não é de surpreender que muitos cientistas discordem e muitas pesquisas ratifiquem essa discordância. De acordo com um relatório do EWG,[23] alguns dos pesticidas usados com mais frequências nas frutas são:

- Carbendazim, um fungicida nocivo para o sistema reprodutor masculino e que é banido pela União Europeia
- Bifentrina, uma inseticida que a Califórnia chama de um "possível carcinogênico para humanos"
- Malationa, um "provável carcinogênico", que é tóxico para o sistema nervoso

Há mais 143 que poderiam ser listados, muitos tão assustadores quanto esses. Como se proteger? A resposta óbvia é comprar apenas alimentos orgânicos. Assim, não haverá qualquer perigo de sua comida conter elementos químicos tóxicos e perigosos. Também é uma garantia de que você não vai comer algo modificado geneticamente e que suas frutas, verduras e legumes foram cultivados de forma a manter a saúde do solo. É claro que isso pode sair caro, especialmente se você estiver tentando comer muitas plantas todos os dias. Uma solução menos confiável é comprar frutas produzidas de forma convencional e lavá-las bem para remover os resíduos químicos (mas fique ciente de que nem sempre isso dá certo). Ou pode seguir as listas de alimentos condenados e inocentados pelo EWG — legumes, verduras e frutas com mais e menos resíduos de pesticida, respectivamente — e comprar apenas alguns produtos orgânicos. A disparidade é bem grande: foram encontrados pelo menos quatro tipos de pesticidas diferentes em mais de 98% de morangos, maçãs, nectarinas e pêssegos, de acordo com o EWG, enquanto apenas 1% dos abacates apresenta resíduos.

Aqui vão as frutas na lista do EWG classificadas das mais contaminadas às menos:

- Morangos
- Maçãs
- Nectarinas
- Pêssegos
- Uvas
- Cerejas
- Mirtilos norte-americanos
- Mirtilos de outros países
- Ameixas
- Peras
- Framboesas
- Tangerinas
- Bananas
- Laranjas
- Melancias
- Meloas
- Toranja
- Melões
- Kiwis
- Papaias
- Mangas
- Abacaxis
- Abacates

Não é coincidência o fato de que as frutas mais limpas são as que possuem as cascas mais grossas e duras. Elas fazem com que os elementos químicos não cheguem às partes comestíveis. Meu conselho é comprar a versão orgânica de todas as frutas, até as framboesas. Depois disso, é provável que as cultivadas de forma convencional não lhe façam mal. Mas lembre-se de que os pesticidas são insistentes: vestígios do herbicida mais vendido da

Monsanto, o glifosato, são encontrados até em alimentos extremamente processados e feitos com grãos, como cereais matinais, Oreos e Doritos.[24]

5. Frutas frescas nem sempre são a melhor opção

Você prefere comprar frutas frescas ou congeladas? E enlatadas? Espere um pouco antes de decidir. A resposta pode ser óbvia para os alimentos baratos e fáceis de encontrar no mercado o ano todo, como bananas, maçãs e laranjas. Mas, no caso de outros, como as frutas vermelhas, nem sempre é assim. De fato, as variedades congeladas, além de práticas, também podem ser mais nutritivas.

Para evitar que as frutas apodreçam nas longas viagens internacionais que fazem das fazendas para os supermercados, é comum que sejam colhidas antes de amadurecerem completamente. É nesse ponto que as congeladas oferecem uma vantagem. Elas vão para o congelador no momento em que seu teor de nutrientes está no auge. E como continuam assim até você descongelá-las e comê-las, não há necessidade de se preocupar com a perda de nutrientes durante o transporte. Pesquisadores descobriram que alimentos congelados de origem vegetal retêm mais fitoquímicos e outros nutrientes do que os frescos. E são mais baratos!

Em um estudo publicado pelo *Journal of Agricultural and Food Chemistry*, pesquisadores colheram, processaram e então analisaram o teor de vitaminas e nutrientes de oito alimentos diferentes, incluindo frutas como mirtilos e morangos, antes e depois do congelamento. Os testes revelaram que, depois de dez dias no congelador, seus níveis de nutrientes fundamentais, como vitamina C, permaneceram iguais. Em alguns casos, até aumentaram. Os alimentos congelados foram testados de novo após noventa dias; o teor nutricional tinha aumentado.[25]

Então, o que você pode fazer com mirtilos congelados? Bastante coisa. Adoro colocá-los em vitaminas. Mas cozinhar com eles ou usá-los em saladas e outras receitas pode ser melhor ainda. Isso acontece porque o aquecimento não retira todos os seus nutrientes. Na verdade, outro estudo publicado no *Journal of Agricultural and Food Chemistry* concluiu que o aquecimento de mirtilos *aumentava* alguns dos seus níveis de antioxidantes.[26]

Eu como mirtilos sempre que posso — e tenho um bom motivo para isso. Em um estudo clínico publicado no *American Journal of Clinical Nutrition* pesquisadores recrutaram 21 homens saudáveis e examinaram suas funções arteriais depois de lhes dar uma porção de mirtilos ou uma bebida cheia de vitaminas.[27] Eles descobriram que a função vascular melhorava muito após a ingestão do mirtilo, mas não do placebo. Os resultados sugerem que os compostos benéficos nessas frutas reduzem os níveis de enzimas nocivas, como a NADPH oxidase, que ajuda a causar doenças cardíacas, no sangue. Tudo isso significa que, se não fosse pelo açúcar e pelos carboidratos refinados, a torta de mirtilo seria uma comida saudável! Porém, por enquanto, fique longe da torta e prefira comer as frutas em vitaminas, em saladas ou sozinhas, como um petisco saudável. Você pode assistir a um vídeo em que preparo minha vitamina de mirtilo favorita em www.foodthebook.com [em inglês].

6. Não beba frutas; coma-as

Como mencionei, a "fruta" mais consumida nos Estados Unidos, de acordo com pesquisas, é o suco de laranja. Mas, como você já deve saber, a pior forma de consumir frutas é através de sucos, porque o corpo absorve todo o açúcar e recebe pouca ou nenhuma fibra. A carga glicêmica de uma laranja é 3, enquanto a do suco de laranja é 12 — quatro vezes maior, o que significa que ela aumenta sua glicose bem mais rapidamente do que uma laranja em estado normal. O outro problema: quando você bebe o suco, não tem a mesma sensação de saciedade que teria se comesse a fruta. Além disso, o cérebro não reconhece as calorias bebidas do mesmo jeito que as comidas. Como consequência desses dois fatores, acabamos ingerindo mais calorias tomando suco ou qualquer bebida adocicada do que quando comemos a fruta em si.[28]

Isso significa que todos os sucos deveriam sumir da sua dieta? Bem, depende. Se você estiver acima do peso ou tiver resistência à insulina ou diabetes tipo 2, então é melhor evitá-los. Nessas circunstâncias, a última coisa de que seu corpo precisa é de outra fonte de açúcar líquido. Porém, mesmo que não tenha problemas de peso ou glicose, pegue leve com os sucos. Tente evitá-los se não forem preparados em sua casa ou em uma centrífuga. Os fitonutrientes nas versões comerciais de suco são destruídos durante a pasteurização, deixando apenas um monte de açúcar para trás. O suco de maçã transparente (aquele que você compra no mercado) chega a ter apenas 6% dos fitonutrientes encontrados nas maçãs de verdade.

É melhor trocar os sucos pelas vitaminas. Porém, mesmo assim, é preciso tomar cuidado. As frutas batidas ainda contêm fibras, mas estão partidas, então absorvemos o açúcar muito mais rápido do que se comêssemos a fruta inteira. E, assim como acontece com os sucos, você terá a tendência a consumir maiores quantidades ao transformar frutas em vitaminas. As bebidas que compramos em lanchonetes por aí vêm em quantidades muito maiores do que as que preparamos em casa (afinal de contas, o comércio precisa justificar os preços caros que cobram). Pior ainda, é bem provável que acrescentem açúcar (ou mel, ou alguma calda) à vitamina. Se prepará-las por conta própria, evite adoçantes e use frutas com baixa carga glicêmica, como mirtilos e morangos, assim como alimentos saudáveis como couve, espinafre, gengibre, abacate, aipo ou pepino. E preste atenção nos sucos saudáveis, como os "verdes", que podem conter mais açúcar que uma latinha de Coca-Cola ou Pepsi.

REFLEXÕES AMBIENTAIS E ÉTICAS SOBRE AS FRUTAS

De acordo com a USDA, cerca de metade das frutas frescas consumidas nos Estados Unidos é importada.[29] A maioria das bananas encontradas nos mercados do país é importada do Peru, Equador, Honduras e outros países das Américas do Sul e Central. Os maiores produtores de abacaxi são a Costa Rica, o Brasil, as Filipinas, a Tailândia e a Indonésia. A maioria das frutas vermelhas consumidas nos Estados Unidos vem da Califórnia ou da Flórida, e a distância da Flórida para Nova York, por exemplo, é de 1.500 quilômetros — um trajeto bem longo. De acordo com um estudo de 2008 publicado na *Environmental Science & Technology*, só o transporte de frutas é responsável por metade da emissão de carbono total da produção.[30]

Uma das frutas da moda agora é o abacate (sim, ele é uma fruta). Mas, enquanto o amor relativamente recente dos norte-americanos pelo alimento significa mais dinheiro para o México — o país exporta 60% das frutas para

AFINAL DE CONTAS, O QUE DEVEMOS COMER? 167

seu vizinho —, isso também é um problema. Não há terra cultivável suficiente para suprir a demanda global em disparada, então alguns fazendeiros estão fazendo desmate ilegal de florestas para ganhar mais espaço. Entre 2001 e 2010, algumas das regiões do México chegaram a perder 1.700 acres de mata como resultado direto da crescente demanda pela produção de abacate.[31] Além disso, existem gangues que exigem uma parcela dos lucros dos produtores, e aqueles que se recusam a pagar são agredidos. Infelizmente, o guacamole que você coloca em seu burrito pode ter um preço cármico bem alto.

As regiões agrícolas da Colômbia, do Equador e de outros países costumam ser ambientes instáveis e violentos. Em 2007, a Chiquita foi multada por contratar um grupo terrorista conhecido para proteger suas propriedades. A Dole, em 2009, foi alvo de críticas ao patrocinar grupos de milícia que assassinaram líderes de sindicato e usavam táticas terroristas para dissuadir os trabalhadores a se unirem. Nos Estados Unidos, para ter certeza de que você não está apoiando essas práticas ou as pessoas que as perpetuam, procure por bananas com adesivos da "Equal Exchange", que significa que a fruta foi produzida em condições seguras para os trabalhadores. Hortifrútis e lojas de produtos naturais vendem frutas orgânicas de fazendas menores, próximas da sua casa.

A compra de produtos locais, sazonais e orgânicos pode reduzir o impacto ambiental. A produção orgânica elimina muitas das ameaças dos pesticidas à saúde, ao meio ambiente e aos trabalhadores de fazendas, e comer alimentos produzidos em sua região, na época certa, é uma forma de reduzir sua pegada de carbono.

Você também pode cultivar suas próprias frutas, que é a opção mais segura e fresca. Acabei de plantar um pequeno pomar de cinco árvores frutíferas no meu quintal. Mas se isso não for possível, faça compras em feiras de rua ou participe de uma horta comunitária. Nos Estados Unidos, os recursos a seguir podem ser usados para encontrar as feiras mais próximas ou para procurar mais informações sobre hortas comunitárias:

- O site da Local Harvest, que mantém uma lista de fazendas pequenas, feiras de rua e outras fontes regionais de comida: http://www.localharvest.org/csa/ [em inglês].

- A página sobre feiras de rua regionais, mantida pela USDA: https://www.ams.usda.gov/local-food-directories/farmersmarkets [em inglês].
- O site da Equal Exchange, que promove o comércio justo e cooperativas de trabalhadores que beneficiem os fazendeiros: http://equalexchange.coop/about [em inglês].

EM RESUMO

Se você for como a maioria dos norte-americanos, as "frutas" que consome com mais frequência vêm em forma de suco. Essas bebidas costumam ter tanto açúcar quanto refrigerantes, e promovem obesidade, diabetes e doenças cardíacas. Uma maçã ou uma laranja sem fibras não são frutas — é açúcar líquido, com algumas vitaminas, e não se equivale, de forma alguma, a comer a fruta inteira.

Você devia se concentrar nos alimentos com baixo teor de açúcar, como maçãs, peras e frutas vermelhas, e consumir os outros em quantidades menores, como guloseimas. Uma porção média é meia xícara ou uma fruta. Se você estiver acima do peso, sofrer de diabetes ou tiver outros problemas de glicose, precisa tomar cuidado. Limite seu consumo a meia xícara de frutas vermelhas ou uma fruta por dia.

Quando entramos nesse assunto, é bem provável que você nem pense em gordura. Porém, três das melhores opções estão cheias dela. E são gorduras com maravilhosos benefícios para a saúde.

- Os abacates são quase 80% de gordura, a maioria monoinsaturada — o tipo que sabemos que protege contra problemas cardíacos e derrames.[32] Eles contêm grandes quantidades de fibras e até mais potássio que as bananas. Durante o frenesi do low-fat, os abacates foram descartados como "engordativos", por causa de seu alto teor de gordura e calorias. Porém, agora, já sabemos que a situação não é bem assim. Certifique--se de comprar abacates produzidos na sua região. Os importados do

México são conhecidos como "abacates do sangue", por sua associação com cartéis de drogas.
- Os cocos estão cheios de gorduras conhecidas como triglicerídeos de cadeias médias, que não são metabolizadas da mesma forma que outras gorduras. O corpo as absorve e as utiliza com muito mais eficiência. Eles até ajudam a queimar gordura, melhorar o funcionamento do cérebro e acelerar o metabolismo.[33]
- Azeitonas são os frutos das oliveiras. O óleo que produzem é um dos melhores alimentos para o coração no planeta.[34] Mas a carne da azeitona também contém muita vitamina E e fibras. E estão cheias de antioxidantes — é por isso que são naturalmente amargas. Para ficarem mais palatáveis, são curadas e fermentadas. Tente petiscar azeitonas como uma alternativa saudável às batatas fritas e outras porcarias.

FRUTAS: AFINAL DE CONTAS, O QUE DEVEMOS COMER?

- Mirtilos, cerejas, amoras e framboesas silvestres, orgânicos e frescos.*
- Frutas vermelhas orgânicas congeladas, descongeladas ou em vitaminas e sobremesas frias.*
- Drupas orgânicas como ameixas, pêssegos, nectarinas, cerejas, entre outras.
- Laranjas, toranjas, tangerinas e outras frutas cítricas orgânicas.
- Romãs, kiwis e papaias.
- Frutas estranhas como goji berries, salak, açaí, groselhas, mangostão e pitaia.
- As frutas "gordurosas" — abacate, coco e azeitonas.
- Limões e limas — sempre os tenha na cozinha, e use-os para temperar a comida ou para saborizar sua água.

---

* Essas são as frutas com menor carga glicêmica.

FRUTAS: AFINAL DE CONTAS, O QUE NÃO DEVEMOS COMER (OU, PELO MENOS, DEVEMOS COMER POUCO)?

- Uvas são deliciosas e fáceis de comer em excesso. Mas por serem doces é melhor ingeri-las em menores quantidades.
- Bananas têm muito amido e açúcar.
- Frutas secas como figos, tâmaras, uvas-passas e cassis possuem bastante açúcar, além de, às vezes, terem açúcar adicionado ou o conservante sulfito.
- Abacaxis são uma boa fonte da enzima bromelaína, que ajuda a aliviar inflamações e melhorar a saúde das juntas. Mas possuem muito açúcar. Não coma mais do que uma xícara por dia.
- Maçãs e morangos produzidos de forma convencional são dos mais afetados quando se trata de pesticidas. Compre as versões orgânicas.
- Qualquer suco de frutas, especialmente os que não foram feitos por você.

GORDURAS E ÓLEOS

TESTE DE INTELIGÊNCIA NUTRICIONAL

Verdadeiro ou falso?

1. Os óleos vegetais são mais benéficos à saúde que as gorduras de origem animal.
2. Uma salada temperada com molho sem gordura ou suco de limão é mais saudável que uma salada regada de azeite.
3. O colesterol do ovo entope artérias e provoca doenças cardiovasculares.
4. A gordura vegetal hidrogenada é uma alternativa superior à banha de porco para uso culinário.
5. Óleos e gorduras engordam porque contêm mais calorias que carboidratos e proteínas.
6. Segundo as orientações do governo norte-americano, não há um limite de ingestão de gorduras para a manutenção da saúde.

Respostas

1. Falso: Os óleos vegetais refinados causam inflamação e podem aumentar o risco de doenças cardiovasculares, suicídio, homicídio e comportamento violento.[1]
2. Falso: É preciso ingerir gordura junto com os alimentos de origem vegetal para que o organismo absorva seus nutrientes lipossolúveis,

como a vitamina A. E o azeite de oliva tem efeito comprovado na redução de riscos de doenças cardiovasculares, diabetes tipo 2 e obesidade.
3. Falso: O consumo de alimentos ricos em colesterol — ovos e camarão, por exemplo — tem pouco ou nenhum efeito na taxa de colesterol do sangue, e não tem ligação com doenças cardiovasculares.
4. Falso: Altamente processada, a gordura vegetal hidrogenada é produzida com gorduras trans, consideradas inseguras para consumo pela FDA, a agência federal norte-americana de vigilância sanitária. E, para uso culinário, sua qualidade é inferior à da banha de porco ou outras gorduras de origem animal.
5. Falso: O consumo de óleos e gorduras corretos pode ajudar a evitar o aumento de peso. Em mais de 53 ensaios randomizados controlados sobre perda de peso, a dieta com alto teor de gorduras superou a dieta com baixo teor do nutriente.[2] Consumir as gorduras certas ajuda a queimar gordura corporal, acelera o metabolismo, melhora as taxas de HDL, reduz triglicerídeos, e o consumo está associado a um risco menor de doenças cardiovasculares, diabetes e obesidade.
6. Verdadeiro: Até 2015, a população foi equivocadamente orientada a limitar a ingestão de gorduras e aumentar o consumo de carboidratos. Agora, finalmente, a orientação acompanha as descobertas da ciência.

Receba informações sobre comida e uma receita, toda semana, diretamente da minha cozinha. Assine de graça a minha *newsletter*, em inglês, em www.foodthebook.com

A gordura é um assunto que gera confusão. Há tantos tipos diferentes desse nutriente! Ouvimos dizer que algumas fazem bem e que outras, não. O que há de verdade nisso? Um agravante dessa confusão é a palavra "gordura". Crescemos ouvindo que consumi-la leva a um aumento da gordura corporal, e que a gordura que passa pela boca é a que vai parar em nossos quadris. Também nos ensinaram que a gordura acumulada nas artérias, causadora de infartos, vem da gordura e do colesterol dos alimentos. Só que isso está longe, muito longe de ser verdade. Consumir gordura não faz ninguém engordar, tampouco provoca infarto. E essa não é apenas a minha opinião, mas é consenso no comitê norte-americano responsável pelas diretrizes nutricionais de 2015. Esse grupo, formado por cientistas conservadores, finalmente acabou com a recomendação de que se deve limitar o consumo de gordura e colesterol.

Antes de serem aceitas como fatos, as hipóteses devem ser testadas e provadas em ensaios. Entretanto, na ciência da nutrição nem sempre foi assim. E não houve pressuposição mais prejudicial à saúde pública do que a de que a gordura é a causadora de aumento de peso e doenças cardiovasculares. Foi ela que levou o governo norte-americano a promover os piores alimentos e a enriquecer a indústria alimentícia, sempre de olho nos lucros. Bilhões de dólares foram vendidos em forma de porcarias sem gordura como se fossem "alimentos saudáveis". Por causa disso, milhões de pessoas no mundo inteiro ficaram obesas, doentes e diabéticas. Tudo isso graças a uma pressuposição embasada puramente no senso comum e sem respaldo científico algum. Mas como isso foi acontecer?

A falácia que condenou a gordura à posição de inimiga pública número 1 se calcava em três equívocos. De acordo com o primeiro, a gordura corporal e a da alimentação seriam a mesma coisa, e a gordura ingerida também se transformaria em gordura no organismo. O segundo equívoco se baseava em uma visão simplista sobre o funcionamento do metabolismo e do ganho de peso. Os especialistas insistiam em fazer a população acreditar que todas as calorias são iguais. O raciocínio funcionava assim: se 1g de carboidrato contém quatro calorias, e 1g de gordura, nove, então, para se manter magro, basta cortar gorduras e consumir muitos carboidratos. Ledo engano. Um estudo realizado em 2012 pela Universidade de Harvard concluiu que seguir uma dieta riquíssima em gordura acelera o metabolismo em 300 calorias por dia, em relação a uma dieta pobre nesse nutriente. Ingerir gordura acelera o metabolismo e ajuda na perda de peso.[3] Essa descoberta virou o senso comum de cabeça para baixo.

No terceiro equívoco, a comunidade médica passou a acreditar que o consumo de gorduras saturadas e de seu primo, o colesterol, entupisse artérias e causasse morte por infarto. Essas três falácias criaram o cenário perfeito para que as autoridades de saúde condenassem de vez a manteiga, as carnes e o óleo de coco. É por isso que as diretrizes nutricionais de 1980 orientavam a população a seguir uma dieta pobre em gorduras. Com o passar dos anos, essas diretrizes foram ficando ainda mais agressivas, culminando com a pirâmide alimentar de 1992. De acordo com ela, a alimentação correta era rica em pães, arroz, cereais e massas, com poucos alimentos de origem vegetal ricos em gordura, como oleaginosas e abacate, e quantidade moderada de gorduras e óleos.

Mas depois de quatro décadas disseminando essas informações as autoridades de saúde e os especialistas em nutrição finalmente admitem que nada disso era verdade. E isso tudo aconteceu não só por uma questão de mau entendimento da ciência, mas porque não havia bons fundamentos científicos. Na guerra do governo norte-americano contra a gordura saturada, um dos desdobramentos foi a troca das gorduras animais, como manteiga e banha de porco, pelas gorduras industrializadas à base de óleos vegetais hidrogenados, as chamadas gorduras trans. Walter Willett, chefe do departamento de nutrição da Universidade de Harvard, estima que essa troca na alimentação cause 228 mil infartos todos os anos no país.[4]

Atualmente, todo pesquisador, nutricionista e médico bem-informado deveria saber que gordura não faz ninguém engordar ou ter doenças cardiovasculares. Mas a internet está cheia de sites com informações sobre gordura que, além de desatualizadas, são incorretas e até perigosas. A mudança da percepção sobre a gordura foi monumental. Mas, assim como nossos ancestrais demoraram a se acostumar com a informação de que a Terra gira em torno do Sol, também deve levar algum tempo até o grande público absorver a verdade sobre a gordura alimentar.

Crescemos ouvindo que as gorduras e os óleos são um mal necessário — o elemento não saudável de tudo que comemos e o ingrediente necessário para a comida não grudar na panela. Isso está longe de ser verdade.

A gordura é essencial à boa saúde. Essa informação é a base de tudo.

A CIÊNCIA DAS GORDURAS

Para obter energia nosso organismo queima dois tipos de combustível: carboidratos e gorduras (embora ele também queime proteínas, quando necessário). A maioria das pessoas reconhece esse papel como sendo dos carboidratos, pois sabe que o açúcar e os pães fornecem energia ao organismo. As gorduras são mais misteriosas. A maioria da gordura que ingerimos faz parte da composição natural de alimentos como carnes, peixes, laticínios e oleaginosas. E, em geral, as gorduras desses alimentos são boas. As gorduras naturais dos alimentos não são o problema, mas óleos e gorduras refinados e processados adicionados aos alimentos, sim.

Antes de focar nas gorduras ruins, vamos responder a uma pergunta básica: qual é o objetivo dos óleos e das gorduras? Eles ajudam promovendo a saciedade. Aumentam nosso metabolismo. Ao contrário dos carboidratos, as gorduras não contêm glicose, e por isso não causam picos de açúcar no sangue nem liberam insulina, que funciona como adubo para as células adiposas. Elas fazem exatamente o contrário. Em uma rigorosa pesquisa sobre metabolismo publicada no *Journal of the American Medical Association*, os pesquisadores compararam os efeitos, no metabolismo, de uma dieta rica em gorduras e pobre em carboidratos com os de uma dieta rica em carboidratos e pobre em gorduras.[5] Na ciência da nutrição, esse tipo de estudo do metabolismo com controle alimentar é o mais preciso que há. Os participantes da pesquisa ficam confinados em um local trancado, e toda a alimentação é contada e medida, assim como a taxa metabólica. Dessa forma os pesquisadores têm como saber exatamente quantas calorias foram ingeridas e queimadas. Um grupo recebeu a dieta composta de 60% de carboidratos, 20% de proteínas e 20% de gordura durante quatro semanas. Os outros participantes consumiram uma dieta com 60% de gordura, 30% de proteínas e 10% de carboidratos. Em seguida, quem seguiu a dieta rica em gordura passou para a dieta pobre no nutriente e vice-versa. Dessa forma os pesquisadores puderam estudar e comparar os efeitos dessas dietas tão diferentes no metabolismo dos participantes. Os resultados foram surpreendentes. Na dieta rica em gordura, os participantes queimaram 300 calorias a mais por dia do que os participantes da dieta pobre em gordura. É como se elas tivessem corrido por uma hora sem sair do sofá. A dieta rica em gordura também teve os melhores efeitos nas taxas de açúcar, insulina, triglicerídeos e colesterol HDL, assim como nas de outros marcadores cardiovasculares.

Em outro estudo, publicado no *Annals of Internal Medicine*, os pesquisadores recrutaram 150 participantes obesos e os orientaram a seguir uma dieta pobre em gordura ou rica por um ano. Ao final do experimento, os participantes que seguiram a dieta rica em gordura haviam perdido, em média, 3,6 quilos a mais que os participantes da dieta pobre em gorduras, além de perder mais gordura corporal. Mantiveram mais massa magra — músculos —, apesar de nenhum grupo ter alterado os níveis de atividade física.[6] Ao mesmo tempo, foi observado que no grupo da dieta rica em gordura os níveis de inflamação e as taxas de triglicerídeos caíram vertiginosamente, e que as taxas do colesterol HDL, protetor das artérias, aumentaram consideravelmente. E esses resultados foram observados apesar de o grupo ter ingerido mais que o dobro da quantidade de gordura saturada recomendada pela Associação Americana do Coração.

E os resultados de todas as pesquisas relevantes apontam para essa mesma direção. A prestigiada Cochrane Collaboration publicou uma revisão sistemática que descobriu o seguinte: as dietas de baixo índice glicêmico — que tendem a ser mais ricas em gordura — foram mais eficazes na perda de peso e manutenção da saúde geral do que as dietas de alto índice glicêmico, que tendem a ser mais pobres em gordura.[7] Em 2015, outro grupo de pesquisadores publicou uma revisão sistemática e uma metanálise no periódico *Lancet Diabetes & Endocrinology*, nos quais examinava 53 ensaios clínicos de um ano ou mais de duração. Descobriram que as dietas ricas em gorduras e pobres em carboidratos proporcionaram maior perda de peso.[8] E quanto maior a diferença entre a quantidade de gorduras e carboidratos, mais significativa foi a perda de peso. Em outras palavras: quanto mais gordura os participantes consumiram, mais peso perderam.

As evidências a favor do consumo de gorduras — animais e vegetais, naturais e não refinadas — são fortíssimas. O maior e mais recente estudo randomizado controlado que comparou uma dieta rica em gorduras com uma dieta pobre em gorduras, o estudo PREDIMED, demonstrou que a adoção de uma dieta rica em gordura reduzia os riscos de doenças cardiovasculares, diabetes e obesidade. A gordura é necessária para a saúde das membranas celulares. É necessária para a produção de hormônios (como testosterona e estrogênio) e de células do sistema imunológico, além de regular a inflamação e o metabolismo. Precisamos de gordura porque 60% do cérebro são compostos desse nutriente. Não é pouca coisa, concorda?

OS ACERTOS DOS ESPECIALISTAS

Na verdade, nada. Só acertaram quando descobriram que precisamos das gorduras ômega-3 por elas serem "essenciais" à vida. Recentemente, em 2015, as diretrizes nutricionais divulgadas pelo governo norte-americano retiraram os limites para a ingestão de gorduras e colesterol na alimentação. No entanto, essas diretrizes ainda insistem em recomendar que a população limite o consumo de gorduras saturadas.

OS ERROS DOS ESPECIALISTAS

"A maior experiência em saúde pública da história."[9] É assim que David Ludwig, da faculdade de medicina de Harvard, descreve os intensos esforços da comunidade científica e do governo norte-americano para que a população adotasse uma dieta com baixo teor de gordura. Nas quatro décadas seguintes, os norte-americanos, e também outras nações ocidentais, seguiram fielmente tais orientações. Infelizmente, o experimento foi um fracasso, e muitas pessoas morreram dos mesmíssimos problemas cardiovasculares que as recomendações diziam evitar. Segundo o Departamento de Agricultura dos Estados Unidos (USDA), embora a quantidade total de gordura ingerida pelo norte-americano tenha caído cerca de 25% — de 40% a 30% da ingestão calórica total —, a quantidade de calorias obtidas do açúcar e dos carboidratos aumentou radicalmente. O que também aumentou foi a prevalência de obesidade e diabetes tipo 2. O aumento das taxas de obesidade em âmbito nacional começou na mesma época em que a população reduziu o consumo de gordura. Segundo o Centro de Controle e Prevenção de Doenças (CDC) do governo norte-americano as taxas de obesidade nos Estados Unidos eram relativamente estáveis entre a década de 1960 e meados dos anos 1970. Só que essas taxas deram um salto repentino, subindo mais de 8% entre 1976 e 1994, seguindo até hoje a tendência de alta.[10] As taxas de obesidade infantil também triplicaram no mesmo período.[11] É fácil correlacionar esse aumento da obesidade com a divulgação, em 1980, das primeiras diretrizes nutricionais do governo norte-americano, que orientava a população a restringir a ingestão de gordura e apostar nos alimentos com carboidratos e amido.

Em junho de 2015 uma das maiores autoridades em nutrição do país, Dariush Mozaffarian, cardiologista e reitor da faculdade de nutrição Tufts, decidiu dar um basta. Em editorial publicado no *Journal of the American Medical Association*,[12] Mozaffarian e David Ludwig, coautor do texto, exigiam que o governo cessasse a guerra de décadas contra a gordura e estimulasse a população a consumir gorduras saudáveis.

Gordura saudável? O que antes foi uma contradição, hoje é a nova máxima: sim, gordura faz bem.

O QUE AINDA NÃO SABEMOS AO CERTO

As gorduras saturadas — encontradas principalmente em alimentos de origem animal, como laticínios e carnes, além de óleo de coco e outros alimentos de origem vegetal — já foram consideradas as principais causadoras das mortes por doenças cardiovasculares. Só que todas as pesquisas indicam justamente o contrário. Atualmente sabe-se que não existe uma gordura saturada monolítica. Existem muitas gorduras saturadas, cada uma com seu efeito próprio (a maioria é benéfica). Por exemplo, a gordura saturada do óleo de coco é diferente da gordura da manteiga. Ainda é preciso pesquisar muito para entendê-las completamente, mas nenhum estudo até agora conseguiu estabelecer a ligação delas com doenças cardiovasculares.

OITO FATOS IMPORTANTES SOBRE OS ÓLEOS E AS GORDURAS

1. A gordura monossaturada faz bem

A não ser que você queira se formar em química orgânica, não há necessidade de entrar nas minúcias da composição molecular da gordura. É complicado. Existem classificações dentro das classificações, e a maioria delas diz respeito à quantidade e ao alinhamento dos átomos de carbono e hidrogênio. Quem quer pensar em ciência na hora de comer? Mas, mesmo assim, essas diferenças são importantes. São elas que determinam se uma gordura é saudável ou não. Então, vamos focar somente nisso e esquecer o resto: ninguém come moléculas; nós comemos alimentos.

Os ácidos graxos monoinsaturados (MUFAs, na sigla em inglês) fazem bem à saúde. Eles vêm de alimentos de origem animal e vegetal, e contêm importantes nutrientes e antioxidantes, que protegem contra doenças cardiovasculares (e mais). Esses ácidos têm comprovada ação na diminuição da pressão arterial, na melhora da sensibilidade à insulina e na redução do colesterol LDL.[13] E o mais importante: em relação ao colesterol, eles reduzem as partículas pequenas e densas de LDL, aquelas que atacam as paredes das artérias e aceleram o processo de arteriosclerose, ou endurecimento das artérias.[14]

Os MUFAs constituem a base da dieta mediterrânea. São encontrados em azeite de oliva, oleaginosas, óleos de oleaginosas, abacate e outros vegetais. Também estão presentes em alimentos de origem animal, o que explica por que a manteiga, a banha de porco e as gorduras de vaca, frango e pato podem, sim, ser opções saudáveis para uso culinário. No entanto, os MUFAs também são encontrados em alguns alimentos refinados não saudáveis, como óleo de canola, que é refinado e branqueado artificialmente com produtos químicos em altas temperaturas. É um óleo tão processado que precisa ser desodorizado antes de ser vendido. Convenhamos, não é nada apetitoso. E também não é bom para os óleos. Quando expostos a altas temperaturas, os ácidos graxos monoinsaturados e poli-insaturados acabam oxidando ou sendo danificados.[15] E quando isso acontece, a gordura se torna rançosa e prejudicial à saúde.

2. Gorduras poli-insaturadas: o que há de bom, o que há de ruim e o que há de indesejável

Segundo os cientistas, alguns ácidos graxos poli-insaturados, ou PUFAs, são "essenciais", ou seja, embora não sejam produzidos pelo nosso organismo, são necessários ao seu funcionamento. Eles são necessários porque fornecem dois nutrientes imprescindíveis: ácido linoleico e gorduras ômega-3 (os ácidos alfa-linolênicos, de origem vegetal, e EPA e DHA, estes encontrados em peixes, carnes de caça e carne bovina orgânica, de gado criado em pasto). Estes são os detalhes relevantes: as duas gorduras poli-insaturadas mais importantes são os ácidos ômega-3 e ômega-6, que são o yin e o yang das gorduras poli-insaturadas. Precisamos dos dois. Um é bom. O outro (porque na maioria das vezes é consumido em óleos vegetais refinados), ruim. Um pode ser inflamatório (ômega-6) e o outro, anti-inflamatório (ômega-3), e funcionam juntos, de maneiras diferentes. É tudo uma questão de equilíbrio.

Os ácidos graxos ômega-3 são os melhores dessa dupla. Agem como medicamentos potentes, mas sem os efeitos colaterais. Reduzem a inflamação, melhoram a saúde cardiovascular, protegem o cérebro e ajudam a evitar síndrome metabólica e doenças crônicas.[16] Sabemos de sua importância porque conhecemos os efeitos de sua carência no organismo (e mais de 90%

da população norte-americana sofrem com sua deficiência). As pessoas com alimentação deficiente em ômega-3 apresentam o maior risco de doenças cardiovasculares e inflamação crônica. Há ligações dessas deficiências com maior prevalência da doença de Alzheimer, demência, transtorno de atenção, violência, depressão e até suicídio.[17]

O ômega-6, por outro lado, pode aumentar a inflamação, em face do estresse oxidativo. Quando o organismo apresenta mais ômega-6 que ômega-3, o resultado natural é a inflamação crônica, que leva a uma série de doenças.[18] O estudo sobre a dieta do coração de Lyon, um grande ensaio randomizado controlado, descobriu que reduzir a quantidade de ômega-6 e aumentar a ingestão de ômega-3 reduziu em 70% a incidência de infartos, protegeu contra o câncer e reduziu as taxas de mortalidade.[19] O ômega-3 é abundante em alguns alimentos *in natura*, como peixes gordurosos, frutos do mar, ovos, carne bovina orgânica, linhaça, algas e nozes. O ômega-6 é facilmente encontrado em oleaginosas, sementes, cereais, feijões, óleos ultrarrefinados e alimentos industrializados ultraprocessados — exatamente tudo que não se deve comer (com exceção de cereais integrais e feijões, em pequenas quantidades). As oleaginosas e as sementes integrais são a melhor fonte de ômega-6. Segundo o Departamento de Agricultura dos Estados Unidos, quase 10% das calorias ingeridas pelos norte-americanos vêm do óleo refinado de soja, que é uma das fontes mais ricas de ômega-6.[20] Além disso, esse óleo também contém altos níveis de glifosato, ou Mata-Mato (Roundup, nos Estados Unidos), o herbicida tóxico produzido pela Monsanto. Isso não quer dizer que o norte-americano esteja bebendo óleo de soja — na verdade, a maioria das pessoas sequer tem noção de que o consome. Mas ele está em toda parte, à espreita. Se você come fast-food, grãos, sobremesas e petiscos industrializados, batata frita de saquinho, muffins, carnes não orgânicas ou se consome alimentos servidos em lanchonetes e restaurantes, certamente já consumiu, sem saber, muito óleo de soja, e outros óleos ricos em ômega-6.

Em tempos pré-históricos, nossos ancestrais consumiam ômega-3 e ômega-6 na saudável proporção de 1:1. Desde o advento dos óleos vegetais refinados, no entanto, a maioria das pessoas agora consome mais ômega-6 que o ideal.[21] E para quem consome muitos alimentos processados, essa proporção pode chegar a 20:1. Isso aconteceu porque, na guerra contra a gordura saturada, a comunidade de nutricionistas orientava a troca da manteiga, da banha, do óleo de coco e de outras gorduras saturadas por óleo de canola, de soja e de milho, margarina e óleos de cártamo e girassol, supostamente úteis para reduzir o risco de doenças cardiovasculares. E, como vimos, é claro que os norte-americanos obedeceram, mas a saúde da população só fez piorar. Em grandes ensaios clínicos, os participantes que reduziram o consumo de gorduras saturadas e comeram alimentos cozidos ou preparados com óleos vegetais ricos em ômega-6 apresentaram aumento na taxa de mortalidade, e não redução.[22]

A verdade é que precisamos muito de gorduras poli-insaturadas — tanto ômega-3 quanto ômega-6. No entanto, devemos obtê-las de alimentos naturais, como peixes (variedades gordurosas e de alto-mar como salmão, sardinha, arenque, anchova e cavala), carnes (principalmente de gado criado em pasto, sem ração de cereais e outras porcarias), carne de aves e ovos orgânicos, laticínios orgânicos e alimentos naturais como abacate, nozes e outras oleaginosas e sementes (abóbora, gergelim, chia e linhaça).

3. A gordura saturada já foi considerada inimiga, só que não é mais

Aprendemos (equivocadamente) que a gordura saturada mata, e fim de papo. Só que a situação é mais complexa. Em primeiro lugar, a gordura saturada se apresenta de várias formas. Existem mais de *trinta tipos diferentes*,[23] como o ácido láurico (encontrado no coco e no leite materno), o ácido margárico (dos laticínios) e o ácido palmítico (do óleo de palma e outros alimentos), só para citar alguns. Entretanto, as gorduras saturadas que consumimos não estão relacionadas à gordura encontrada no sangue e nos tecidos.[24]

Na verdade — e essa afirmação vai parecer paradoxal —, estudos rigorosos demonstram que o consumo de carboidratos aumenta os níveis de algumas gorduras saturadas no sangue, em particular de ácido palmitoleico, ácido graxo fortemente correlacionado à síndrome metabólica, resistência à insulina e às doenças cardiovasculares.[25] (Não confunda o ácido palmitoleico com o ácido palmítico, citado no parágrafo anterior — embora sejam relacionados, não são a mesma coisa.)

Essa verdade nutricional fundamental foi demonstrada em um artigo que é um marco. O trabalho, de autoria de renomados cientistas do mundo todo, foi publicado em 2014 no periódico *Annals of Internal Medicine*.[26] Nesse estudo, os pesquisadores não examinaram apenas o que as pessoas supostamente consumiam. O trabalho fez uma revisão de dados objetivos retirados de 72 estudos, incluindo dados empíricos e ensaios controlados randomizados bem rigorosos que manipularam os tipos de gordura que as pessoas consumiam, e analisaram os ácidos graxos que circulavam na corrente sanguínea e nos tecidos adiposos. Esse estudo reuniu dados de mais de 500 mil pessoas, com surpreendentes descobertas. Ele demonstrou que as gorduras presentes no sangue e que são causadoras de infarto — os ácidos palmítico e esteárico — vêm da ingestão de açúcar e carboidratos, e não das gorduras. Isso acontece porque nosso organismo transforma os carboidratos em gordura em um processo conhecido como *de novo lipogenesis*, que fica mais ativo quando consumimos muito açúcar e carboidratos simples.[27] Pense nisso na próxima vez que comer um pão ou um prato de massa. Embora pareçam carboidratos, ao chegarem ao fígado, boa parte deles se converte direto em gordura. As gorduras ômega-6 dos óleos vegetais também causam ligeira elevação nas doenças cardiovasculares quando estudadas sozinhas (sem serem consumidas junto com gorduras ômega-3). As gorduras que contribuíram para reduzir os riscos de doenças cardiovasculares foram as gorduras saturadas e ômega-3 de origem animal, principalmente ácido margárico, obtido de alimentos como laticínios e manteiga.

Alguns dos autores do estudo já haviam defendido a substituição das gorduras saturadas por óleos vegetais poli-insaturados. No entanto, eles próprios viriam a admitir que as pesquisas inocentavam as gorduras saturadas, o que derrubava a condenação, por parte do governo, do seu consumo.

Os críticos do estudo podem reduzi-lo por causa dos seus dados populacionais incapazes de provar causa e efeito. Mas um outro estudo pode provar, sim. Realizado há quarenta anos, ele só foi publicado em 2016, pois os resultados obtidos contradiziam o dogma vigente — de que as gorduras saturadas eram maléficas e que o colesterol LDL é a causa das doenças cardiovasculares. Esse estudo, considerado de excelência (ensaio controlado randomizado), não poderia ser realizado nos dias de hoje — e jamais deveria ter sido conduzido —, por motivos éticos, mas suas descobertas não deixam de ser interessantes. Os pesquisadores submeteram 9 mil pacientes de hospitais psiquiátricos a uma alimentação com manteiga, gorduras saturadas ou óleo de milho (óleo vegetal poli-insaturado, que segundo o relatório da Associação Americana do Coração[28] — AHA, na sigla em inglês — deveríamos consumir mais).[29] E adivinhe só? Os pacientes que consumiram o óleo de milho tiveram mais infartos e houve mais mortes, apesar das baixas taxas de colesterol LDL. Como assim? Sério? Sim, é verdade. A cada queda de 30 pontos na taxa de LDL, o risco de infarto aumentou em 22%. Ou seja: o LDL não é o vilão, nem o óleo vegetal é o mocinho dessa história.

Em outro estudo populacional recente, muito mais amplo (o estudo PURE), não foi possível correlacionar a ingestão total de gordura ou as gorduras saturadas com doenças cardiovasculares. O que se observou é que as gorduras tinham efeito protetor.[30] E observou-se o mesmo com as proteínas animais. Esse estudo — com duração de dez anos — examinou mais de 135 mil pessoas, de 18 países, em cinco continentes. Os pesquisadores descobriram que os carboidratos aumentavam o risco de morte e de doenças cardiovasculares, enquanto as gorduras totais, as gorduras saturadas, as monoinsaturadas e as poli-insaturadas contribuíram para reduzir esses mesmos riscos. Esse estudo não consegue provar a relação de causa e efeito, apenas estabelece uma correlação. E como não há correlação entre o consumo de gorduras e proteínas animais com doenças, pode-se provar que não existe essa correlação.

Além de não serem tão perigosas quanto foi alardeado, as gorduras saturadas podem ser benéficas, por vários motivos. Várias gorduras saturadas são necessárias ao bom funcionamento dos hormônios e do sistema imunológico. Elas suprimem a inflamação e até contêm vitaminas.[31] A maioria delas vem de alimentos integrais, embora haja toda uma gama de óleos e gorduras animais — gordura bovina orgânica, banha de porco e gordura de pato e frango — procurados pelos mais ferrenhos gourmets. As boas notícias relacionadas às gorduras saturadas estão se disseminando, mas ainda não atingiram a todos. E as más recomendações continuam sendo propagadas, inclusive pelos Institutos Nacionais de Saúde, que têm em seu site uma tabela com óleos e gorduras classificados desde "use mais" até "use menos".[32] O que não surpreende é os institutos insistirem para que a população use, na culinária e na confeitaria, óleos ultraprocessados e insaturados de origem vegetal, como o de canola (que contém apenas 7% de gordura saturada), de cártamo (10%), milho (13%), soja (15%) e margarina (17%) ao mesmo tempo que orienta passar longe da manteiga (68% de gordura saturada) e do óleo de coco (91%).

Essas recomendações vão na contramão do que dizem as pesquisas mais recentes e confiáveis.[33] E é um péssimo conselho para quem cozinha. Lembra-se de que expliquei como alguns óleos e gorduras não aguentam bem quando expostos a altas temperaturas? As gorduras insaturadas são as mais vulneráveis à oxidação. Elas sofrem danos com facilidade, e em contato com altas temperaturas, podem se tornar gorduras rançosas e oxidadas.[34] É muito melhor cozinhar ou fritar usando gorduras saturadas como manteiga, óleo de coco ou *ghee* (manteiga clarificada). Como as moléculas da gordura saturada contêm ligações duplas fortes, são menos propensas a se decompor e a formar gorduras oxidadas nocivas. Além de serem mais saborosas e nutritivas, são também mais estáveis que os óleos vegetais refinados. Não é à toa que nossos avós, bisavós e tataravós usavam manteiga e banha para preparar comida, pães, bolos etc.

4. As gorduras trans jamais foram nossas amigas

A margarina e a gordura vegetal hidrogenada são as gorduras trans recomendadas como substitutos da manteiga e da banha de porco, em nome da saúde. No entanto, essa foi uma péssima orientação, pois esses ingredientes são muito mais tóxicos que as gorduras saturadas que deveriam substituir.[35] É isso o que acontece quando cientistas e engenheiros de alimentos supõem saber mais que a natureza. As gorduras trans só entraram em cena há cerca de um século. Os norte-americanos foram incentivados a comprá-las e consumi-las antes mesmo que fossem estudadas, ou seja, as adotaram sem saber como seriam afetados. A margarina (óleo de soja com adição de hidrogênio, para solidificá-lo) foi inventada em uma época de escassez de manteiga. E não demorou para que esses óleos "hidrogenados", ou gorduras trans, substituíssem a manteiga e a banha de porco em salgados, bolos, biscoitos, tortas, batata frita de saquinho, batata frita palito e milhares de outros alimentos processados. Mais baratas e ideais para prolongar a validade dos produtos, as gorduras trans caíram como uma luva para a produção industrial de alimentos. É por causa delas que aqueles bolinhos recheados industrializados podem durar anos. Mas essas gorduras aumentam as pequenas e densas partículas de colesterol LDL, que se agarram sob o revestimento das artérias, causando obstrução e contribuindo para inflamação crônica, diabetes, obesidade, demência e até mesmo risco de câncer. Foi apenas em 2015 que o FDA finalmente as retirou da lista de "gorduras reconhecidas como seguras", exigindo, ainda, que os fabricantes de alimentos a retirem gradualmente dos produtos.[36] A meta é que até 2018 elas sejam retiradas desses alimentos, mas não está muito claro se todos os alimentos estão incluídos nisso. É possível que você ainda encontre alguns alimentos processados com gordura trans à espreita nas prateleiras. O segredo para evitá-las é ler atentamente a lista de ingredientes dos rótulos e procurar a palavra "hidrogenado/a". As gorduras trans se apresentam sob a forma de óleo vegetal ou de soja hidrogenados. Mesmo que o rótulo diga que o produto é livre de gordura trans, não há como saber se é verdade. O motivo para isso é uma brecha que o FDA deu à indústria alimentícia norte-americana.

5. Hortaliças e gorduras: uma dupla dinâmica

Pense em todas as vezes que você viu alguém pedir uma salada e dizer ao garçom: "Traga o molho à parte, por favor!" Ou nas vezes que você comprou molho light de salada no mercado. Agora pense que todo esse sacrifício foi em vão. O motivo para isso é que alguns nutrientes importantíssimos — como as vitaminas A, D, E e K — são lipossolúveis. Isso quer dizer que nosso organismo não consegue absorvê-los e aproveitá-los sem a presença da gordura. Isso acontece porque a gordura estimula a produção de bile, necessária para a absorção de vitaminas lipossolúveis. Sem ela, as gorduras lipossolúveis das hortaliças, como é o caso da vitamina A, não são bem absorvidas pelo organismo.

Comer uma salada crua sem azeite ou um prato de brócolis temperados apenas com limão não faz tanto bem quanto se possa imaginar. E se você usar molho light em vez de azeite, além de reduzir a biodisponibilidade das vitaminas da salada, ainda vai ingerir uma quantidade indecente de óleos refinados, emulsificantes, flavorizantes artificiais e outros ingredientes não alimentícios, incluindo o xarope de milho, de alto teor de frutose. Os estudos também têm demonstrado que os flavonoides e outros polifenóis do molho de tomate se potencializam na presença de azeite de oliva. Trocando em miúdos: tudo fica melhor com gordura.[37]

6. Mas até mesmo o azeite de oliva pode ser um problema

Como já comentei, muitos óleos e gorduras são voláteis. Até mesmo o azeite mais saudável pode passar de bom a ruim, dependendo da forma como é consumido. Ele pode oxidar se for exposto à luz ou ao calor. Quando aquecido até o ponto de soltar fumaça continuamente — o chamado "ponto de fumaça" —, as moléculas de gordura se desintegram, liberando radicais livres e outras substâncias tóxicas. Por uma questão de segurança, é preciso selecionar os óleos corretos para o tipo de cozimento. Que o azeite de oliva é praticamente um alimento miraculoso não é novidade para ninguém. Ele é rico em gorduras saudáveis, polifenóis e compostos antioxidantes e anti-inflamatórios.[38] Duas colheres de azeite por dia ajudam a proteger contra doenças cardiovasculares.

No entanto, há algumas desvantagens. Como o seu ponto de fumaça é relativamente baixo, cerca de 180°C, o ideal é que seja usado cru, em molhos de salada ou molhos cozidos em fogo brando. O óleo de coco, por ter um ponto de fumaça mais alto, é uma opção mais adequada para refogados. A manteiga também tem ponto de fumaça alto. Inclusive, o ponto de fumaça da manteiga clarificada (*ghee*) é de 230°C, por isso ela é a opção perfeita para uso culinário em altas temperaturas. Nessas temperaturas, gorduras animais como a bovina ou banha de porco são também boas opções. É importante observar que, embora o azeite de oliva refinado "leve" tenha um ponto de fumaça consideravelmente mais alto (240°C) que o do azeite de oliva extravirgem,[39] ele apresenta poucos benefícios para a saúde.

E mesmo que você não use azeite no preparo da comida, ainda há a possibilidade de um problema: o azeite pode ser falsificado. Se você já viu o preço dos azeites de oliva importados vai entender por que os falsificadores podem se interessar. Estima-se que 70% do azeite vendido nos Estados Unidos como azeite de oliva extravirgem tenham sido adulterados, tanto com azeite de qualidade inferior ou até com outros óleos vegetais, como oleaginosas ou soja. Isso não é nenhuma novidade. Essa falsificação acontece desde a Antiguidade,[40] sendo a maior fonte de renda para grandes organizações criminosas da Itália. O mercado do azeite falsificado é três vezes mais rentável que o tráfico de cocaína.[41] O azeite de oliva legítimo tem cor verde-escura e pronunciado sabor de azeitona. Ele pode ter um sabor picante e levemente amargo. Experimente uma colher do azeite. Caso sinta um amargor no fundo da garganta, ele, provavelmente, é verdadeiro. Como muitos norte-americanos não têm experiência no uso do azeite, os falsificadores acabam mandando muita mercadoria falsificada para o mercado dos Estados Unidos. Um estudo do Olive Center da Universidade da Califórnia, na cidade de Davis, descobriu que o azeite de oliva produzido e engarrafado na Califórnia tem maior probabilidade de ser autêntico que os azeites importados.[42]

7. O óleo de coco ficou com má reputação

Em primeiro lugar, não há nenhum estudo afirmando que o óleo de coco provoque doenças do coração. Nenhum. Em segundo lugar, essa condenação se baseia em uma hipótese já refutada. Trata-se da hipótese da dieta do coração: as gorduras saturadas elevam as taxas de colesterol LDL; o colesterol LDL causa doenças do coração; qualquer coisa que eleve as taxas de colesterol LDL faz mal; portanto, o óleo de coco é prejudicial à saúde. O único problema é que os dados não sustentam a hipótese. Mas, assim como demorou para a humanidade assimilar a observação de Copérnico — de que a Terra gira em torno do Sol —, o mesmo vai acontecer para que as pessoas abandonem a falsa crença de que uma dieta de baixo teor de gordura e baixo colesterol pode salvá-las das doenças cardiovasculares. Na verdade, as dietas de baixo teor de gordura *causam* doenças cardiovasculares.

AFINAL DE CONTAS, O QUE DEVEMOS COMER?

Em um artigo publicado em 2017 no jornal *USA Today* o autor declarou que "O óleo de coco não é e nunca foi saudável", com base em uma revisão de gorduras feita pela Associação Americana do Coração (AHA). Há décadas a AHA está na vanguarda do que há de pior em desinformação, desde que passou a divulgar que gordura faz mal à saúde e mata. E orientou a população a consumir uma dieta de baixíssimo teor de gordura e colesterol, mas carregada de carboidratos ricos em amido. (A AHA recebe importantes patrocínios dos fabricantes de cereais matinais, que colam o selo de aprovação da Associação em seus produtos "sem gordura", mas que são 75% de açúcar.) No entanto, avassaladora quantidade de pesquisas tem demonstrado que isso tudo é um equívoco. As recomendações da AHA já mataram milhões de pessoas (não é exagero) de diabetes e doenças cardiovasculares. É por isso que as Diretrizes Nutricionais de 2015, em uma edição bem conservadora, retirou as indicações de limites do consumo de gordura e eliminou restrições ao colesterol em nossa alimentação. Se você tiver interesse em se informar sobre a corrupção da AHA e sobre os patrocínios pagos pela indústria farmacêutica, gigantes da indústria alimentícia — inclusive fabricantes de cereais matinais açucarados e de óleos vegetais —, leia o artigo (em inglês) de Kevin Michael Geary no site Medium.com: "Is the American Heart Association a Terrorist Organization?" [Seria a Associação Americana do Coração uma organização terrorista?, em tradução livre]. Embora o tom do título seja sensacionalista, o conteúdo é correto.

Sim, é verdade, hoje existe uma verdadeira febre do óleo de coco. O que há por trás disso? Os brócolis são um alimento saudável? Sim, mas comer apenas brócolis não faz nada bem à saúde. O óleo de coco faz, sim, bem à saúde, mas só se fizer parte de uma dieta saudável, e não como elemento principal. As populações do Pacífico Sul o consomem há milhares de anos, sem malefícios. Ele traz vários benefícios à saúde, elevando as taxas do bom colesterol, o HDL. Melhora a qualidade, o tamanho e o tipo do colesterol e reduz a proporção colesterol/HDL — muito mais eficiente para prevenir doenças cardiovasculares do que o LDL. As populações cujas dietas apresentam mais de 60% de óleo de coco não sofrem de doenças do coração.[43] Ele também tem propriedades antifúngicas e antimicrobianas, e contém um tipo especial de gordura saturada chamado triglicerídeo de cadeia média (MCT, na sigla em inglês), que acelera o metabolismo, reverte a resistência à insulina e melhora a função cognitiva. Os MCTs são extraordinários. Eles passam do estômago direto para o fígado. Isso significa que não se armazenam nas células adiposas. Pelo contrário, se convertem facilmente em energia. Os experimentos têm demonstrado que pacientes obesos tratados com óleo MCT apresentam aceleração do metabolismo, perdem peso e, ainda, melhoram a proporção de colesterol bom e ruim.[44] E também contém ácido láurico, que faz maravilhas pelo sistema imunológico. A única outra fonte desse ácido é o leite materno. Aliás, o leite materno contém 24% de gordura saturada — quantidade muito maior que os 6% recomendados pela Associação Americana do Coração. Em quem você confia mais? Na natureza/Deus ou na AHA? Lamento que você tenha sido enganado com tanta desinformação resultante de pesquisas ultrapassadas e divulgadas pelo jornalismo de má qualidade. Eu tomo óleo MCT derivado do óleo de coco todos os dias. Ele deixa o cérebro mais alerta, os pensamentos mais claros e ajuda muito na atividade física, pois aumenta a produção de energia.

8. O que há de verdade nas dietas da moda: cetogênica e jejum intermitente?

Você já deve ter ouvido falar que uma dieta cetogênica pode fazer bem à saúde — que ajuda a perder peso, proporciona longevidade e melhora a função cognitiva —, mas não tem certeza se a badalação corresponde à realidade. O mesmo sobre o jejum intermitente, ou "alimentação com restrição de horários", e como esse método pode ter efeitos semelhantes. Mas essas dietas são realmente boas? São, sim.

Em primeiro lugar, vale observar que a dieta cetogênica existe na medicina há muito tempo. É usada para tratar epilepsia quando a medicação não surte efeito. Sim, é isso mesmo: quando a medicação não funciona, usamos alimentos. Ela tem eficácia comprovada (por muitas pesquisas) na reversão de diabetes tipo 2, obesidade, doença de Alzheimer, autismo, câncer cerebral e de outros tipos, além de prolongar a expectativa de vida, melhorar a função cerebral e muito mais. Mas, enfim, o que é a dieta cetogênica?

Comecemos com um pouco de biologia. O corpo dispõe de um sistema de armazenamento de energia para usar em caso de fome. Normalmente, o organismo queima a glicose (carboidratos) para obter energia, mas um dos planos de contingência do corpo é queimar gordura também. Temos cerca de 2.500 calorias de carboidratos (na forma de glicogênio) armazenadas nos músculos. Mas temos cerca de 40 mil calorias de gordura armazenadas no corpo (e algumas pessoas têm muito mais do que isso). Quando os carboidratos se tornam escassos (na época em que os homens viviam em cavernas, isso acontecia em períodos de falta de alimentos), a gordura é mobilizada na forma de cetonas, que são usadas como fonte de combustível alternativo. As cetonas formam um combustível muito mais limpo e estimulam várias coisas boas no organismo.

A dieta cetogênica reduz o tamanho dos órgãos, aumenta a produção de células-tronco, reduz as perigosas gorduras abdominais e viscerais, melhora a expressão genética, reduz a probabilidade de câncer, aumenta o tamanho do centro de memória cerebral (conhecido como hipocampo), melhora as funções imunológica e mitocondrial (a produção de energia), aprimora a função cognitiva, reduz inflamação e o estresse oxidativo.[45] Ou seja: tudo de bom para promover a saúde e a longevidade. Camundongos alimentados com dieta cetogênica vivem 13% a mais, mesmo sem restrição calórica.[46] Comparando com a vida humana, seria o equivalente a dez anos extras. As dietas cetogênicas simulam a restrição calórica (bem menos agradável que consumir um monte de gordura), a única forma comprovada e eficaz para prolongar a expectativa de vida, o que, no caso, é de até 30%. Então, uma pessoa comum poderia viver até 104 anos se a seguisse.

Por que não vemos todo mundo querendo segui-la (cerca de 70% de gordura, 20% de proteínas e 10% de carboidratos)? Ela é difícil, e não necessariamente para todos. Se você tem diabetes tipo 2 ou doença de Alzheimer, pense na possibilidade de adotá-la. Mas para uma pessoa comum, não é necessário tamanho sacrifício.

Existem, no entanto, dois "atalhos" para tapear a biologia que proporciona os benefícios da dieta cetogênica sem sacrifícios: fazer jejum intermitente (ou alimentação com restrição de horários, que requer jejuns de 14 a 16 horas por dia) e consumir óleo de coco e de MCT.[47] Você pode seguir um ou os dois. O jejum intermitente nada mais é que um jejum noturno. É o que faziam homens e mulheres das cavernas: jantavam antes de escurecer e só voltavam a comer de manhã (daí o nome "des-jejum"). Mas hoje em dia a maioria das pessoas janta tarde, mas acorda e come cedo. O ideal é terminar o jantar às 18h ou 19h e só comer às 8h ou 9h da manhã. E só. Essa medida ajuda o corpo a se restaurar, se curar e se desintoxicar dos resíduos metabólicos do organismo e do cérebro e muito mais. E ainda estimula a perda de peso.

A segunda opção é tomar, três vezes ao dia, de duas a três colheres de sopa de uma mistura de óleo de coco e de MCT (proporção de 1:1). O MCT produz cetonas rapidamente e o óleo de coco ajuda o organismo a produzi-las durante um período prolongado. Dessa forma, nosso organismo continuará produzindo baixos níveis de cetona, mesmo que você não diminua o consumo de carboidratos. Ainda assim, você terá vários dos mesmos benefícios da dieta cetogênica ou do jejum intermitente. E não, não consuma nada com açúcar, farinha e outros carboidratos refinados (só de vez em quando). Mas pode incluir mais legumes e oleaginosas ricos em amido, além de grãos e leguminosas integrais.

O resultado? O organismo responde melhor quando passa a queimar gordura em vez de carboidrato. E isso também vale para o cérebro.

CONSUMIR GORDURA PREJUDICA O MEIO AMBIENTE?

São tantos óleos — azeite de oliva, óleos de palma, de coco e de abacate — que temos a impressão de que qualquer coisa pode virar óleo. E agora que a guerra contra a gordura acabou — ou pelo menos se aproxima do fim —, há muita gente consumindo gordura sem considerar as limitações. Entusiasta da gordura que sou (leia o meu livro anterior, *Eat Fat, Get Thin* [Coma gordura e emagreça]), fico feliz com isso. Entretanto, também acho importante esclarecer que nem todo óleo é igual.

Óleo de palma: Agora que as gorduras trans estão sendo banidas da indústria alimentícia norte-americana, o óleo de palma passou a ser usado como substituto em petiscos, salgados, bolos, biscoitos e outros alimentos processados. No entanto, a produção e origem da maior parte do óleo de palma consumido pela indústria alimentícia envolve devastação de florestas, destruição de ecossistemas e violação de direitos humanos.

A demanda crescente por esse óleo transformou sua produção na "maior causa de devastação florestal na Indonésia e em outros países equatoriais, com diminuição das áreas cobertas por florestas tropicais", segundo a revista *Scientific American*. A devastação das florestas tropicais contribui para o aquecimento global e, ainda, ameaça as populações vulneráveis de orangotangos que vivem nessas matas. Se comprar óleo de palma, procure o selo de certificação de sustentabilidade. Ao comprar produtos que contenham óleo de palma, procure no rótulo algum indicador de origem sustentável.

Azeite de oliva: O uso intensivo do solo para plantio de oliveiras já causou extensa erosão e desertificação (o processo que transforma terras férteis em deserto) na Grécia, na Itália, na Espanha e em Portugal.[48] Em relatório, a Comissão Europeia responsabiliza as práticas irresponsáveis de produção de azeitona pelo gravíssimo problema ambiental em alguns países da União Europeia. Além de destruir as terras férteis, os grandes produtores de azeitona usam muito agrotóxico e outros produtos químicos, que poluem rios, mananciais e lençóis d'água. Por ser realizada em grande escala justamente para atender uma demanda crescente, a produção de azeitonas acaba esgotando os recursos hídricos locais.

Óleo de coco: Uma vez o vilão, já explicamos seus benefícios. A verdade é que tamanha popularidade também traz sua parcela de problemas. Estima-se que nas Filipinas, grande produtora de coco, 60% dos pequenos produtores da fruta vivam na pobreza. De acordo com a organização americana Fair Trade USA, que defende práticas comerciais éticas, muitos produtores de coco das Filipinas e da Indonésia vivem na miséria. Esse quadro gera questionamentos sobre a sustentabilidade da produção de coco como fonte de renda nessas regiões. Apesar da enorme popularidade dos produtos à base de coco, há uma diferença abismal entre o preço pago pelo consumidor e o valor recebido pelo produtor rural. O consumidor pode até pagar caro por água de coco e cosméticos de óleo de coco, mas o produtor do Sudeste Asiático recebe menos de 0,10 dólares por unidade da fruta. Além disso, o coco é uma monocultura, e essa falta de diversidade é prejudicial ao meio ambiente.

Como acertar na compra de óleos e gorduras sustentáveis

- **O verdadeiro azeite de oliva:** Seria maravilhoso poder comprar azeite de pequenos produtores, com produção séria e bem-administrada, mas nem sempre é possível. Nesse site, Tom Mueller oferece um guia com dicas para comprar bons azeites (em inglês): www.truthinoliveoil.com/great-oil/how-to-buy-great-olive-oil.
- **Bons azeites da Califórnia:** Segue abaixo uma lista de azeites produzidos na Califórnia de procedência e qualidade autênticas:
  1. California Olive Ranch
  2. McEvoy Ranch Organic
  3. Corto Olive
  4. Kirkland Organic
  5. Cobram Estate
  6. Bariani Olive Oil
- **Óleo de coco certificado:** A Fair Trade USA criou um incentivo ao desenvolvimento comunitário. Graças a ele, os produtores de coco recebem um bônus para cada coco "responsável" vendido. Use apenas óleo de coco virgem e orgânico — os outros tipos podem não fazer bem à saúde. O óleo de coco virgem é rico em fitonutrientes que combatem doenças. As antigas pesquisas que o condenaram foram realizadas com o óleo feito do coco seco, e não o fresco. O coco seco sofre um processo de desodorização, aquecimento e processamento químicos. Ao comprar óleo de coco, procure marcas orgânicas certificadas. O link a seguir (em inglês) traz dicas para compras nos Estados Unidos: http://fairtradeusa.org/press-room/press_release/fair-trade-usa-launches--fair-trade-certified-coconuts
- **Prefira a manteiga orgânica:** Ao comprar manteiga, procure marcas orgânicas, de gado alimentado com capim. Para quem está nos

Estados Unidos, o link a seguir (em inglês) informa os produtores locais de manteiga orgânica de cada região: http://www.americangrassfed.org/
- Thrive Market: Visite o site em inglês do Thrive Market, que apresenta ampla variedade de óleos e gorduras saudáveis. Você pode encontrar de tudo nele — *ghee* orgânica, gordura bovina, óleos de abacate, de macadâmia, de coco e de amêndoas, gordura de pato e banha de porco —, os óleos e as gorduras mais nutritivos que possa imaginar: www.thrivemarket.com

EM RESUMO

Se há uma lição que se pode tirar deste capítulo, é a seguinte: o consumo de alimentos integrais e *in natura*, de gorduras saudáveis, inclusive as saturadas, é fundamental para uma boa saúde. Fomos condicionados a acreditar que as gorduras insaturadas dos óleos vegetais fazem bem e que a manteiga, o óleo de coco, a banha de porco, a *ghee* e outras gorduras saturadas são tóxicas. Mas, na verdade, o oposto também vale. Priorize gorduras e óleos que nossos antepassados consumiam, e elimine gorduras e óleos industrializados e ultraprocessados.

Mas se quiser simplificar ainda mais, use apenas azeite de oliva orgânico extravirgem e óleo de coco virgem e orgânico. Use azeite de oliva à vontade na comida, mas, para cozinhar, use-o somente em temperaturas bem baixas. O óleo de coco serve para cozinhar em temperaturas mais altas. Use-o para fazer ovos mexidos, bolos, vitaminas e legumes refogados. (Ele também é ótimo hidratante para a pele e para o cabelo.)

Quanto de gordura devo consumir?

O ideal é que a maioria da gordura consumida venha de carnes bovina e suína, peixes, aves, ovos, laticínios orgânicos, abacate, oleaginosas, azeite de oliva extravirgem, óleo de coco virgem e manteiga orgânica. Não tenha medo dos óleos e das gorduras — eles deixam a comida mais gostosa, oferecem benefícios nutricionais, proporcionam saciedade e ainda ajudam na perda de peso. No fim das contas, a qualidade da gordura é mais importante do que a quantidade. A população norte-americana tem consumido assustadora quantidade de óleos vegetais refinados e gorduras ômega-6, que contribuem para a causa de inflamações e doenças crônicas. Meu conselho é: fique longe deles. Seguir essa orientação é fácil para quem consome comida *in natura* e evita alimentos processados e de má qualidade. Outro detalhe fundamental é: quando misturadas com amido ou açúcar, as gorduras são verdadeiras bombas engordativas. A isso dou o nome de "gordura doce". Essa combinação também produz colesterol ruim. Ou seja: se decidir tomar sorvete, comer batata frita, pão com manteiga e massa ao molho de creme — faça por sua conta e risco!

E qual é a frequência ideal?
Todos os dias, e o ideal é que seja em todas as refeições.

GORDURAS E ÓLEOS: AFINAL DE CONTAS, O QUE DEVEMOS COMER?

- Óleo de abacate orgânico
- Manteiga orgânica, de leite de gado bovino ou caprino criado em pasto
- *Ghee* orgânica, de leite de gado bovino ou caprino alimentado com capim (manteiga clarificada)
- Óleo de coco virgem orgânico
- Gordura bovina orgânica
- Banha de porco orgânica
- Gordura de pato orgânico
- Gordura de frango orgânico

Para usar alimentos crus, em saladas ou outros (e que não podem ser aquecidos):

- Azeite de oliva extravirgem orgânico
- Óleo de nozes
- Óleo de amêndoas
- Óleo de macadâmia
- Óleo de gergelim
- Tahine (pasta de gergelim)
- Óleo de linhaça

GORDURAS E ÓLEOS: AFINAL, O QUE EU DEVO EVITAR?

- Óleo de soja
- Óleo de canola
- Óleo de milho
- Óleo de cártamo
- Óleo de girassol
- Óleo de palma
- Óleo de amendoim
- Óleo vegetal
- Gordura vegetal
- Margarina e todos os substitutos de manteiga, incluindo os mais recentes, que, inclusive, apresentam manteiga na composição de ingredientes
- Se encontrar um alimento com algo "hidrogenado" na composição, fuja: é veneno
- Qualquer coisa que pareça falsa

LEGUMINOSAS

TESTE DE INTELIGÊNCIA NUTRICIONAL

Verdadeiro ou falso?
1. As leguminosas são boa fonte de proteínas.
2. As leguminosas são os alimentos mais saudáveis que existem.
3. Como os humanos pré-históricos coletavam leguminosas na natureza, esses alimentos fazem parte da dieta paleolítica.
4. As leguminosas contêm toxinas que não há como evitar.
5. Diabéticos do tipo 2 não podem consumir leguminosas.
6. A soja é um superalimento.

Respostas
1. Falso: As leguminosas contêm mais carboidratos que as proteínas animais. Em termos de proteínas, 170 gramas de carne orgânica (um bife) contêm o equivalente a quase duas xícaras e meia de feijão-vermelho. Mas essa quantidade de feijão contém cerca de cem gramas de carboidratos. A carne não contém nenhum.
2. Falso: As leguminosas contêm fibras e sais minerais, e são fonte de proteínas e carboidratos para os vegetarianos. No entanto, também contêm proteínas com potencial inflamatório, que podem desencadear quadros de inflamação para algumas doenças autoimunes.

3. Falso: As leguminosas existem desde o advento da agricultura, que remonta há 10 mil anos, sendo relativamente recentes na alimentação humana.
4. Verdadeiro e falso: As leguminosas contêm lectinas e fitatos, que podem prejudicar o revestimento intestinal, impedindo o organismo de absorver os nutrientes necessários. Há, entretanto, formas de neutralizar essas substâncias.
5. Verdadeiro: As leguminosas podem ser benéficas e nutritivas para muita gente. Mas, por conterem amido, podem representar um problema para pacientes com pré-diabetes ou diabetes.
6. Verdadeiro e falso: É comum a soja ser considerada um alimento saudável. O consumo de algumas formas de soja orgânica, como tempeh e tofu, pode trazer alguns benefícios. O problema é a soja transgênica e não orgânica. Embora as autoridades da área de agricultura insistam que os alimentos transgênicos sejam inofensivos, as pesquisas revelam resultados contraditórios. Não seria melhor provar a segurança desses alimentos antes de incluí-los em nossa alimentação?

Receba informações sobre comida e uma receita, toda semana, diretamente da minha cozinha. Assine de graça minha *newsletter*, em inglês, em www.foodthebook.com.

Até que enfim! Um alimento que agrada a todos, não desperta polêmica e nenhuma preocupação. Sério, quem é contra um feijãozinho? É supernutritivo e, apesar de vegetal, rico em proteínas. E mais: é um alimento tradicionalíssimo, consumido há séculos em todos os continentes, fonte barata e abundante de fibras, vitaminas e sais minerais. No seu guia de orientações nutricionais, o governo norte-americano recomenda o consumo de três xícaras de leguminosas por semana. Há inúmeros estudos que correlacionam o consumo de leguminosas a indicadores de boa saúde, como redução de inflamação e pressão arterial, manutenção do peso corporal ideal e diminuição do risco de câncer, diabetes, depressão, suicídio e até de enrugamento da pele. Em suas pesquisas sobre longevidade, o renomado escritor Dan Buettner descobriu que o consumo de leguminosas reduz o risco de morte. Convenhamos, é tudo que se pode querer de um alimento. Caso encerrado: comer feijão faz um bem danado. Certo?

Pena que não é tão simples assim.

A CIÊNCIA DAS LEGUMINOSAS

Em termos botânicos, as leguminosas (ou feijões, se preferir) não são consideradas legumes. Elas são as sementes secas de uma família de plantas, por isso são tão nutritivas. Afinal de contas a missão da semente é conter todos os nutrientes necessários para uma nova vida. As leguminosas também têm a capacidade de absorver nitrogênio diretamente da atmosfera, por isso são ricas em proteínas. (O nitrogênio é crucial para o crescimento de todas as plantas, mas a maioria delas, incluindo hortaliças e frutas, o retiram do solo.) Graças a essa característica, as leguminosas conseguem se desenvolver em solos pobres em nitrogênio. Em um caso como esse, outras culturas exigiriam o uso pesado de fertilizantes. Elas enriquecem o solo onde crescem.

OS ACERTOS DOS ESPECIALISTAS

As leguminosas são ricas em nutrientes, incluindo potássio, zinco, ferro, magnésio, folato e vitamina B6, dentre outros. Cerca de 25% do peso das leguminosas são formados de proteínas. Além disso, contêm boas doses de fibras, que favorecem a flora do intestino e ajudam no seu bom funcionamento. E são um produto barato. Como já comentamos, é uma cultura pouco nociva à natureza. Isso tudo é verdade. O estudo PURE, realizado com mais de 135 mil pessoas em 18 países, ao longo de mais de dez anos, constatou que o consumo de frutas, hortaliças e leguminosas (e não cereais) estava associado a menor incidência de doenças cardiovasculares e a menor risco de morte.[1] Trata-se de um estudo empírico, que não pode provar uma relação de causa e efeito, mas podemos afirmar que esses alimentos não fazem mal à maioria das pessoas.

OS ERROS DOS ESPECIALISTAS

As leguminosas contêm elevado teor de carboidratos, que compõem até 75% do seu peso. E a maioria desses carboidratos é amido, ou seja, são cadeias de açúcar, as mesmas dos cereais. Os carboidratos das leguminosas são diferentes daqueles dos cereais por um motivo relevante, que explicarei mais adiante. Mas, ainda assim, são carboidratos. E você já sabe o que eles podem causar. Podem ser um desastre para pacientes pré-diabéticos, ou diabéticos tipo 2. Juntas, as duas doenças afetam mais da metade dos norte-americanos. Se você não for pré-diabético ou não tiver diabetes tipo 2, pode ter uma alimentação saudável que as inclua. Em relação aos carboidratos, as leguminosas, com exceção dos legumes sem amido, são excelentes.

Mas elas também contêm substâncias chamadas lectinas e fitatos, que impedem o organismo de acessar os nutrientes dos alimentos. As lectinas são benéficas para as plantas, porém não fazem tão bem ao organismo humano. Elas agem como pesticidas naturais, espantando os predadores. Mas quando ingeridas e absorvidas podem causar um problemão no organismo. Na verdade, as lectinas são abundantes em alimentos que costumam causar alergia, como amendoim, trigo, cereais e crustáceos. Elas se agarram às hemácias, provocando inflamação e coágulos no sangue,[2] e talvez tenham relação com a síndrome do intestino permeável[3] e doenças autoimunes.[4]

Cozinhá-las também não ajuda muito. No caso do feijão-vermelho, o cozimento pode, inclusive, potencializá-lo. A fermentação, entretanto, é ótima maneira de reduzir os efeitos nocivos das lectinas. Durante o processo, as bactérias as decompõem e digerem, deixando-as menos nocivas. É por esse motivo que eu oriento as pessoas a apostar nos feijões fermentados, como natto, missô e tempeh. O cozimento na pressão também ajuda a reduzir as lectinas.

A segunda crítica às leguminosas é que a qualidade da proteína delas não é tão útil quanto as proteínas animais, como vimos no teste nutricional no início deste capítulo. Com o avançar da idade, a qualidade da proteína que consumimos começa a importar. Precisamos de mais proteínas para ajudar a construir músculos e manter os que já temos e estão em processo de envelhecimento.[5] Os músculos em envelhecimento precisam de maior quantidade do aminoácido leucina para construir novas células musculares. As leguminosas têm pouca leucina, mas as proteínas animais contêm muito mais. Aparentemente, as proteínas vegetais das leguminosas não são tão eficientes como as animais na manutenção muscular.

Além disso, as leguminosas causam uma proliferação de bactérias ruins no intestino, que podem criar gases e um quadro de inflamação sistêmica em algumas pessoas. Se formos pesar os benefícios nutricionais com as desvantagens, nossa fé cega nas leguminosas pode ter sido malconduzida. E a orientação para consumi-las livremente pode ter sido equivocada. Elas podem, sim, fazer parte de uma alimentação saudável, mas não podem ser a base da dieta.

O QUE AINDA NÃO SABEMOS

Embora ainda não haja dados completos sobre os efeitos das leguminosas (e dos fitatos, das lectinas e do amido delas) sobre todas as pessoas, está claro que para algumas, principalmente as que sofrem de doenças autoimunes, pré-diabetes e diabetes tipo 2, esses alimentos são problemáticos, devendo, por isso, ser evitados. Até mesmo os diabéticos tipo 1 podem se beneficiar de uma dieta de baixíssimo carboidrato, o que é complicado se incluírem leguminosas.[6]

E isso depende do estado geral de saúde da pessoa, ou se ela tem ou não diabetes ou alguma doença autoimune. Atendo muitos pacientes veganos ou indianos vegetarianos. Para a maioria dos meus pacientes, é fácil controlar as taxas de glicose e até abrir mão dos remédios e das injeções de insulina. No entanto, para os meus pacientes veganos ou vegetarianos, é muito difícil reverter diabetes tipo 2. Alguns conseguem com dietas cetogênicas veganas, difíceis de seguir.

NOVE INFORMAÇÕES IMPORTANTES SOBRE AS LEGUMINOSAS

1. Elas não são uma boa fonte de proteínas (Veganos, sinto muito)

Os veganos não precisam obter proteínas de algum lugar? Precisam. Mas com o passar dos anos é complicado para o vegano obter todas as proteínas necessárias apenas com as leguminosas.

Com o avançar da idade, perdemos músculos — eles simplesmente desaparecem (o termo científico para o fenômeno é "sarcopenia"). Ele acontece porque nosso organismo reduz a produção de testosterona e do hormônio do crescimento e aumenta a de cortisol (o hormônio do estresse) e de insulina. Além disso, com a idade, o aproveitamento das proteínas consumidas não funciona tão bem quanto antes. É por isso que precisamos consumir mais proteínas do que quando éramos crianças. Não é de surpreender que as pessoas que consomem alimentos de origem animal — carnes, peixes, ovos e laticínios — têm vantagem nesse caso, pois esses alimentos são riquíssimos em proteínas. Mas se sua alimentação não incluí-los, é preciso obter as proteínas de outras fontes, e embora a maioria dos alimentos vegetais contenha esse nutriente, as leguminosas são, sim, as melhores candidatas.

Feijão tem proteínas, sim, e sem a "bagagem" da carne. O problema é que as proteínas do feijão não atendem a todas as nossas necessidades. Ele tem pouca quantidade de um aminoácido importante, a leucina, necessária para formar e manter a musculatura. As proteínas desses alimentos não são tão abundantes nem tão biodisponíveis quanto as dos alimentos de origem animal. A ingestão diária recomendada, ou IDR, de proteínas alimentares, para o norte-americano médio sedentário, é de 0,72 gramas por cerca de um quilo de peso corporal — ou seja, uma mulher de 55 anos, pesando 63 quilos, deve consumir 53 gramas de proteína. O que a maioria das pessoas não se dá conta é que essa é a ingestão mínima necessária para evitar deficiência proteica, não é a quantidade ideal para manter uma saúde robusta ou para a formação de músculos — um dos órgãos mais importantes do corpo. Em 2015, um grupo de quarenta cientistas especializados em proteínas se reuniu em uma cúpula e publicou um relatório chamado "Introduction to Protein Summit 2.0: Continued Exploration of the Impact of High-Quality Protein on Optimal Health" [Introdução à cúpula das proteínas 2.0: uma exploração contínua do impacto de uma dieta rica em proteínas para uma boa saúde, em tradução livre], no *American Journal of Clinical Nutrition*.[7] Os especialistas concordaram que a maioria dos norte-americanos não consome o suficiente de proteínas (o norte-americano médio obtém cerca de 16% de calorias com proteínas), e acreditam que um adulto ativo talvez necessite do dobro da ingestão diária recomendada. Se você seguir a ingestão diária recomendada de proteínas, vai obter cerca de 10% das calorias a partir desse nutriente, embora a maioria das pessoas necessite que 15% a 30% das calorias da dieta venham das proteínas. Precisamos de mais proteínas quando levamos uma vida mais ativa, e também com o avançar da idade, para manter a massa muscular. O ideal é consumi-las no decorrer do dia, distribuídas uniformemente em todas as refeições.

Sim, é possível obter proteínas de fontes vegetais, mas, além de conter menos leucina, elas têm muitos carboidratos. Para conseguir a mesma quantidade de proteínas de um filé de salmão (170 gramas, 0 carboidrato), seriam necessárias cerca de três xícaras de leguminosas (123 gramas de carboidratos). Faça as contas:[8]

	Quantidade	Calorias	Proteínas (gramas)	Carboidratos (gramas)
Salmão	85g	184	23	0
Carne bovina moída	85g	218	22	0
Feijão-preto	1 xícara	227	15	41
Feijão-vermelho	1 xícara	225	15	37
Feijão-verde	1 xícara	216	15	39
Amêndoas	85g	164	6	6
Cuscuz marroquino	1 xícara	176	6	36
Cereal matinal	1 xícara	115	6	22
Ovo grande	1 ovo	75	6	1

2. As leguminosas contêm muitas fibras e um amido especial

Durante muitos anos os cientistas não conseguiam entender como o organismo humano dava conta dos altos níveis de carboidratos das leguminosas. O mistério foi solucionado na década de 1980 por dois cientistas, que cunharam o termo "amido resistente" para descrever o amido das leguminosas — um tipo diferente de amido que, em grande parte, não entra na corrente sanguínea e vai direto para os intestinos. De certa forma, ele "resiste" à digestão. É uma vantagem, pois os amidos resistentes não são metabolizados nem armazenados como gordura, como acontece com o açúcar e outros tipos de amido. Pelo contrário, os amidos resistentes têm ação semelhante à das fibras. Isso acontece porque eles alimentam a flora de bactérias intestinais que, em troca, criam ácidos graxos de cadeia curta. Esses ácidos graxos mantêm nossa boa saúde intestinal.[9] Um desses ácidos graxos, o butirato, pode acelerar o metabolismo e ajudar a prevenir o câncer.[10] Se comparadas aos cereais, as leguminosas têm muito menor impacto nas taxas de glicose no sangue, graças à ação dos amidos resistentes.

Um estudo publicado no periódico *Archives of Internal Medicine* comparou os efeitos de alimentos vegetais de alto índice glicêmico, como os cereais (que elevam muito a taxa de glicose no sangue), com os dos alimentos vegetais de baixo índice glicêmico, como as leguminosas (que não elevam as taxas de glicose e insulina do sangue) em pacientes com diabetes tipo 2. O grupo que recebeu a alimentação rica em alimentos de baixo índice glicêmico — ou, como eu chamo, "carboidratos lentos" — foi orientado a consumir pelo menos uma xícara de lentilha, grão-de-bico ou outra leguminosa todos os dias. O outro grupo recebeu uma dieta "rica em trigo" e foi orientado a consumir vários tipos de cereais. Passados três meses, os diabéticos do grupo das leguminosas conseguiram maior redução na pressão arterial e em outros fatores de risco cardiovascular quando comparados ao outro grupo. Essas pessoas também apresentaram taxas menores de hemoglobina glicosada A1c, que serve para medir até onde a taxa de glicose subiu nas últimas seis semanas.[11] Vale lembrar: consumir leguminosas é muito melhor que consumir cereais, principalmente para diabéticos do tipo 2, embora não seja melhor que proteínas e gorduras animais.

Como você pode reparar, as leguminosas são melhor fonte de carboidratos que os cereais. E algumas, como lentilha e grão-de-bico, são melhores que outras. Mas, assim como no preparo de batata e arroz — ambos com amido —, quando for cozinhá-las, deixe que esfriem antes de consumi-las. Essa medida ajuda a aumentar a quantidade de amido resistente.[12] Mas isso não muda o fato de serem ricas em carboidratos, e é por isso que recomendo aos pacientes com resistência à insulina, diabetes, sobrepeso e doenças autoimunes, como tireoidite de Hashimoto, que fiquem longe desses alimentos.

3. As leguminosas não são a melhor opção para o intestino (para quem tem problemas intestinais)

Em três estudos nutricionais dedicados às leguminosas os participantes comeram feijão-rajado e feijão-fradinho, e depois responderam se ocorrera mais flatulência que o normal. Segundo a pesquisa, "menos de 50% dos participantes relataram aumento na flatulência devido ao consumo de feijão-vermelho durante a primeira semana de cada ensaio, mas apenas 19%

relataram aumento da flatulência devido ao feijão-fradinho".[13] Curiosamente, "um pequeno percentual (3% a 11%) relatou aumento da flatulência nos três estudos, mesmo as pessoas que seguiram a dieta de controle, sem alimentos que produzem gases". Os pesquisadores concluíram que "pode haver exagero na preocupação sobre a flatulência causada por leguminosas".

Mas isso tudo depende do que está acontecendo no intestino. Até 15% dos adultos têm síndrome do intestino irritável,[14] e até 20% apresentam refluxo.[15] É comum esses problemas serem causados pelo crescimento exagerado de bactérias nocivas no intestino delgado ou no cólon. Um fato pouco conhecido: o ser humano não produz gases. A culpa é das bactérias que comem os alimentos que ingerimos e os fermentam, produzindo gases. E essas bactérias do mal ficam alucinadas com o amido das leguminosas. Caso sinta desconforto abdominal, o melhor a fazer é evitar esses alimentos e buscar tratamento da floral intestinal com um bom médico especializado em medicina funcional.

4. As leguminosas contêm substâncias que podem causar doenças

Como as árvores não conseguem fugir dos predadores, todas as frutas e legumes contêm substâncias naturalmente tóxicas ou irritantes. Tais substâncias protegem as plantas, causando desconforto às criaturas (nas quais nos incluímos) que vão comê-las. As leguminosas contêm lectinas e fitatos. Como comentamos, as lectinas são proteínas inflamatórias que podem penetrar no revestimento intestinal, danificando-o e levando à síndrome do intestino permeável. E isso pode desencadear um processo inflamatório em todo o organismo, processo esse correlacionado a todo tipo de problema: de obesidade e diabetes tipo 2 até doenças autoimunes, depressão e doenças neurodegenerativas. O outro antinutriente, o fitato, também conhecido como ácido fítico, é uma forma do fósforo que o organismo humano não consegue digerir. Mas as lectinas e os fitatos são uma faca de dois gumes, pois também podem fazer bem à saúde. Segundo as pesquisas, podem ter ação contra câncer, diabetes, obesidade e doenças cardiovasculares. Os fitatos não são exclusividade das leguminosas: algumas hortaliças, como o espinafre, contêm altas quantidades dessa substância. E por que eu não oriento as pessoas a deixarem de comer espinafre? Porque seu alto valor nutritivo e baixíssimo teor calórico superam sua pequena quantidade de toxinas.

Outro fato pouco conhecido: existe um grupo de pessoas, a maioria de origem mediterrânea, com um gene que torna a fava um alimento tóxico. Quem sofre desse distúrbio, chamado favismo, pode apresentar um quadro de febre repentina e arritmia cardíaca com taquicardia, podendo entrar em coma e morrer poucas horas após consumir favas.[16]

5. Feijão de lata é prático, mas também oferece riscos

Em geral, o feijão de lata apresenta teores indecentes de sódio: o consumo de meia xícara de feijão-preto enlatado fornece 20% da ingestão diária recomendada de sódio. (A bem da verdade, essa mesma quantidade fornece 25% do consumo diário recomendado de fibras.) Outro problema do feijão enlatado é que as latas são revestidas de BPA, ou bisfenol-A, uma resina epóxi também encontrada em garrafas e mamadeiras de plástico. Trata-se de um disruptor endócrino que prejudica o cérebro e a próstata de fetos, bebês e crianças. Por esse motivo, gestantes e crianças devem manter distância do BPA — que também tem correlação com obesidade, diabetes tipo 2,[17] disfunção erétil e hipertensão.

Segundo a FDA, como os níveis de BPA encontrados em alimentos enlatados são mínimos, não há motivo para preocupação. Mas por que se arriscar? Afinal, é a mesma FDA que não via problema nas gorduras trans. Em ensaio clínico publicado no periódico *Hypertension*, os pesquisadores constataram, em um período de duas horas, uma elevação nos níveis de BPA na urina de pessoas que consumiram alguma bebida de lata, e uma elevação também na pressão arterial. Mas quando os participantes do ensaio consumiram a mesma bebida a partir de uma garrafa de vidro, não foi verificada elevação nos níveis de BPA, nem alteração na pressão arterial.[18]

Atualmente, muitos alimentos e bebidas enlatados trazem, nos rótulos, selinhos prometendo ser isentos de BPA. Mas isso não quer dizer que você, consumidor, esteja a salvo. Segundo alguns estudos, é comum as embalagens que se apresentam como isentas de BPA terem outros disruptores endócrinos, como BPS e BPF, que são ainda mais potentes e potencialmente nocivos que o BPA.[19] Caso você insista em consumir feijão e outras leguminosas, compre as marcas que ofereçam o produto orgânico e com baixo teor de sódio, embaladas em potes de vidro, ou compre-as secas, para preparar em casa (deixe-as de molho antes de cozinhar).

6. Ervilha e vagem: mais legumes que leguminosas

Em termos técnicos, a ervilha é uma leguminosa, embora pareça um legume. Seu sabor adocicado é o primeiro indicativo de que ela contém mais açúcar que, digamos, a couve. Mas, apesar disso, a ervilha contém menos amido que as demais leguminosas, e quantidade semelhante de proteínas. Uma xícara de ervilha oferece 40% da ingestão diária recomendada de vitamina K, e 35% da de manganês. Assim, é uma opção mais saudável que a maioria das leguminosas. E isso serve para a vagem também. E mais: quem não gosta de ervilha e vagem? Aproveite! Elas têm baixo teor de amido, são crocantes, ricas em vitaminas e sais minerais. Impossível não amar!

7. O amendoim também é uma leguminosa, mas não faz bem à saúde

É verdade! Não se deixe enganar. O amendoim não é uma castanha. O amendoim tem as mesmas vantagens da maioria das leguminosas. É rico em gorduras monoinsaturadas (mas também contém muitas gorduras ômega-6, que são inflamatórias). O óleo de amendoim é um problema, mas um punhado de amendoim, não. É mais rico em antioxidantes que a maçã, fora o folato e a vitamina E, sem falar no teor de proteínas, semelhante ao do feijão. Mas atualmente as alergias e a sensibilidade ao amendoim se tornaram onipresentes. Outro fator ainda mais grave é o fungo aflatoxina, que é tóxica e cancerígena, e prolifera no amendoim mal-armazenado.

Embora eu defenda arduamente o uso de gorduras naturais na alimentação, não se deve exagerar no consumo de amendoim cru nem de pasta de amendoim, o que pode parecer confuso para quem sempre os consumiu. Basta ler os rótulos da maioria das pastas de amendoim vendidas no mercado para ver quanta gordura ruim, açúcar e conservante químico você vai evitar se deixar de consumi-las. As marcas comuns de pasta de amendoim são, na maioria, repletas de gordura trans adicionadas (óleo de soja hidrogenado) e xarope de milho de alta frutose. Mesmo as marcas que se apresentam como "naturais", sem gorduras trans e "sem conservantes e flavorizantes e corantes artificiais", acabam usando enorme quantidade de açúcar e sal.

O óleo de amendoim é altamente processado e contém alto teor de gorduras ômega-6. Não tem problema comer amendoim fresco ou pasta de amendoim natural de vez em quando. Se for consumi-los, que seja em quantidades mínimas. Experimente substituir por pastas de amêndoas, castanha-de-caju ou macadâmias. (Para mais informações, consulte o capítulo sobre oleaginosas e sementes.)

8. A soja pode fazer bem à saúde

A soja é praticamente sinônimo de alimento saudável, mas a verdade é que há muita propaganda e excesso de otimismo nessa história. Só existe um fundo de verdade nessa reputação da soja.

O edamame — a vagem de soja — é geralmente vendido congelado, depois é cozido no vapor, temperado com sal e servido quente ou frio. Leguminosa com alto teor de amido, a soja contém altos níveis de inibidores de enzimas que impedem o organismo de absorver seus próprios nutrientes. Fermentá-la resolve esse problema. Trata-se de um saber conhecido há milênios, desde quando a soja começou a ser usada para consumo humano, na China. Os quatro derivados fermentados de soja — tempeh, natto, missô e molho de soja (sem glúten) — são as formas mais saudáveis de consumi-la. O tempeh consiste de grãos de soja cozidos e fermentados; o missô é uma pasta de soja fermentada, usada em molhos e sopas; o molho de soja autêntico é produzido e fermentado a partir do grão integral (a imitação barata norte-americana usa extratos e vários aditivos artificiais); sobre o natto, melhor nem perguntar — é um alimento tão estranho e malcheiroso que eu duvido que um dia você vá querer provar. Mas se conseguir se acostumar ao odor e à textura gosmenta, vai tirar proveito de suas propriedades anti-inflamatórias e anticoagulantes (que ajudam a afinar o sangue). A fermentação neutraliza as toxinas e os inibidores de enzima, preservando, assim, os nutrientes e as proteínas da soja. O tempeh e o tofu são alimentos vegetais ricos em proteínas e pobres em carboidratos.

O tofu foi criado mais tarde. Não é fermentado, mas cozido para formar a massa macia e lisa. Mas até mesmo o tofu, um queridinho das lojas de produtos naturais, contém as mesmas toxinas, irritantes, e outros problemas associados à soja não fermentada. Não esqueçamos: 95% da soja produzida nos Estados Unidos são transgênicas[20] e repletas de agrotóxicos. O consumo de soja e derivados orgânicos resolve esses problemas.

9. O derivado da soja é um veneno para a saúde

O óleo de soja é um daqueles produtos que ninguém usa, mas todo mundo consome. É o óleo mais usado na produção de alimentos processados e industrializados. Sua produção emprega métodos altamente industrializados, que acabam eliminando o valor nutritivo do grão da soja. E a maior parte do óleo de soja usado na fabricação de alimentos vem na forma de gordura hidrogenada ou gordura trans. O óleo de soja é a principal fonte de ácidos graxos ômega-6 da alimentação, o mesmo tipo de gordura que inflama os tecidos e aumenta os riscos de doenças cardiovasculares, câncer, demência e até mesmo depressão, homicídio, violência e suicídio.[21]

Depois que o óleo é extraído do grão de soja, a sobra também é aproveitada. Hoje em dia encontra-se a proteína isolada de soja em toda parte — de ração de gado até como alternativa supostamente saudável da carne animal. No entanto, a forma como a proteína de soja é processada altera sua natureza química para pior. Ela tem ação cancerígena. Todos os shakes, barras proteicas, salsichas e "carnes" de soja são péssimas opções! As "carnes" vegetais industrializadas jamais serão superiores às carnes de verdade. A proteína de soja é usada em pães e em alguns leites de soja. É usada até mesmo em leite em pó para bebês, o que é assustador.

E há também o leite de soja, uma bebida esquisita que a humanidade só passou a consumir recentemente. Embora a soja seja considerada um alimento saudável por muitas pessoas, já vi seu consumo fazer crescer seios em homens e menininhas. Você pode até usá-lo com o café, mas não tome nenhum tipo de bebida de soja e leite de soja. Experimente trocar por leite de amêndoas ou coco.

ALERTA NERD: UM POUCO MAIS DA CIÊNCIA DAS LEGUMINOSAS

Os defensores da dieta paleolítica — que se baseia nos alimentos consumidos por homens e mulheres das cavernas — recomendam cortar as leguminosas da alimentação. Eles argumentam que, assim como os cereais, as leguminosas são resultado da revolução agrícola. Isso é quase verdade. Nossos ancestrais que viviam da caça e da coleta de alimentos realmente não comiam leguminosas. No entanto, os pesquisadores descobriram depósitos de placa nos dentes de neandertais, um indício de que eles se alimentavam de ervilhas e leguminosas silvestres.[22] E ainda hoje existem sociedades de caçadores e coletores que se alimentam de variedades antigas de leguminosas. Por exemplo, o povo! Kung San, que vive no deserto Kalahari, aprecia o feijão tsin (que dificilmente será encontrado no mercado da sua cidade).

EM RESUMO

As leguminosas têm, sim, suas vantagens. O amido resistente talvez seja sua melhor qualidade. Mas, por outro lado, as leguminosas não oferecem nada que não conseguimos de outros alimentos de origem vegetal (fibras e sais minerais) ou de origem animal (proteínas e outros nutrientes), e ainda têm as desvantagens inerentes ao seu consumo (amidos, dificuldade de digestão, permeabilidade intestinal). Assim, comer leguminosas *não* é uma necessidade. Com base nas pesquisas e nas minhas experiências usando alimentos para tratar dezenas de milhares de pacientes, posso afirmar que as leguminosas nem sempre são as melhores amigas do homem.

Grandes estudos populacionais revelam que os povos que consomem leguminosas regularmente tendem a ter boa saúde, mas isso não comprova seus benefícios. Tal como acontece em todos os estudos empíricos, é possível que as pessoas de bons hábitos — que se alimentam bem, não fumam, dormem bem e praticam exercícios — também sejam as mesmas que comem leguminosas e outros alimentos saudáveis. Ninguém sabe ao certo. Mas a realidade é que não existe um único ingrediente que seja a fonte absoluta de saúde, muito menos as leguminosas. Muitos pacientes com problemas comuns, como distúrbios digestivos, sensibilidades alimentares, dificuldade no controle do peso, insensibilidade à insulina etc. podem ver melhorias ao evitar leguminosas e alimentos processados à base de soja.

Embora eu sempre recomende moderação no consumo de feijão e leguminosas, não quero dizer que esses alimentos sejam proibidos a todo mundo. Se você tiver boa saúde e uma alimentação variada, eles podem ser ótimo complemento. Mas como saber se comer um feijãozinho faz bem ou não?

Se você for vegano: Sim, você precisa conseguir proteínas de alguma fonte, e já está acostumado a dedicar tempo considerável ao preparo da comida. Assim, imagino que não vá se incomodar de deixar o feijão de molho. Mas não se iluda, acreditando que está consumindo toda a proteína necessária. Provavelmente, não está. A qualidade das proteínas começa a ser mais importante com o avançar da idade, e, em geral, não é tão fácil manter a massa muscular apenas com feijão e proteína vegetal.

Se for orgânico: É uma indicação de que também é não transgênico.

Se você amar leguminosas além da conta: Pense que há coisas piores que você poderia estar comendo. Recomendo, no entanto, que coma feijão e leguminosas de uma a duas vezes por semana — e não uma xícara por dia, como indicam alguns especialistas —, o que pode ter importante impacto nas taxas de glicose no sangue. Dê preferência aos feijões e às leguminosas da lista a seguir.

Qual a quantidade ideal?

A porção máxima é de meia xícara, uma vez ao dia. Se você for alto, pode dobrar essa quantidade. Se levar uma vida muito ativa, talvez também consiga tolerar uma quantidade maior.

E como devo prepara o feijão?
- Deixe o feijão de molho a noite toda, e descarte a água depois.
- Cozinhe com alga kombu para deixá-lo mais digestivo.
- Se usar feijão em conserva, procure marcas orgânicas de embalagens isentas de BPA.

Evite leguminosas caso:
- Tenha resistência à insulina ou diabetes tipo 2.
- Tenha tendência a alergias ou sensibilidades alimentares.
- Tenha dificuldade de manter o peso ou esteja com muita gordura abdominal.
- Tenha síndrome do intestino irritável ou qualquer outra dificuldade digestiva.
- Sofra de doenças autoimunes, como artrite reumatoide, psoríase, lúpus ou outras.
- Seja homem e esteja tentando ser pai; é comprovado por pesquisas que o consumo de até mesmo meia porção de alimentos à base de soja e/ou leite de soja pode reduzir consideravelmente a contagem de esperma.
- Tenha câncer de mama. Mas em quantidades moderadas e poucas vezes por semana os alimentos tradicionais à base de soja (não valem os substitutos industrializados de carne) podem ter ação protetora.

FEIJÃO E LEGUMINOSAS: AFINAL DE CONTAS, O QUE DEVEMOS COMER?

- Alimentos tradicionais, à base de soja orgânica e não transgênica, como tofu, tempeh, natto e missô e molho de soja/tamari orgânico e sem glúten
- Variedades com menor teor de amido, como ervilha e lentilha (principalmente a rosa, embora as variedades francesa e tradicional também sirvam)

- Feijão-preto, grão-de-bico e feijão-azuki
- Vagem e ervilhas frescas orgânicas
- Feijão-fradinho, feijão-de-corda e outros integrantes da família
- Edamame (vagem de soja), mas sem exagero
- Feijão-mungo

FEIJÃO E LEGUMINOSAS: AFINAL DE CONTAS, O QUE NÃO DEVEMOS COMER?

- Fava (alto teor de amido)
- Feijão-vermelho (idem)
- Feijão assado à moda americana ou inglesa (alto teor de açúcar)
- Amendoim, quase sempre (devido às toxinas)
- Qualquer feijão em conserva e em lata com BPA

CEREAIS

TESTE DE INTELIGÊNCIA NUTRICIONAL

Verdadeiro ou falso?

1. O pão de farinha integral é ótima opção para incluir cereais integrais na alimentação.
2. A aveia é uma das opções mais nutritivas para o café da manhã.
3. O milho tem muito amido e é pouco nutritivo.
4. O ideal é consumir, no mínimo, duas a três porções de cereais todos os dias.
5. Não vale a pena cair no modismo dos alimentos sem glúten.
6. De todos os cereais, o arroz é o mais nutritivo.
7. As fibras dos cereais ajudam a manter o bom funcionamento do intestino.

Respostas

1. Falso: Em geral, o pão de farinha integral contém pouca quantidade de cereal integral. O primeiro ingrediente da lista costuma ser "farinha de trigo integral", o que confere ao produto um ar de saudável. Mas não é. Trata-se de farinha branca com uns floquinhos de trigo integral misturados, em geral, com muito açúcar ou xarope de milho de alta frutose. Dá para acreditar mesmo que um cookie integral, desses de mercado, é saudável? Não. Cada porção tem quase seis

colheres de chá de açúcar. Não se deixe enganar pelos rótulos dos produtos "integrais". Além do mais, essa farinha integral é tão fina que acaba agindo como açúcar, seja de trigo integral ou não.
2. Falso: Embora seja uma opção melhor que os cereais açucarados, a aveia possui alto índice glicêmico. Consumi-la no café da manhã é quase garantia de passar o dia comendo mais do que se deve. A farinha de aveia também não é muito melhor... As melhores opções para o café da manhã são proteínas e gorduras.
3. Verdadeiro e falso: Embora rico em amido, o milho contém fibras e antioxidantes, que são responsáveis por sua coloração amarela viva.
4. Falso: Ninguém precisa comer cereal *nenhum*. É possível obter os nutrientes dos cereais a partir de outros alimentos bem menos problemáticos. Na verdade, não existe uma necessidade biológica de consumir carboidratos. E se você quer emagrecer, a última coisa que deve fazer é uma dieta rica em cereais e carboidratos.
5. Falso: A verdade é que passaríamos muito bem, obrigado, sem o glúten. Segundo o Dr. Alessio Fasano, da Universidade de Harvard, o maior especialista mundial em glúten, a sensibilidade não celíaca ao glúten é uma enfermidade real,[1] e quem consome glúten provoca pequenas lesões no revestimento do intestino, causando inflamação e permeabilidade intestinal. Mesmo quem não é celíaco deve evitar consumi-lo com regularidade.
6. Em boa parte falso: Algumas variedades de arroz são mais saudáveis que outras, mas existem cereais mais nutritivos e com menos carboidratos — arroz negro, quinoa e trigo sarraceno, por exemplo.
7. Verdadeiro: Os cereais contêm fibras que ajudam na saúde intestinal, mas outros alimentos de origem vegetal também.

Receba informações sobre comida e uma receita, toda semana, diretamente da minha cozinha. Assine de graça minha *newsletter*, em inglês, em www.foodthebook.com.

Existe slogan melhor?

Ó, lindos céus e campos cor de âmbar...

Entende o que quero dizer? Eles só estão abaixo do céu, e vêm antes até mesmo das majestosas montanhas lilases. Esse é o espaço que os cereais ocupam no imaginário norte-americano, isso sem falar na nossa alimentação. Pão é "vida". Mas do que qualquer outra coisa, os cereais formaram os Estados Unidos. A prova disso está nas colossais dimensões das áreas cultivadas com trigo, cevada, milho e sorgo, e na gigantesca quantidade de cereais que o país exporta e na que consome. Os alimentos à base de cereais são, disparado, a principal fonte de calorias na dieta norte-americana.[2] Entre os adultos, a principal fonte de calorias são bolos, biscoitos e tortas, seguida de pães fermentados. Entre os adolescentes, a principal fonte de calorias é a pizza, ou seja: farinha e queijo. Os cereais que entram nesses alimentos — principalmente trigo, milho, arroz e sorgo — estão entre as culturas que recebem subsídios agrícolas bilionários do governo norte-americano. Isso quer dizer que o dinheiro do contribuinte é gasto para manter sempre no topo os alimentos à base de cereais: pães, massas, arroz, cereais matinais, biscoitos doces e salgados, bolos, pizza e aveia. E não para aí. A maioria dessas lavouras subsidiadas pelo governo é destinada à produção de ração animal. Isso significa que os norte-americanos estão consumindo cereais indiretamente a partir da carne de gado e aves alimentados com ração de cereais, além dos laticínios. O norte-americano médio consome sessenta quilos de farinha de trigo por ano (em 1995, eram 66 quilos) — são 150 gramas de farinha por pessoa, por dia, e há quem consuma muito mais. Nessa conta não entraram os demais cereais nem as batatas. O organismo humano não foi feito para dar conta de tanto amido. É uma droga pesada, que causa obesidade,[3] doenças cardiovasculares,[4] diabetes tipo 2, demência[5] e até mesmo câncer.[6]

Vejamos o que a ciência diz sobre os cereais, e o que devemos e não devemos fazer.

A CIÊNCIA DOS CEREAIS

Os cereais são as sementes da família das gramíneas. Elas sempre existiram na natureza, é claro, mas só se tornaram comestíveis depois da invenção da agricultura, há cerca de 10 mil anos. Graças à técnica recém-adquirida de cultivar os alimentos, não era mais necessário coletá-los direto da natureza. Essa foi a melhor notícia da era neolítica. Mas também houve más notícias. Ocorreu um retrocesso na configuração física humana — o esqueleto encolheu em reação à nossa dependência a essa nova forma de nutrição, um sinal da influência dos cereais na nossa saúde.[7] Os cereais representavam uma fonte garantida de subsistência.

OS ACERTOS DOS ESPECIALISTAS

Cada parte de um cereal traz seus benefícios. As fibras do farelo (composto das camadas externas do cereal) passam direto pelos intestinos sem serem digeridas, mas carregam consigo tudo que encontram pelo caminho. É por isso que ajudam a manter o bom funcionamento intestinal, eliminando toxinas e mantendo a saúde do cólon. Por retardar a digestão, o farelo também ajuda a manter bons níveis da taxa de glicose. Pelo menos na teoria, isso ajuda a reduzir os riscos de diabetes. O consumo de farelo também é associado a boas taxas de colesterol,[8] pressão arterial normal,[9] e até mesmo à prevenção de doenças cardiovasculares e câncer.[10] O melhor é que as fibras são a comida preferida dos trilhões de bactérias do bem que vivem nos intestinos.

O gérmen (a parte reprodutiva do cereal, que gera uma nova planta) contém, praticamente, todos os nutrientes do cereal, como vitaminas do complexo B, vitamina E e tocoferóis, além de sais minerais como magnésio e potássio, proteínas e até mesmo algumas gorduras. Por ora, tudo bem.

O terceiro componente do cereal, o endosperma, ou reserva de energia da planta, é amido puro. Como o cereal é uma semente, essa parte é necessária para o crescimento de uma nova planta. Para os animais que comem o cereal — inclusive nós, humanos —, ele desempenha a mesma função: se decompõe em forma de glicose, que gera uma descarga do hormônio insulina, o adubo de gordura do organismo, ou hormônio de armazenamento de gordura. Os altos níveis de insulina causados pelo amido e pelo açúcar são a força motriz por trás das epidemias de obesidade e doenças crônicas. Eles têm relação com doenças cardiovasculares, diabetes tipo 2, câncer e até mesmo demência.

Isso pode causar problemas.

OS ERROS DOS ESPECIALISTAS

A comunidade de nutricionistas leva a culpa de ter disseminado muita desinformação ao longo dos anos. Ela afirmava que para emagrecer bastava apenas cortar calorias. Essa foi uma grande farsa, pois apenas alguns tipos de calorias levam ao ganho de peso (carboidratos), enquanto outras levam à perda de peso (gorduras). Esses mesmos nutricionistas nos orientaram a cortar o colesterol e evitar a gema do ovo — outro desastre. Mas sua crença — insistente e equivocada — de que os carboidratos são mais benéficos à saúde do que as gorduras, provavelmente, entrará para a história como a maior catástrofe nutricional do século XX. Essa desinformação já matou, literalmente, milhões de pessoas. Primeiro, a comunidade médica orientou a população a melhorar a saúde cardiovascular cortando gorduras e substituindo-as por cereais (um erro). Depois, o governo norte-americano entrou no circuito, publicando, em 1992, suas diretrizes nutricionais. Nelas constavam a fatídica pirâmide alimentar que colocava os cereais na base de uma alimentação saudável (outro erro). A população foi orientada a comer, todo dia, de seis a 11 porções de pão, arroz, cereais matinais ou macarrão. Sério? *Onze porções de pão? Todo dia?*

Em retrospecto, hoje vemos que não foi uma boa orientação nutricional. Na verdade, foi uma atrocidade. No entanto, todos nós — a população, os médicos, os nutricionistas e toda a comunidade da área de saúde — caímos na farsa. O resultado é que engordamos e adoecemos. Esses amidos e alimentos riquíssimos em carboidratos indicados pelos especialistas contribuíram, e muito, para a atual epidemia de *diabesity* (o espectro que vai do pré-diabetes ao diabetes tipo 2, que afeta um a cada dois norte-americanos e uma a cada quatro crianças) e doenças cardiovasculares. Os carboidratos, açúcares e amidos da nossa alimentação têm correlação com câncer[11] e até doenças mentais.[12] A demência, por exemplo, também é conhecida como diabetes tipo 3. Quase todos os cereais que consumimos hoje são tão processados que seus elementos benéficos acabam perdidos.[13] Mas, claro, a aura de santidade dos cereais persiste. Em pesquisa recente, foi constatado que 70% dos norte-americanos consideram barrinhas de aveia um lanche saudável, embora não passem de biscoitos doces disfarçados de opção saudável. Sabe qual é a parte mais assustadora dessa pesquisa? Nada mais, nada menos que 28% dos nutricionistas também as consideram opções saudáveis.[14]

A verdade é que nossa única esperança para reverter o quadro epidêmico de doenças metabólicas é reduzir drasticamente o consumo de alimentos à base de cereais. Se você for diabético, seu consumo diário de carboidratos deve ficar entre 25 gramas e cinquenta gramas (menos de duas fatias de pão). Se conseguirmos limitar esse consumo a quantidades moderadas de cereais integrais — *alguns* cereais integrais, devo salientar —, talvez essa situação melhore. Mas a maioria dos cereais integrais não tem graça alguma, pelo menos não quando comparados com alimentos que, de tão refinados e processados, se tornam irreconhecivelmente deliciosos. É aí que começa a encrenca. Eles deixam de ser alimentos e passam a ser substâncias análogas a alimentos. Comestíveis, mas não inteiramente classificáveis como alimentos verdadeiros.

DEZ FATOS QUE VOCÊ PRECISA SABER SOBRE CEREAIS

1. Ninguém precisa de cereal... nenhum!

Não me leve a mal. Os cereais integrais são ricos em vitaminas, sais minerais, nutrientes e ácidos graxos. Mas também é possível obter essas substâncias valiosas de outras fontes — legumes, hortaliças, frutas, oleaginosas, sementes e outros alimentos que não possuem a mesma bagagem. O mesmo vale para as fibras dos cereais integrais. Elas são vitais para uma vida saudável, mas são facilmente encontradas em outros alimentos de origem vegetal. Para sobreviver o corpo humano precisa dos aminoácidos das proteínas e dos ácidos graxos das gorduras. Acredite se quiser, mas não precisamos de carboidrato. Nenhum! Em boa parte da sua existência a humanidade não comeu cereais. O organismo humano foi configurado para funcionar bem sem eles. Nossos antepassados caçadores-coletores de vez em quando até se fartavam de búfalo ou antílope, mas jamais de bolo de aniversário!

2. Farinha = açúcar

Quando o assunto é cereal, usamos muito o termo "amido". (Usamos para algumas hortaliças também, como já comentamos.) Mas nos esquecemos de um detalhe: o amido nada mais é que açúcar com uma estrutura molecular um pouquinho mais complexa. Informação importante: o amido e o açúcar são praticamente a mesma coisa. A distinção entre carboidratos simples e complexos já foi descartada. O que importa é quanto determinado carboidrato eleva a taxa sanguínea de glicose. O pão é um carboidrato complexo; o açúcar, simples. Mas duas fatias de pão elevam mais a taxa de glicose do que duas colheres de chá de açúcar! Logo, sempre que comemos algo com farinha de trigo, é como se estivéssemos injetando açúcar no sangue. Em relação ao índice glicêmico, que mede a velocidade com que cada alimento eleva a glicose no sangue, o pão branco tem IG de 75, contra 65 da sacarose (açúcar branco) — o chocolate, 45.[15] Essa rápida elevação na taxa de açúcar no sangue causada pelo consumo de carboidratos ricos em amido e de todas as formas de açúcar é, essencialmente, o mecanismo metabólico responsável pela epidemia mundial de diabetes, doenças cardiovasculares e obesidade (e também contribui para demência e câncer). O consumo de cereais refinados faz com que o organismo libere insulina, que transporta a glicose da corrente sanguínea para as células adiposas, tornando-as maiores e mais inchadas. E aí, rapidamente, você sente vontade de comer mais carboidratos. Enquanto isso, a insulina age como uma tranca, impedindo que a gordura saia das células adiposas. Se você consumir mais que as quantidades mínimas de açúcar e amido, as calorias vão se armazenar nas células adiposas, mas não vão sair delas. É por isso que vivemos com fome e não paramos de engordar!

Meu amigo David Ludwig, professor de Harvard, especialista em obesidade, costuma dizer que, do pescoço para baixo, o organismo não consegue diferenciar entre uma tigela de cereais matinais e uma tigela de açúcar sem os cereais. Sim, a farinha é péssima nesse nível.

Hoje em dia algumas pessoas evitam a farinha de trigo e usam farinha de amêndoa, de coco ou de outros substitutos. Em geral, é uma boa solução. Nos alimentos industrializados, porém, as farinhas são de cereais. E junto delas, quase sempre, vêm um ou mais adoçantes — açúcar, xarope de milho de alta frutose, melado, mel, dextrose, maltodextrina e maltose. Ao fazer compras, leia atentamente os rótulos dos pães de forma. Observe que pode haver de cinco a seis tipos de farinha e açúcar na composição. Além do estrago que a primeira causa, os fabricantes adicionam outras formas de prejudicar ainda mais o organismo do consumidor.

3. O organismo não sabe o que fazer com o glúten

Os budistas vegetarianos chineses começaram a estudar o glúten — proteína encontrada no trigo, no centeio, na cevada e em outros cereais — no século VI. Conhecida pelo nome japonês, *seitan*, há muitos anos bate ponto nas lojas de produtos naturais como substituto vegetal da carne. O glúten é o elemento que deixa as massas elásticas e aeradas (a raiz de "glúten" remete à palavra "glutinosa"). Em geral, obter proteínas de alimentos vegetais é uma coisa boa. Menos quando essa fonte é o glúten. A doença celíaca, doenças autoimunes como a artrite reumatoide, a esclerose múltipla ou o lúpus confundem o sistema imunológico. Veja o que acontece: o organismo interpreta o glúten como se fosse uma ameaça externa e reage fazendo o sistema imunológico atacar os próprios tecidos. A doença celíaca é a raiz de pelo menos outras 50 enfermidades, como câncer, linfoma, osteoporose, doenças renais, síndrome do intestino irritável, doenças autoimunes como colite, artrite reumatoide, anemia, e doenças neurológicas como ansiedade, depressão, esquizofrenia, demência, enxaquecas, epilepsia e autismo.[16] É uma baita ficha corrida. No entanto, apenas 1% da população tem o diagnóstico de doença celíaca. Péssima notícia para essas pessoas, mas por que você e eu deveríamos nos preocupar?

Muita gente sofre de um problema chamado sensibilidade não celíaca ao glúten — que nada mais é que uma extrema reação inflamatória a essa proteína. Mesmo quem não é celíaco pode acabar prejudicando as células do revestimento intestinal ao consumi-lo.[17] Segundo as pesquisas mais avançadas sobre o assunto, ninguém — nenhum de nós — consegue processar o glúten direito. Mas como não apresentamos sintomas óbvios, corremos o risco de estar prejudicando o organismo sem saber.

A ciência só descobriu recentemente a forma como o glúten afeta o corpo humano. Os pesquisadores da Universidade de Maryland descobriram a existência de uma proteína chamada zonulina, produzida pelo nosso organismo toda vez que ingerimos glúten. A zonulina deixa o intestino permeável, porque abre as junções entre as células intestinais. Essas células são bem coladinhas, como peças de Lego, para que os alimentos e os micróbios não "vazem" para os espaços entre as células do revestimento do intestino delgado. Normalmente, alimentos e partículas são filtrados através das células, e não passam entre elas. Isso é muito importante, pois 60% do sistema imunológico ficam bem abaixo do revestimento (com espessura de uma célula) do intestino. Se esses alimentos e partículas de micróbios passam pelo revestimento protetor do intestino, acabam ativando o sistema imunológico intestinal. É aí que ocorre o processo inflamatório e surge a doença. Quando essas junções se afrouxam, ocorre a chamada síndrome do intestino permeável. Nessa doença, os micróbios e até mesmo partículas microscópicas de alimentos entram na corrente sanguínea, que não é o lugar delas.[18] As pesquisas mais recentes mostram que todos que consomem glúten podem ter alguma forma branda de intestino permeável. Ao longo das últimas cinco décadas houve um aumento quase inacreditável, de 400%, de norte-americanos que sofrem de doença celíaca.[19] Ainda estamos tentando entender os motivos, mas uma das hipóteses é que o trigo foi modificado nesse período. Ou talvez outras questões de mudanças ambientais, de hábitos ou de medicação — aumento no número de partos por cesariana, menos amamentação, uso excessivo de antibióticos, uso de antiácidos e anti-inflamatórios etc. — podem ter criado uma situação desvantajosa para o intestino. E isso nos leva ao próximo assunto.

4. Os cereais de hoje não são os mesmos do tempo da nossa avó

Novos híbridos foram desenvolvidos, com destaque para o trigo-anão. Embora mais resistente que os antecessores, ele contém um "superamido" chamado amilopectina A, que tem maior impacto na taxa de glicose do sangue do que outros tipos tradicionais de amido — ele promove a resistência à insulina.[20] As novas variedades também contêm mais glúten, o que não é nem um pouco favorável. E embora a maior parte do trigo não seja transgênica, é uma cultura que recebe altíssimas cargas de um agrotóxico chamado glifosato pouco antes da colheita, o que aumenta seu rendimento. O nome comercial desse veneno produzido pela Monsanto é Mato-Mato (Roundup, nos Estados Unidos). Ele entrou no mercado em 1974, e hoje é o agrotóxico mais usado no mundo. (Também é o segundo herbicida mais empregado em uso doméstico.) Embora as autoridades digam que esse agrotóxico é seguro para consumo humano, há indícios de que ele possa ter relação com o aumento nos casos de doença celíaca e outras sensibilidades ao glúten. A exposição ao glifosato tem sido associada a um risco maior de câncer, doenças renais, linfoma, dificuldades reprodutoras e danos à flora bacteriana intestinal.[21] A Europa já baniu produtos transgênicos produzidos com glifosato.

5. Os alimentos sem glúten não são necessariamente saudáveis

Você deve se lembrar da época em que as prateleiras dos supermercados foram tomadas por alimentos light, como biscoitos sem açúcar e iogurte sem gordura. Na maioria das vezes, isso tudo não passava de jogada de marketing para lucrar com o nosso medo (às vezes justificado) de certos ingredientes. Mas um alimento light nem sempre faz bem à saúde. Em um alimento "sem glúten", não é apenas a proteína que foi retirada. Nesses casos, em geral, o glúten foi substituído por algo nocivo, como óleos vegetais refinados, aditivos artificiais, muito açúcar ou farinhas de alto índice glicêmico. Não esqueça: um cookie sem glúten continua sendo um cookie! Cuidado com essas promessas. Por exigirem ingredientes mais processados, esses produtos acabam sendo menos saudáveis e até mais caros. Se quiser seguir uma alimentação sem glúten, pare de consumir alimentos com glúten, e ponto final. Maçã e amêndoa, por exemplo, não contêm glúten. Dê preferência aos alimentos naturais.

6. Dê adeus aos cereais matinais

O cereal matinal deveria se chamar "bala matinal". Ao consumi-lo, o organismo imediatamente começa a transformar todos aqueles ingredientes, amidos e açúcares adicionados em uma avalanche de glicose. A maioria dos cereais matinais é composta de 75% de açúcar. Mas basta um olhar mais atento nas prateleiras de cereais matinais para observar como a criatividade trabalha a serviço da desinformação. Hoje em dia praticamente todas as marcas do produto prometem maravilhas à saúde relacionadas aos benefícios teóricos do consumo de cereais integrais. Mas os cereais usados nesses produtos são altamente processados, e embora tecnicamente sejam "integrais", o açúcar e os aditivos químicos anulam seus benefícios nutricionais.

E por isso tudo podemos agradecer a John Harvey Kellogg, do século XIX, médico e membro da Igreja Adventista do Sétimo Dia, que tocava um spa médico em Battle Creek, Michigan. Junto com seu irmão Will, ele criou uma alternativa vegetariana e sem proteínas às comidas pesadas tradicionalmente servidas no café da manhã da época (panqueca e linguiça). A invenção de Kellogg, flocos de milho torrado, caiu nas graças do povo imediatamente. Seu nome foi perpetuado graças à gigante da indústria de cereais matinais que ele inspirou, mas sua invenção não tem nada de saudável. Imagino como o Dr. Kellogg se sentiria ao saber que um cereal que leva seu nome tem a insana quantidade de 55,6% de açúcar.[22] Os cerais matinais de hoje são verdadeiros serviços de entrega de açúcar. É claro que alguns são mais saudáveis que outros, mas até mesmo os cereais "saudáveis", aqueles com aspecto e gosto de lasca de madeira, devem ser evitados. Também fomos levados a acreditar que a granola é uma opção melhor, mas, por incrível que pareça, algumas marcas contêm mais açúcar que cereais matinais. E as más notícias não param por aí: se você começa o dia com açúcar, dá partida em um círculo vicioso de desejos por doces e carboidratos que vai durar o dia todo.

7. Aveia não é um alimento saudável

Mas será possível que algo tão sem graça quanto a aveia pode não ser tão saudável assim? Muitos norte-americanos comem aveia religiosamente, como se fosse um milagre matinal. Mas não é. Ela até pode baixar o colesterol,[23] mas não tem nada de milagroso. Um grande e esclarecedor estudo, publicado no periódico *BMJ Open* em 2016, constatou que pessoas com menos de 60 anos com colesterol baixo apresentam taxas de mortalidade mais altas do que pessoas da mesma faixa etária e colesterol baixo.[24] E, apesar de tudo, não é a aveia em si que reduz o colesterol; é o farelo de aveia.

O principal problema da aveia é o mesmo dos outros cereais: ela eleva a taxa de glicose no sangue e aumenta a fome. Em um estudo muito citado, crianças acima do peso comeram no café da manhã uma das seguintes opções: mingau de aveia instantânea, mingau de aveia em grãos e omelete, todos com o mesmo teor calórico. As crianças que comeram o mingau de aveia instantânea consumiram 81% mais de comida à tarde do que as crianças que comeram a omelete. As que comeram o mingau de aveia em grãos foram um pouco melhor, mas mesmo assim consumiram 51% a mais de comida que o grupo que comeu ovo. E essa não foi a única diferença: se comparadas ao grupo da omelete, as crianças que comeram a aveia instantânea apresentaram taxas maiores de insulina, açúcar, adrenalina e cortisol (um possível indicador de que o organismo interpreta a aveia como inimiga).[25] Que lição pode se aprender? Até mesmo os cereais ditos "saudáveis" fazem aumentar a fome mais que proteínas e gorduras. E as aveias instantânea ou de micro-ondas são tão refinadas que o valor nutricional acaba comprometido. Eu ainda converso com muitas pessoas que veem a aveia como um alimento saudável para começar o dia. Ela pode ser comparada a cereais matinais cheios de açúcar e corantes! Outro lembrete importante: embora a aveia, naturalmente, não contenha glúten, pode ser contaminada quando é processada em fábricas onde haja trigo. Inclua a aveia na lista de alimentos com glúten, a serem evitados. Até mesmo a aveia sem glúten pode ser um problema para quem tem sensibilidade à proteína.

8. O milho foi muito maltratado

O caso do milho é inusitado. É considerado por muitos como um cereal pouco saudável devido ao seu alto teor de amido. Mas isso é verdade em parte. O milho em si — o milho verde, também conhecido como milho doce — contém fibras solúveis e insolúveis. As bactérias intestinais transformam essas fibras em ácidos graxos de cadeia curta, que diminuem o risco de doenças no intestino, inclusive câncer de cólon. Cada variedade de milho verde — amarelo, branco, vermelho, azul ou roxo — contém vitaminas e sais minerais como potássio e magnésio, além de fitonutrientes antioxidantes, principalmente carotenoides como a luteína e a zeaxantina, ambas benéficas para a saúde dos olhos.[26] No entanto, o milho produzido atualmente contém muito amido, graças aos híbridos mais recentes, de sabor doce mais acentuado. Ou seja, não é uma boa opção para quem quer emagrecer ou controlar as taxas de glicose no sangue. Apesar disso, é possível continuar comendo milho verde, *in natura*, contanto que seja orgânico e não transgênico — na espiga.

Apesar disso, quase 90% do milho produzido nos Estados Unidos são transgênicos.[27] E esse milho transgênico aparece de alguma forma em aproximadamente 70% dos alimentos processados — seja como adoçante (o mal-afamado xarope de milho de alta frutose) ou em outros aditivos com nomes compridos e irreconhecíveis. O milho transgênico também é produzido com o agrotóxico atrazina, proibido na Europa por ser comprovadamente um disruptror endócrino. (Segundos os pesquisadores, a exposição a essa substância transformou sapos machos em fêmeas!)[28] Em humanos, existe uma possível conexão entre a exposição da mãe à atrazina com a má formação genital de meninos recém-nascidos.[29] Se quiser comer milho, cuidado na hora de comprar.

9. O arroz também não é lá grande coisa!

O arroz sempre foi considerado um alimento saudável, mas não é bem assim. Todo arroz é rico em amido; o branco, de tão refinado, não contém nenhuma fibra. Seu consumo está associado a um risco aumentado de diabetes tipo 2; o mesmo vale para o arroz integral.[30] O arroz integral contém mais vitaminas, sais minerais e fitonutrientes que o branco. Este, aliás, é tão pobre que o governo norte-americano exige dos fabricantes a adição de ferro e vitaminas do complexo B.

Mas por que se limitar ao arroz integral? Você pode comer arroz vermelho, roxo ou — o meu preferido — o arroz negro (também conhecido como arroz do imperador, ou arroz proibido), que pode parecer assustador, mas é muito gostoso. (Experimente, você não vai se decepcionar.) Essas variedades coloridas têm mais fibra que o arroz integral, e também mais substâncias benéficas, inclusive antocianinas, flavonoides que dão a cor azul ao mirtilo e o roxo ao repolho. Tradicionalmente, o arroz pigmentado era consumido na Ásia por suas propriedades medicinais — ele oferece proteção antioxidante, hipoglicêmica, além de agir contra tumores e alergias.[31]

Sim, todo arroz é rico em amido, mas as versões coloridas são um pouco menos que a versão branca. No entanto, existe outro problema associado ao arroz que pode até ser mais grave: o arsênico. O arroz — seja orgânico ou não — contém arsênico, substância que pode causar câncer.[32] Por causa de agrotóxicos e da produção de aves, o arsênico vai parar no solo, e é absorvido pelas plantas. (A substância também pode ocorrer naturalmente no solo.) O arroz basmati branco da Califórnia é o que apresenta o menor teor de arsênico; o integral é o que apresenta mais. Não estou dizendo que você deve cortar o arroz, mas o ideal é reduzir seu consumo a uma porção por semana.

10. Alguns cereais são sempre ótima pedida

Para que você não fique com a impressão de que nenhum cereal é saudável, vou sugerir um que todos podem consumir sem problemas: os cereais "esquisitos". São os cereais integrais sem glúten, que não foram transformados em produtos ultrarrefinados e industrializados, e jamais vão aparecer em bolinhos, cookies e pizza — falo de alimentos como a quinoa e o amaranto. Além de nutritivos, são deliciosos, mas o mais importante é que eles não elevam a taxa de glicose. Você se incomoda com a palavra "esquisitos"? Pense então que são cereais exóticos, o que de fato é verdade. Eles são mais consumidos na África, Ásia e América Latina do que nos Estados Unidos. Existem muitos outros cereais esquisitos tão benéficos quanto. Veja a lista no final do capítulo. Algumas dessas variedades são chamadas de "grãos ancestrais", nome que indica que não foram degradados nem geneticamente modificados.

ALERTA NERD: UM POUCO MAIS DA CIÊNCIA DOS CEREAIS

Quando consumimos um alimento cujo rótulo diz "farinha de trigo integral", pressupomos, automaticamente, que estamos comendo um cereal integral. Não é verdade. De acordo com as normas de rotulagem, se as três partes da semente estiverem presentes na farinha nas proporções originais, o produto resultante pode ser chamado de "integral", como em "pão integral".[33] Exceto quando o cereal integral for processado em farinha, que não é a mesma coisa que o grão inteiro. O cereal integral é o grão intacto. Depois que o cereal é moído e transformado em farinha, ele pode ser chamado de "cereal integral", mas não está mais *completo*. Se o rótulo informa que o produto contém cereais integrais, quer dizer que contém farinha integral. Como você já sabe, no organismo a farinha age mais como açúcar do que como um cereal natural.

Eu já vi uma marca famosa de pão anunciando que o produto contém não apenas um, mas vários "grãos ancestrais saudáveis", como o amaranto. Mas se você for ler a lista de ingredientes (em letras miúdas no verso da embalagem), verá que os cereais ocupam os últimos lugares da lista, ou seja, estão em menor proporção na mistura. São mínimas as chances de obter os benefícios nutricionais de cereais integrais em um pão como esse.

O ideal é consumir cereais sem glúten, e não cereais transformados em farinha. E pior: os pães são feitos, principalmente, de farinha branca, malandramente chamada de "farinha de trigo", e ainda assim rotulados como integrais, só porque contêm um pouquinho de farinha integral. Como se não bastasse, duas fatias de pão integral elevam mais a taxa de glicose do que duas colheres de chá de açúcar. Não é mesmo um alimento saudável.

O LADO RUIM DA MONOCULTURA

Culturas como a de trigo, arroz e milho são, em geral, cultivadas como monoculturas. Isso quer dizer que a mesma cultura é cultivada no mesmo solo, safra após safra. Por esgotarem os nutrientes do solo, as monoculturas exigem enormes quantidades de adubos e agrotóxicos. Solos danificados são candidatos a erosão e escoamento, processo que acaba contaminando as fontes de água com agrotóxicos e fertilizantes. O Departamento de Agricultura dos Estados Unidos já descobriu no milho resíduos de 15 agrotóxicos.[34] Cerca de 95% dos milharais norte-americanos contêm sementes revestidas de neonicotinoides, inseticida que mata as abelhas, parte crucial de todo o nosso sistema agrícola.[35] A maioria dos cereais cultivados em monoculturas é usada em ração animal; o consumo de carne orgânica (e de cereais orgânicos) ajuda a reduzir os impactos negativos da agricultura industrial.

Nos Estados Unidos, há alguns recursos que podem ajudar a acertar na compra de cereais — não modificados para pior, supernutritivos e sustentáveis para o meio ambiente e para o planeta.

- **Bluebird Grain Farms:** Essa marca oferece cereais integrais cultivados, colhidos e moídos à moda orgânica na fazenda, com certificação orgânica: http://www.bluebirdgrainfarms.com/ [em inglês].
- **Agrilicious:** Esse site em inglês é ótimo para pesquisar fornecedores de alimentos frescos e produzidos nos Estados Unidos. Nele você pode procurar por produtores locais que cultivem e vendam cereais orgânicos ancestrais: http://www.agrilicious.org/.
- **Bob's Red Mill:** Essa é uma das marcas líderes no segmento de produtos naturais, orgânicos e sem glúten nos Estados Unidos: http://www.bobsredmill.com/ [em inglês].

- **The Teff Company:** Sediada em Idaho, é uma das marcas líderes em tefe, um cereal africano, no mercado norte-americano. O tefe dessa marca é produzido em Idaho e vendido no país todo: https://teffco.com/ [em inglês].
- **Thrive Market:** Nesse site em inglês você pode encontrar todo tipo de arroz e cereais interessantes e esquisitos. Alguns exemplos: quinoa orgânica *heirloom*, amaranto, arroz silvestre, arroz integral germinado e até mesmo arroz de coco com grãos germinados: https://thrivemarket.com/

EM RESUMO

Os cereais são ótima fonte de vitaminas, sais minerais e fibras. Sejamos francos: eles também são uma delícia. É o principal motivo pelo qual os norte-americanos se entopem desses alimentos há tantas décadas. Mas não são para todos. Há pessoas que devem evitá-los por motivos de saúde. Comentarei à frente. Mas mesmo que você esteja no grupo de pessoas que podem consumir cereais sem riscos à saúde, coma o mínimo necessário. Cortar o consumo de amidos onipresentes, como o arroz e o milho, protege a saúde e melhora a microbiota, e de quebra reduz os impactos ambientais da agricultura industrial. Milho, arroz e trigo são os cereais mais consumidos do mundo, mas seu cultivo consome muitos recursos, como água, combustível fóssil e fertilizantes. Caso tenha alguma dúvida, lembre-se do seguinte: um estudo publicado no *Journal of the American Medical Association* apontou que a parcela da população norte-americana que depende de ajuda financeira do governo para se alimentar (56% da população) tem a saúde mais precária, incluindo riscos maiores de diabetes, obesidade, inflamação e altas taxas de colesterol ruim. O governo norte-americano subsidia a produção de milho (xarope de milho de alta frutose), trigo, arroz e soja —, e a maioria desses produtos se torna alimento processado.

De forma geral, devemos ver os cereais como o que eles são — guloseimas. Vejo a maioria dos cereais como vejo as bebidas alcoólicas. Eu adoro vinho, mas prefiro tequila. Mas ambos são prazeres para "de vez em quando". Não bebo todos os dias, nem mesmo toda semana. O mesmo acontece com os cereais. Vejo esses alimentos como um prazer ocasional, e não algo que eu possa comer todos os dias. Embora não seja adepto da maioria dos cereais, não tem problema incluir pequenas porções na alimentação. Mas se for consumi-los, que seja nas seguintes condições:

Se forem integrais: Se for consumir cereais, que seja no seu estado fresco e natural. Depois que eles são triturados e transformados em farinha — incluindo farinha de trigo integral e farinha de arroz integral —, agem como doce no organismo, elevando a taxa de glicose e os níveis de insulina.

Se forem orgânicos: A prática da agricultura orgânica evita contaminação da água, do solo e do ar. E as lavouras orgânicas são ambientes seguros para abelhas e outros animais. São cultivadas sem agrotóxicos como o Mata-Mato, que poluem o meio ambiente, prejudicam a fauna e, ainda, deixam resíduos tóxicos no organismo de quem os consome. Consuma cereais e milho orgânicos e não transgênicos.

Que sejam "esquisitos": Experimente painço, trigo sarraceno, amaranto, quinoa, arroz negro e outros cereais "esquisitos". Cortar o consumo de milho (o milho verde orgânico pode ser consumido), arroz branco e trigo é uma medida no caminho certo, que traz benefícios para o meio ambiente e para sua saúde.

Que sejam sem glúten: Nosso organismo não sabe o que fazer com o glúten. O glúten, ao ser ingerido, confunde o sistema imunológico, desencadeando uma série de problemas de saúde. Mesmo que você não seja celíaco, o ideal é evitá-lo o máximo possível. Dê preferência a cereais sem glúten e a pseudocereais, como quinoa, tefe e amaranto.

Nunca coma cereais caso:
- Tenha diabetes tipo 2 ou altas taxas de glicose.
- Tenha dificuldade de emagrecer ou vontade de comer doce.
- Sofra de alguma sensibilidade alimentar. Muitos desses problemas têm origem no glúten e outras substâncias encontradas em cereais.

- Tenha distúrbios digestivos como síndrome do intestino irritável ou refluxo.
- Sofra de alguma doença autoimune.
- Se sinta inchado após as refeições.
- Seus exames de sangue indiquem que os marcadores de inflamação estão altos.

Eu tenho mesmo que parar de comer pão?
Não totalmente. Existem fabricantes que vendem pães feitos também com cereais integrais, e não apenas com farinhas, de ingredientes como espelta ou centeio alemão (ambos contêm glúten), com sementes de girassol e sem açúcar adicionado. Em geral, esses pães vêm em fatias finas, o que também é uma vantagem. Eles são boas opções. Também há ótimas receitas de pães à base de farinhas de oleaginosas, sementes e coco. Experimente. Já consegui fazer deliciosas panquecas usando farinha de coco, farinha de amêndoa, ovos e leite de macadâmia. Ficaram excelentes! Veja a receita no meu site: www.foodthebook.com [em inglês].

E nunca é demais repetir: coma cereais esquisitos. Esqueça trigo, centeio, cevada, *kamut* (trigo persa), cuscuz marroquino e aveia.

Com que frequência devo consumir cereais?
Uma vez por dia. No máximo.

Qual a quantidade ideal?
No máximo, meia xícara.

Desconfio que tenho sensibilidade ao glúten: o que devo fazer?
Neste capítulo falei muito do glúten e dos motivos para evitá-lo. Há pessoas que precisam evitá-lo mais do que outras, principalmente quem tem sensibilidade ou intolerância a essa proteína. Como descobrir se você faz parte dessa categoria?

A primeira medida é passar três semanas sem comer nenhum cereal e outros alimentos que contenham glúten, inclusive alimentos prontos e comida de restaurante. Reintroduza esses alimentos na alimentação aos poucos e monitore suas reações, caso perceba alguma.

Caso esse teste não lhe dê as respostas que você busca, peça ao seu médico os seguintes exames:

- Cyrex 3 (para verificar a reação a 20 tipos diferentes de glúten e proteínas do trigo)
- Exames laboratoriais convencionais para investigação de doença celíaca:
    - Anticorpos antigliadina IgG e IgA
    - Transglutaminase tecidual (IgG e IgA)
    - Pesquisa de HLA DQ2 e DQ8 (teste genético)

CEREAIS: AFINAL DE CONTAS, O QUE DEVEMOS COMER?

Viu um cereal do qual nunca ouviu falar? Experimente. Os cereais listados a seguir podem ser servidos como acompanhamentos, cozidos com água ou caldo e incrementados com legumes, ervas e temperos de sua preferência.

- Trigo sarraceno: matéria-prima dos crepes franceses, alguns tipos de macarrão oriental e *kasha*, um mingau do Leste Europeu (semente de uma planta semelhante ao ruibarbo — apesar da sugestão do nome, o trigo sarraceno não é um tipo de trigo)
- Grão de centeio integral (caso não tenha sensibilidade ao glúten)
- Amaranto
- Painço
- Tefe
- Sorgo
- Arroz negro
- Arroz integral
- Arroz vermelho
- Arroz silvestre (na verdade, é uma semente)

- E a atual campeã da turma dos cereais esquisitos: quinoa, que na verdade também não é um cereal! Tecnicamente, a quinoa é um pseudocereal, parente da beterraba e daquelas plantas rolantes dos desertos, mas é cozida como um cereal, parece um cereal e é supernutritiva
- Milho integral não transgênico

Mas e o arroz?

O arroz branco nem sempre é ruim. As novas pesquisas constataram que o arroz branco e a batata-inglesa, depois de cozidos e esfriados, desenvolvem uma substância chamada "amido resistente", que resiste à digestão e é uma coisa benéfica. Ele também fornece combustível para as bactérias intestinais do bem e ajuda a melhorar o metabolismo. Cozinhe. Deixe esfriar. Esquente um pouco. Aproveite!

CEREAIS: TENHO SENSIBILIDADE AO GLÚTEN. O QUE EU DEVO EVITAR?

- Trigo (procure variedades ancestrais ou a do tipo einkorn)
- Cevada
- Centeio
- Espelta
- Kamut
- Farro
- Trigo transgênico
- Triguilho
- Aveia
- Semolina
- Cuscuz marroquino
- Qualquer cereal refinado

OLEAGINOSAS E SEMENTES

TESTE DE INTELIGÊNCIA NUTRICIONAL

Verdadeiro ou falso?
1. Por serem engordativas, é preciso limitar o consumo de oleaginosas para evitar ganho de peso.
2. A pasta de amendoim é uma boa fonte de proteínas.
3. Pistache pode ajudar na disfunção erétil.
4. As mulheres que consomem oleaginosas de árvores, como nozes e amêndoas, têm menor risco de desenvolver câncer de mama.
5. O leite de amêndoas é fonte de proteínas e fibras.
6. Para obter o máximo de benefícios, coma oleaginosas de duas a três vezes por semana.

Respostas
1. Falso: As pesquisas revelam que o consumo de oleaginosas pode ajudar na perda de peso, porque as gorduras e as proteínas nelas contidas reduzem a fome, aceleram o metabolismo e evitam diabetes tipo 2.
2. Falso: O amendoim não é uma oleaginosa, é uma leguminosa. E a maioria das pastas de amendoim contém xarope de milho de alta frutose e óleos hidrogenados industrializados. O amendoim também contém aflatoxinas (um tipo de fungo que causa câncer).

3. Verdadeiro: O pistache melhora a saúde arterial e a circulação sanguínea. Tem ação comprovada na prevenção de disfunção erétil.
4. Verdadeiro: As fibras das oleaginosas de árvores melhoram a saúde da flora bacteriana e ajudam a prevenir o câncer. As oleaginosas de árvores também previnem diabetes e resistência à insulina, fatores também causadores de câncer. Além disso, as adolescentes que as consomem apresentam risco menor de desenvolver câncer de mama na vida adulta.[1]
5. Falso: A maioria das marcas de leite de amêndoas contém pouquíssimas proteínas e costuma apresentar altas doses de açúcar e espessantes, prejudiciais ao intestino. A amêndoa integral é ótima fonte de fibras, proteínas e gorduras boas, mas não se pode dizer o mesmo do leite de amêndoas — a não ser que seja caseiro.
6. Falso: Comer oleaginosas todos os dias ajuda a perder peso, a prevenir diabetes tipo 2 e doenças do coração! Não vale exagerar, mas comer uns dois punhados por dia é uma medida saudável.

Receba informações sobre comida e uma receita, toda semana, diretamente da minha cozinha. Assine de graça minha *newsletter*, em inglês, em www.foodthebook.com.

Segundo um blogueiro fitness australiano, "no papel, as oleaginosas não valem muita coisa". Ele tem razão — no papel, não valem muito mesmo. De todos os alimentos *in natura*, as oleaginosas e as sementes são as de maior densidade energética, ou seja: podemos obter todos os seus nutrientes de alimentos de valor calórico menor. O norte-americano nunca viu as oleaginosas como alimentos saudáveis. Nos Estados Unidos, o consumo de oleaginosas de árvores é bem menor que o observado na Europa e no Mediterrâneo. A verdade é que os norte-americanos nunca viram muito uso para esses alimentos — quando muito, são acompanhantes da cervejinha ou comidas no fim de ano, assadas na fogueira. Mesmo no supermercado, elas ficam na seção de petiscos, ao lado de pipoca de micro-ondas e salgadinhos — como se fossem junk food.

Elas começaram a ganhar má fama nos anos 1980, quando os Estados Unidos foram tomados pela onda da "gordura zero". Nessa época, fomos convencidos a ver os alimentos ricos em gordura como bombas calóricas e engordativas. Depois, em 1992, o governo publicou uma pirâmide alimentar que orientava a população a limitar as gorduras o máximo possível. Relegadas ao topo da pirâmide, só faltando ter a companhia de caveiras e ossos como sinal de alerta, os alimentos que deviam ser consumidos "em pequenas quantidades": gorduras, óleos, oleaginosas, carnes, aves, laticínios e ovos.

Assim que o governo norte-americano conseguiu convencer a população a entrar na paranoia contra a gordura, a indústria alimentícia se apressou em entrar na onda, despejando no mercado alimentos sem gordura, mas carregados de açúcar e como opções aparentemente saudáveis. (Lembra-se de quantos biscoitos "naturais" foram lançados? Pois é!) Mas antes mesmo que a pirâmide alimentar se consolidasse, os especialistas já começavam a apontar falhas. Como é que o governo podia desestimular a população a comer oleaginosas, ovos, abacate, azeite de oliva e outros alimentos presentes na alimentação há milênios, inclusive em países com baixos índices de obesidade e doenças cardiovasculares?

Alguns especialistas, como Walter Willett, chefe do departamento de nutrição da Universidade de Harvard, ficaram tão indignados que fizeram campanha contra a pirâmide alimentar, alertando para o fato de ela não se pautar em dados científicos rigorosos.[2] Willett e seus colegas chegaram a criar uma pirâmide alimentar alternativa sem limite para o consumo de oleaginosas, gorduras e óleos saudáveis. Hoje sabemos que essa pirâmide alimentar do governo tinha vários defeitos. Mas a orientação nela contida, de cortar o consumo de oleaginosas devido ao seu teor de gorduras e calorias, provavelmente será lembrada como um dos piores conselhos nutricionais já divulgados.

Na hora de escolher um alimento, procure sempre os que não elevem tanto a taxa de glicose no sangue. É por esse motivo que a alimentação deve conter bastante proteína e gordura. E as oleaginosas são excelentes fontes dos dois nutrientes. Também contêm muitas fibras, sais minerais e outros nutrientes curativos. E o melhor: basta apenas um punhado delas por dia para causar um impacto positivo na saúde.

A CIÊNCIA DAS OLEAGINOSAS E SEMENTES

Uma oleaginosa é, basicamente, a semente comestível de um fruto encapsulada em uma casca dura. Existem várias semelhanças entre as oleaginosas e outras sementes. A principal é seu alto teor energético — especificamente gorduras poli-insaturadas, monoinsaturadas, saturadas e ômega-3, todas necessárias ao crescimento de um novo fruto. Essas características das oleaginosas sempre foram usadas contra elas. No entanto, ao contrário do açúcar, as calorias e as gorduras delas não contribuem para causar obesidade, diabetes e outros problemas de saúde. Nem aumento de peso. As pesquisas mostram justamente o contrário.[3] As oleaginosas são boas fontes de gorduras saudáveis, poli-insaturadas e anti-inflamatórias. Além disso, oleaginosas e sementes contêm abundantes quantidades de antioxidantes e sais minerais, como zinco e magnésio. Ajudam na perda de peso (principalmente da perigosa gordura abdominal),[4] fazem bem às artérias e à pressão arterial,[5] reduzem os riscos de doenças cardiovasculares e câncer,[6] previvem diabetes tipo 2[7] e, ainda, podem ajudar a prolongar a vida.[8]

OS ACERTOS DOS ESPECIALISTAS

Recentemente, oleaginosas e sementes voltaram com tudo. Novas pesquisas destacam seus efeitos na perda de peso e na prevenção de doenças cardiovasculares, diabetes tipo 2 etc. É completamente diferente de tudo que se pregava na época de sua condenação.

OS ERROS DOS ESPECIALISTAS

Até agora, erraram em tudo. Nos anos 1980 e 1990, se você seguia as orientações nutricionais dadas na época, é provável que raramente comesse oleaginosas. Seus benefícios foram ignorados, e elas, tratadas como junk food calóricos. Não é de surpreender se pensarmos nas maneiras tradicionais de servi-las — carregadas de sal, cobertas de chocolate ou transformadas em pastas, misturadas com açúcares, óleos industriais, corantes artificiais, aditivos químicos e conservantes.

SETE INFORMAÇÕES IMPORTANTES SOBRE OLEAGINOSAS E SEMENTES

1. As oleaginosas parecem alimentos miraculosos

Em fevereiro de 2013 um dos maiores ensaios clínicos nutricionais já publicados comprovou que consumir gordura ajuda a prevenir infarto e acidente vascular cerebral. Mas como os pesquisadores fizeram essa descoberta? Orientando os participantes a incluir oleaginosas e azeite de oliva na alimentação.

Esse ensaio randomizado controlado, publicado no periódico *New England Journal of Medicine*, foi batizado de PREDIMED (Prevención con Dieta Mediterránea) e se categorizou como uma das maiores e mais rigorosas pesquisas em nutrição de todos os tempos.[9] Nesse estudo, pesquisadores espanhóis recrutaram 8 mil participantes obesos e diabéticos (ou com risco de doenças cardiovasculares) para seguir uma dieta mediterrânea suplementada com oleaginosas ou azeite de oliva. Um terceiro grupo, o de controle, seguiu uma dieta com baixo teor de gordura. Os participantes do grupo das oleaginosas foram orientados a comer uma porção grande de nozes, amêndoas e avelãs todos os dias, junto com a dieta mediterrânea. O outro grupo foi instruído a consumir um litro de azeite de oliva por semana. A pesquisa foi concebida para durar muitos anos, mas foi interrompida antes, cinco anos depois, porque os benefícios do consumo de oleaginosas e azeite de oliva ficaram tão óbvios que seria antiético forçar o grupo de controle a continuar na dieta sem gordura!

As pessoas que comeram oleaginosas todos os dias reduziram o risco de infarto em 30%. Qualquer medicamento que reproduzisse esse efeito seria um sucesso de vendas. O consumo de oleaginosas como forma de prevenção ao infarto foi tão eficaz quanto o uso contínuo do composto estatina, mas sem os efeitos colaterais (e os gastos). Em estudos posteriores que analisaram os dados da pesquisa PREDIMED, cientistas descobriram que o grupo que comeu oleaginosas perdeu mais gordura abdominal que o grupo da dieta de baixa gordura[10] e apresentou reduções mais significativas na pressão arterial,[11] na inflamação e nas taxas de colesterol LDL.[12]

Outro ensaio clínico, publicado no periódico *BMJ Open*, em 2014, comparou dois grupos: um deles consumiu uma dieta vegana de baixa gordura; o outro, uma dieta vegana de alto teor de gordura, com oleaginosas, abacate e azeite de oliva.[13] As pessoas do grupo que consumiu mais castanhas e outros alimentos ricos em gordura perderam mais peso e reduziram mais o colesterol e outros fatores de risco para doenças coronárias.

Em 2016, uma equipe de pesquisadores publicou, no periódico *BMC Medicine*, uma meta-análise dos 29 trabalhos mais rigorosos sobre o consumo de oleaginosas. Quando os dados desses trabalhos foram combinados, os pesquisadores concluíram que o consumo diário de um punhado de oleaginosas reduz em 30% o risco de doenças coronárias, em 15% o de câncer e em 40% o de diabetes. As oleaginosas também protegeram contra doenças renais e degenerativas, e diminuíram, de forma geral, as taxas de mortalidade. Se extrapolássemos essas descobertas para outros países, o impacto de um aumento do consumo de oleaginosas seria enorme. Os pesquisadores estimam que o consumo de pelo menos uma porção de oleaginosas por dia poderia prevenir anualmente 4,4 milhões de mortes prematuras nos Estados Unidos, Europa, Sudeste Asiático e Pacífico Ocidental.[14]

2. Comer oleaginosas pode ajudar na perda de peso

As oleaginosas são bom exemplo para explicar por que nem toda caloria é igual. Uma unidade de biscoito Oreo contém cerca de 50 calorias, a mesma quantidade de três ou quatro macadâmias. Então, tem alguma diferença?

Na verdade tem, sim. Muita! Para início de conversa, a quantidade enorme de açúcar do biscoito eleva os triglicerídeos, reduz o bom colesterol, contribui para aumentar a gordura do fígado e ainda aumenta as taxas de hormônios do estresse. Ele também vai causar picos de glicose e insulina, e isso leva a duas coisas: faz o organismo armazenar gordura e deixa você com mais fome. Um único biscoito pode colocá-lo em uma montanha-russa de picos e quedas de glicose, o que leva a uma compulsão por doces e, por consequência, ao aumento de peso. As macadâmias, por sua vez, têm o efeito oposto. São ricas em proteínas, fibras, vitaminas e sais minerais. Têm bastante gorduras saudáveis, que ajudam na saciedade, melhoram o perfil de colesterol e, ainda, ajudam a reduzir a fome, em vez de aumentá-la. Elas não causam picos e quedas bruscas de glicose e insulina,[15] e ajudam a manter essas taxas estáveis. As oleaginosas são ótima opção para forrar o estômago. É por isso que as pesquisas comprovam: quem come castanhas regularmente engorda menos do que quem não as come.

Uma pesquisa publicada no periódico *Obesity* acompanhou 8.865 homens e mulheres na Espanha e constatou que, em um período de 28 meses, as pessoas que comiam oleaginosas duas ou mais vezes na semana tinham chance 30% menor de engordar do que as pessoas que raramente ou nunca comiam esses alimentos.[16]

Os resultados de uma revisão dos dados que indicam a relação entre peso corporal e o consumo de oleaginosas foram publicados no periódico *American Journal of Clinical Nutrition*. Nessa revisão, os pesquisadores examinaram três grandes estudos epidemiológicos prospectivos — Nurses' Health Study, Health Professionals Follow-Up Study e Nurses' Health Study II. Quando os dados desses estudos foram unidos, os pesquisadores descobriram que as pessoas que substituíram carboidratos por oleaginosas, carne de aves, frutos do mar e outros alimentos de baixo índice glicêmico apresentaram maior perda de peso em um período de quatro anos.[17]

Há nítidos indícios de que o consumo de oleaginosas, por muitos motivos, não leva ao ganho de peso. Além disso, elas melhoram a saúde cardíaca e protegem contra doenças crônicas. Quer saber se deve incluí-las em sua alimentação? Claro que deve, mas não pode exagerar. Abacate é uma maravilha, mas não é recomendado comer dez por dia. A mesma recomendação vale para as oleaginosas. Aproveite-as, mas pegue leve. Segundo as pesquisas, basta uma ou duas porções por dia.

Falamos sobre seus benefícios individuais nos tópicos seguintes.

3. As oleaginosas são verdadeiras usinas de antioxidantes

Todas as oleaginosas contêm antioxidantes, que são excelentes para a prevenção do câncer. Mas qual delas contém mais? Na ordem:

- Noz-pecã
- Noz
- Avelã
- Pistache
- Amêndoa[18]

4. Quais são os benefícios de cada oleaginosa?

Toda oleaginosa é nutritiva, mas as pesquisas indicam as qualidades nutricionais de cada.

Amêndoa	Reduz o colesterol ruim e o risco de doenças cardiovasculares; seu magnésio reduz as chances de um infarto repentino; ajuda a prevenir diabetes ao estabilizar as taxas de glicose no sangue, e oferece sais minerais, como cobre e manganês, e antioxidantes, como a vitamina E.
Noz	Faz bem aos ossos, ajuda a prevenir o câncer e ajuda no controle da glicose, mas sua maior qualidade é na função arterial.[19] Também contém boa dose de gorduras ômega-3 (ALA, ou ácido alfalinoleico).
Noz-pecã	Rica em sais minerais (principalmente manganês e cobre), é excelente fonte de antioxidantes anticancerígenos.[20] Seu consumo também está associado a níveis favoráveis de colesterol e triglicerídeos.[21]
Castanha-do-pará	A castanha-do-pará é valorizada pelo seu alto teor de selênio, mineral importante para o metabolismo, saúde digestiva, função tiroidal, desintoxicação e pela sua função protetora contra artrite.[22] Bastam duas unidades de castanha-do-pará por dia. Também possui ação comprovada na melhoria das taxas de colesterol e da saúde cardiovascular.[23]
Avelã	Assim como as nozes, a avelã é benéfica para a função endotelial e impede que o colesterol ruim oxide. Seu poder antioxidante é mais que o dobro da amêndoa.[24]
Pistache	A arginina é um aminoácido encontrado em carnes, peixes, frutos do mar, sementes e em quantidades abundantes no pistache. No organismo, esse aminoácido produz óxido nítrico, que melhora a função arterial e a circulação sanguínea. Homens que consumiram de três a quatro punhados de pistache por dia, durante um período de três semanas, apresentaram melhor circulação de sangue no pênis e também ereções mais rígidas — efeito colateral do qual ninguém reclama.[25]
Macadâmia	Ao contrário da maioria das oleaginosas, a macadâmia contém as mesmas gorduras monoinsaturadas do azeite de oliva, e pode melhorar a taxa de colesterol total.[26]

5. Não descarte a pele

As peles das oleaginosas são riquíssimas em polifenóis, micronutrientes que ajudam a evitar câncer e doenças cardiovasculares.[27] A pele da avelã contém mais polifenóis que a amêndoa inteira. A pele das nozes e a das amêndoas também é nutritiva, e deve ser consumida com os frutos.

6. Não se esqueça das sementes!

Assim como as oleaginosas, cada variedade de semente tem um perfil próprio de gorduras, sais minerais, antioxidantes, proteínas e fibras. Os ácidos graxos ômega-3 da linhaça reduzem inflamações e ajudam a evitar doenças cardiovasculares e artrite reumatoide. São excelentes para aliviar e prevenir constipação. A linhaça é uma das minhas sementes preferidas (falo da semente, não do óleo). Ela contém compostos especiais chamados lignanas, que têm ação protetora contra cânceres relacionados a hormônios, como é o caso do câncer de mama e de próstata.[28] Embora muitos alimentos vegetais contenham essas substâncias, a linhaça apresenta uma quantidade 75% maior do que a encontrada em frutas, hortaliças, leguminosas e outras sementes.[29] Ela também apresenta altas taxas de gorduras ômega-3, ou ALA.

Você fará um bem danado à saúde se incluir sempre na alimentação as seguintes sementes: sementes de abóbora, gergelim e chia. Você pode consumir sementes de chia nas saladas, vitaminas e sucos verdes. O gergelim é excelente para uso em pratos salgados, como legumes refogados, ou para fazer uma bela crosta de salmão. Tahine, a pasta feita de gergelim triturado, é uma das melhores fontes de cálcio e rende um excelente molho cremoso para salada. A semente de abóbora é uma magnífica fonte de zinco. Você pode torrá-las no forno e consumi-las como petisco (sem exagerar no sal), ou adicioná-las às saladas para dar um toque crocante e um sabor especial. Uma das minhas receitas preferidas é "salada suculenta". Misturo hortaliças, legumes crocantes, azeitonas, abacate, uma lata de salmão e arremato com sementes de abóbora torradas. Você pode adicionar sementes a todos os tipos de alimentos e pratos. No entanto, evite os óleos dessas sementes. Pense nas sementes como frutas: para a maioria das pessoas, elas são mais benéficas quando consumidas inteiras. Os problemas surgem quando elas são refinadas, e seus componentes individuais ficam muito concentrados. Os óleos de nozes, macadâmia, amêndoa e linhaça, em pequenas quantidades, não fazem mal.

7. Manteigas, farinha e leite de oleaginosas podem ser opções saudáveis, mas somente os tipos certos

As manteigas de sementes são cada vez mais populares como opção para tornar mais apetitosos e nutritivos petiscos práticos (exceto a manteiga de amendoim, conforme já comentei no capítulo das leguminosas). Quando viajo, sempre tento levar comigo sachês de manteiga de amêndoas e castanhas-de-caju. É minha forma de me proteger da comida de lanchonete de aeroporto e dos petiscos industrializados. Gosto da marca norte-americana Artisana.

Um dos motivos que impedem as pessoas de seguir uma boa alimentação é a falta de planejamento. As pessoas planejam as férias, uma obra na cozinha, mas são incapazes de planejar o que vão comer — e essa é uma das receitas para o desastre nutricional. Sempre sei como vou me alimentar todos os dias da semana. E sempre carrego meus lanchinhos; assim, evito emergências alimentares. É a forma que tenho de me proteger de mim mesmo, porque posso acabar recorrendo às opções ruins das lanchonetes de aeroporto, por exemplo. É por isso que, em viagens, sempre levo comigo sachês de manteiga vegetal, barrinhas de castanhas e colágeno, barrinhas de carne-seca ou barrinhas de proteína e colágeno. Levo opções de gordura e proteínas para os meus lanchinhos, e levo, na bagagem de mão, comida suficiente para um dia inteiro. Recomendo que siga o meu exemplo. Procure sachês de manteigas vegetais em lojas especializadas.

Mas tenha bom senso com essas manteigas. Consuma-as com parcimônia, e escolha os tipos sem adição de óleo, açúcar ou qualquer outra coisa — veja se a lista de ingredientes contém apenas um item. Procure lojas e mercados que triturem as oleaginosas para manteiga na hora — assim você leva um produto isento do processamento industrial, que pode prejudicar os frágeis ácidos graxos. Para finalizar, uma dica: compre oleaginosas e suas respectivas manteigas em pequenas quantidades. Assim você evita que os óleos contidos nelas fiquem rançosos. O ideal é conservá-las na geladeira ou no freezer.

Recomendo farinhas à base de amêndoas, castanhas-de-caju, avelãs e cocos, que são opções muito mais saudáveis que qualquer farinha de cereal. Mas, lembre-se: nenhuma farinha corresponde ao alimento integral. O processo de triturar as amêndoas ou outras oleaginosas altera a forma como o organismo as digere. As farinhas de oleaginosas não são salvo-conduto para o exagero. Um cookie de farinha de amêndoa continua sendo um cookie.

Os leites vegetais não apresentam os mesmos problemas que os leites de origem animal, ou seja, não contêm hormônios (presentes até nos leites orgânicos). No entanto, contêm aditivos, como gomas xantana e carragenina, que podem alterar a flora intestinal e causar problema de intestino permeável. Leia os rótulos com atenção, porque até mesmo algumas marcas de leite vegetal contêm açúcar e outros aditivos. O malte de cevada, usado como adoçante de alguns leites vegetais, também contém glúten. Procure marcas que não contenham esses ingredientes.

ALERTA NERD: UM POUCO MAIS DA CIÊNCIA DAS OLEAGINOSAS E DAS SEMENTES

As lectinas são proteínas presentes em todas as plantas. Elas mantêm a saúde das plantas e ajudam a protegê-las dos predadores.[30] O problema é que, se forem consumidas em grande quantidade, prejudicam o revestimento do intestino, contribuindo para deixá-lo permeável.[31] Os fitatos de oleaginosas e sementes podem até fazer bem à saúde, mas também dificultam o organismo de absorver ferro (e possivelmente outros nutrientes) dos alimentos.[32] Felizmente, esse é um problema que pode ser revertido: deixá-las de molho e cozinhá-las são medidas que reduzem consideravelmente a concentração de tais substâncias. Minha recomendação é que você as deixe de molho durante a noite em água morna. Problema solucionado. Outra boa opção é comprar brotos de sementes. No contexto geral dos benefícios de oleaginosas e sementes, as lectinas acabam sendo um problema de menor importância, com o qual eu não me preocuparia.

OLEAGINOSAS E SEMENTES FAZEM MAL AO MEIO AMBIENTE?

Alguns anos atrás, meu correio eletrônico foi soterrado com e-mails do tipo: "Sua obsessão por leite de amêndoas está destruindo o meio ambiente." Como sou um entusiasta de sementes e oleaginosas, meus amigos e parentes me procuraram em busca de esclarecimento. "Será que devemos consumir sementes e oleaginosas? Sim, elas fazem bem à saúde, mas será que prejudicam o meio ambiente?"

A amêndoa é, atualmente, a oleaginosa mais consumida nos Estados Unidos, sendo que a Califórnia é o único estado onde existe produção comercial do produto. Inclusive, se você comer uma amêndoa em qualquer lugar do planeta, há chance de ela ser procedente da Califórnia, já que o estado responde por quase 85% da produção mundial.[33]

Infelizmente, a Califórnia sofre com secas, e a alta procura por amêndoas força os produtores a usar enorme quantidade da água destinada à produção agrícola. No norte do estado, uma espécie de salmão está ameaçada porque as águas dos rios, que já não são abundantes, vêm sendo desviadas para a produção de amêndoas.[34] Mas a verdade é que esta não é a única cultura a utilizar grandes volumes de água. Tudo que é produzido pela agropecuária — carne, laticínios, hortaliças e frutas — exige irrigação extensiva. Como não existe a possibilidade de parar de comer, o que podemos fazer? Podemos acabar com o desperdício. Quando desperdiçamos alimentos, estamos jogando fora, também, água, fertilizante, agrotóxicos e vidas de animais. Outra coisa que pode ajudar é entender, de uma vez por todas, que o leite de amêndoas não é tão nutritivo assim. Em geral, o produto vem carregado de outros ingredientes e contém pouquíssima quantidade de amêndoa. (Para saber mais, leia o capítulo sobre bebidas.) Você pode também usar outros leites vegetais, como de castanha-de-caju ou macadâmia.

O segredo para comprar as melhores oleaginosas e sementes é escolher as opções orgânicas. Como contêm óleo, elas absorvem agrotóxicos com mais facilidade. Muitos dos agrotóxicos usados nesses produtos apresentam potencial cancerígeno, e têm efeito nocivo comprovado nos seres humanos e na fauna. Na loja de produtos naturais em que você faz compras deve haver boas opções de orgânicos, mas aqui segue uma lista de boas compras nos Estados Unidos:

- Minha loja preferida para comprar oleaginosas e sementes orgânicas é a Thrive Market: https://thrivemarket.com/nuts-seeds-trail-mixes. Nela tudo tem de 25% a 30% de desconto. Ou seja, você se alimenta bem e ainda economiza.
- O Agrilicious é um site onde você pode descobrir promoções de oleaginosas orgânicas, por região, nos Estados Unidos. Basta digitar o CEP para descobrir a loja mais próxima: http://www.agrilicious.org/local/nuts [em inglês].
- O Tierra Farm é um site excelente que vende oleaginosas e sementes cruas e orgânicas a granel. A loja é bastante criteriosa na escolha dos fornecedores: http://www.tierrafarm.com/rawseedsandnuts.aspx [em inglês].
- Ao comprar esses produtos orgânicos, procure as marcas que promovam ambientes de trabalho justo e ético aos seus funcionários (com a certificação Fair Trade). Saiba mais sobre o programa de certificação Fair Trade visitando o site: https://fairtradeusa.org [em inglês].

EM RESUMO

Comer oleaginosas e sementes é sempre ótima escolha, ainda mais se forem cruas e orgânicas, sempre que possível. Passe longe das adulteradas, aquelas com açúcar, óleo refinado, flavorizantes e corantes artificiais ou quantidades excessivas de sal. Compre-as em quantidades pequenas, para evitar que suas gorduras fiquem rançosas, ou conserve-as no freezer. Deixe-as de molho à noite e use-as para beliscar durante o dia. Não coma mais que dois punhados por dia, e pegue leve nas manteigas e farinhas feitas com esses ingredientes.

OLEAGINOSAS E SEMENTES: AFINAL DE CONTAS, O QUE DEVEMOS COMER?

- Amêndoas
- Noz
- Noz-pecã
- Avelã
- Castanha-do-pará
- Pistache
- Macadâmia
- Castanha-de-caju
- Semente de abóbora

As sementes indicadas a seguir não são ideais para serem comidas inteiras, mas é sempre bom tê-las em casa para adicionar a vitaminas, sucos e/ou pratos salgados:

- Chia
- Linhaça moída
- Gergelim

OLEAGINOSAS E SEMENTES: AFINAL DE CONTAS, O QUE NÃO DEVEMOS COMER?

- Oleaginosas cobertas de açúcar, chocolate ou qualquer cobertura doce.
- Manteigas de oleaginosas com adição de óleo, sal ou açúcar (que contêm as péssimas gorduras trans e o xarope de milho de alta frutose).
- Amendoim, salvo em pequenas quantidades (até porque ele nem é uma oleaginosa).

AÇÚCAR E ADOÇANTES

TESTE DE INTELIGÊNCIA NUTRICIONAL

Verdadeiro ou falso?
1. O principal problema do açúcar é conter apenas calorias vazias.
2. O xarope de agave é uma alternativa saudável ao açúcar e ao xarope de milho de alta frutose.
3. A gordura saturada da manteiga e das carnes é a causadora das doenças cardiovasculares, e não os carboidratos e/ou o açúcar.
4. O açúcar pode viciar mais que cocaína.
5. Um dos benefícios do açúcar é que ele fornece energia para o cérebro.
6. O xarope de milho de alta frutose é açúcar disfarçado com outro nome.
7. Quem quer emagrecer deve trocar os refrigerantes normais pelos dietéticos.

Respostas
1. Falso: O açúcar não é apenas caloria vazia. Ele causa doenças do coração, diabetes, câncer e muito mais. Não faz apenas engordar — ele causa doenças, mesmo em quem não engorde.
2. Falso: Esse xarope pode parecer uma opção saudável, mas é frutose pura, que causa esteatose hepática (gordura no fígado), diabetes e

inflamação. E cria perigosos tipos de colesterol. E para completar, é processado com substâncias tóxicas.[1]

3. Falso: Essa é uma mentira que contaram para a população. Hoje em dia sabemos que é o açúcar,[2] em todas as suas formas, e não a gordura, o grande causador das doenças do coração.[3]

4. Verdadeiro: O consumo de açúcar tem potente impacto nas mesmas áreas do cérebro que são estimuladas por drogas viciantes, como a cocaína ou a heroína.[4] Em estudos com cobaias, os camundongos se esforçam oito vezes mais para obter açúcar do que cocaína. Se os camundongos já forem viciados em cocaína, eles partem para o açúcar como droga preferencial quando têm a oportunidade.[5]

5. Falso: É possível obter todo o açúcar necessário com o consumo de frutas e outros alimentos *in natura*; e o cérebro também obtém energia a partir das gorduras. Na verdade, o cérebro funciona até melhor com gorduras como o óleo MCT (derivado do coco).

6. Falso: O xarope de milho de alta frutose é um produto industrializado que é metabolizado de forma diferente da do açúcar. Ele causa ainda mais malefícios, inclusive para o intestino e para o fígado. Dependendo da forma como é fabricado, ainda pode conter mercúrio, subproduto do processo de produção.

7. Falso: Os adoçantes artificiais de refrigerantes e outros alimentos industrializados podem causar mais fome, mais do que se você consumisse algo com açúcar. E eles podem, ainda, alterar a flora intestinal, levando à obesidade[6] e ao diabetes do tipo 2.[7] Não beba refrigerante — dietético ou não.

Receba informações sobre comida e uma receita, toda semana, diretamente da minha cozinha. Assine de graça minha *newsletter*, em inglês, em www.foodthebook.com.

Se não fosse o exagero no consumo do açúcar, talvez ele nem merecesse um capítulo próprio neste livro. É algo desnecessário, que eu, inclusive, resisto a chamar de alimento. Se fosse um produto novo, seria tratado pelos governos como uma substância perigosa, dessas que precisam de controle e regulação, e não algo que possa ser dado a bebês e/ou adicionado a 74% de todos os alimentos processados dos supermercados.[8] Ele nem seria aprovado como aditivo alimentar, pois não oferece risco somente em quantidades mínimas. Se pensarmos nos danos que ele causa — obesidade, diabetes, doenças do coração,[9] câncer, demência, acidente vascular cerebral, depressão[10] —, não dá para entender por que ainda o consumimos, e pior: por que seguimos dando açúcar para crianças. Certa vez, quando eu trabalhava em um pronto--socorro, atendi uma mãe acompanhada do seu bebê de 7 meses. O menino bebia um líquido marrom direto da mamadeira. Quando perguntei o que era o líquido, veio a resposta: "Coca-Cola." Perguntei a ela por que estava dando Coca-Cola ao bebê. Ela respondeu: "Porque ele gosta." Mas é claro que ele gostava — o cérebro humano é programado para adorar açúcar. Os alimentos doces *in natura* são sempre a melhor opção e funcionam como rápida fonte de energia, que ajuda o organismo a armazenar gordura para momentos de escassez. Mas o açúcar se tornou tão onipresente em nossa vida que acabamos exagerando na dose. Quase 20% de nossa ingestão calórica diária vêm de bebidas adoçadas, como refrigerantes, isotônicos, sucos, cafés e chás adoçados.[11] Segundo algumas estimativas do governo dos Estados Unidos, o norte-americano médio consome, por ano, 69 quilos de açúcar e sessenta quilos (em 1995, eram 66 quilos) de farinha de trigo.[12] Somando tudo, é como se todo norte-americano — homem, mulher e criança — consumisse mais de 340 gramas de açúcar e farinha todos os dias. O organismo humano não está preparado para isso tudo.[13]

Essa obsessão pelo açúcar se deve, em parte, à lavagem cerebral imposta à população, que foi levada a acreditar que a gordura dos alimentos era a responsável pelos infartos e pela obesidade, e que o açúcar não é nada além de calorias vazias. As diretrizes nutricionais do governo norte-americano conseguiram convencer a população a trocar o ovo mexido com manteiga por iogurte de morango sem gordura (este, aliás, tem a mesma quantidade de açúcar que uma lata de refrigerante) e suco de laranja. Muitas pessoas foram obedientes e seguiram as orientações, trocando as gorduras saturadas pelo açúcar. Só que, em vez de a população ficar mais magra e saudável, ficou obesa e doente. Isso aconteceu porque o açúcar é mais que caloria vazia: ele estimula inflamação, acelera o ganho de peso[14] (principalmente gordura abdominal), leva a infartos e acidentes vasculares cerebrais e contribui para câncer e doença de Alzheimer. O governo errou feio. Essa orientação errada — adotada e repetida por governos do mundo inteiro —, provavelmente, matou muitos milhões de pessoas. Um estudo publicado no periódico *Circulation* atribuiu 184 mil mortes no mundo inteiro ao consumo de bebidas com açúcar.[15] Agora imagine o saldo de mortes causadas por balas, biscoitos, bolos, tortas, cereais matinais, leite achocolatado, iogurtes de frutas e todos os alimentos mais comuns que contêm açúcar.

A Organização Mundial de Saúde, a Associação Americana do Coração e quase todas as grandes organizações de saúde agora alertam para que se limite a ingestão de açúcar a 10% ou menos da ingestão calórica diária.[16] A maioria das pessoas, no entanto, passa muito desse limite. Uma criança norte-americana média consome o triplo dessa quantidade,[17] e os estudos mostram que a maioria dos adultos, além de não ter ideia do quanto consome de açúcar quando indagada sobre a questão, subestima em muito a quantidade consumida de fato.[18]

Isso acontece porque a indústria alimentícia adiciona açúcar em praticamente tudo. E o açúcar não está apenas nos produtos mais óbvios, como bebidas e doces, mas naqueles inimagináveis, como canja de galinha, molho de tomate, cream-cracker multigrãos, bacon, salmão defumado e em quase todos os molhos prontos de salada. Por que alguém precisaria de açúcar na alface? Quase todos os adoçantes adicionados vêm de alimentos processados (comprados no mercado) ou lanchonetes e restaurantes, e não dos alimentos que preparamos em casa.[19] Não estamos falando do açúcar que você adiciona à sua comida, mas do açúcar acrescentado pelos fabricantes. Boa parte da população deixou sua cozinha ser tomada de assalto pela indústria alimentícia. Esta, por sua vez, envenena o consumidor para obter lucro.

O segredo para se livrar desse problema é reconhecer o malefício importante que o açúcar representa, saber onde achá-lo e eliminá-lo por algumas semanas. (Experimente minha dieta detox, que apresento na Parte IV deste livro.) Depois, passe a consumir apenas os adoçantes que você adiciona à sua comida. Ao cortar o açúcar, você vai sentir menos compulsão por doces e se desacostumar a doces muito açucarados. E o melhor de tudo, conforme vou lhe mostrar a seguir, sua saúde vai melhorar muito.

E aí? Ainda vai encarar aquele cookie?

A CIÊNCIA DO AÇÚCAR

Existe um bom motivo para a humanidade gostar tanto de doce. Na era pré-agrícola — ou seja, na maior parte da existência da espécie humana —, o açúcar era algo raro, uma forma rara de energia concentrada encontrada no mel e em frutos silvestres. Os ursos se fartam da carne gordurosa do salmão, mas não engordam. Quando exageram nas frutas silvestres, estão 250 quilos mais gordos. Entram em estado de hibernação e emagrecem, enquanto nós continuamos comendo no inverno! Nosso ambiente alimentar mudou muito desde a Idade da Pedra, mas essa novidade ainda não chegou ao centro do cérebro humano, que está sempre preocupado com a possibilidade de faltar comida. Com a evolução, o cérebro foi reprogramado para desejar o acesso fácil à energia que a glicose oferece. Ele pode ser inteligente, mas ainda não entende que o açúcar está nos matando.

É fácil ver como o consumo excessivo de açúcar está levando a essa pandemia de diabetes: em 2014, a Organização Mundial de Saúde estimava que 422 milhões de adultos tivessem diabetes tipo 2, um salto de 400% em relação aos 108 milhões de pessoas com a doença em 1980.[20] Só para lembrar: 1980 marcou o início da era das dietas de baixa gordura e muitos carboidratos. Mesmo tendo metade das calorias da gordura, o açúcar provoca um pico e uma queda brusca de insulina, o que acaba fazendo o organismo sentir compulsão por mais açúcar e mais amido. Não demora e as células passam a não reagir mais à insulina, e é quando surge o problema — o diabetes, uma doença que ataca o corpo inteiro. E não é só isso. O açúcar causa hipertensão arterial, taxas elevadas de colesterol e de triglicerídeos e doenças cardiovasculares.[21] Causa câncer e pode aumentar as taxas de recorrência e de mortalidade em pacientes com câncer.[22] Ele acelera o processo de envelhecimento das células,[23] incluindo os neurônios do cérebro, levando a um aumento do risco de demência.[24] O açúcar prejudica o fígado da mesmíssima maneira que o álcool.[25] A esteatose hepática (gordura no fígado) causada pelo consumo de açúcar se tornou a principal causa de doenças hepáticas. E se você acha que a melhor alternativa ao açúcar são os adoçantes artificiais, é melhor repensar seus conceitos. Os adoçantes artificiais podem ser até mais prejudiciais para o cérebro e para a saúde metabólica.[26] Em vez de satisfazer o desejo por doce, eles levam o corpo a pedir mais açúcar e alimentos calóricos, criando um círculo vicioso que causa obesidade e diabetes.

OS ACERTOS DOS ESPECIALISTAS

Há décadas contamos com dados suficientes sobre os malefícios do açúcar e dos carboidratos processados, principalmente em relação ao diabetes. Anos atrás, diabetes tipo 2 era chamado de "diabetes do açúcar". Os médicos provavam a urina dos pacientes para verificar se ela estava adocicada. Se estivesse, confirmava-se o diagnóstico da doença. William Banting, diretor de funerária britânico, documentou a relação entre o açúcar e a obesidade em 1863 e orientou a população a adotar uma dieta pobre em carboidratos.[27]

OS ERROS DOS ESPECIALISTAS

As primeiras diretrizes nutricionais do governo norte-americano, de 1980, alertavam para os riscos da gordura e do colesterol, e mal falavam do açúcar. A recomendação para redução do consumo de açúcar alertava para o problema das cáries dentárias. No entanto, passou uma informação errada ao afirmar que o açúcar não tinha nada a ver com o diabetes tipo 2 e as doenças do coração.[28] Errado.[29] A população norte-americana foi orientada a consumir mais açúcar que gordura por ele ser menos calórico. Mas agora sabemos que essa informação é errada. Ao deslocar a culpa da obesidade e de doenças relacionadas para a gordura, o governo deu à indústria alimentícia carta branca para incluir quantidades ilimitadas de açúcar na produção de alimentos. Os norte-americanos abriram mão da gordura e aderiram ao açúcar — e todos sabemos no que deu.

SETE INFORMAÇÕES IMPORTANTES SOBRE O AÇÚCAR

1. O culpado sempre foi o açúcar

Podemos agradecer a um homem por declarar a guerra contra a gordura que gerou a explosão de alimentos com açúcar nos Estados Unidos. Esse homem foi Ancel Keys, médico da Universidade de Minnesota. Suas pesquisas, realizadas nas décadas de 1950 e 1960, moldaram as diretrizes nutricionais do governo, as mesmas que convenceram o mundo a fazer vista grossa à toxicidade do açúcar. Keys, cientista altamente influente, trabalhou em parceria com o governo federal dos Estados Unidos e com a Associação Americana do Coração (AHA, na sigla em inglês). Chegou até a estampar a capa da revista *Time* por causa de seu artigo defendendo as dietas de baixa gordura. Conforme já vimos no capítulo sobre carnes, Keys convenceu o mundo que as gorduras saturadas eram as grandes vilãs da alimentação mundial. Mas ele cometeu um erro crucial: embora tivesse acesso a dados sobre o consumo de gorduras e doenças cardiovasculares de 22 países, escolheu a dedo os seis países cujos resultados confirmavam seu argumento e ignorou os outros 16, que não corroboravam sua tese.[30]

Quando outros pesquisadores da área da nutrição incluíram em seus trabalhos os dados de todos os 22 países, viram um panorama muito diferente do traçado por Keys. Um artigo de 1957 analisou todos os países juntos e constatou que não havia nenhuma associação entre o consumo de gordura e as doenças cardiovasculares.[31] Mais ou menos na mesma época,

John Yudkin, médico britânico e professor fundador do Departamento de Nutrição do Queen Elizabeth College, em Londres, argumentou que Keys e sua equipe haviam ignorado todos os dados que incriminavam o açúcar. Yudkin realizou diversas pesquisas sobre os inúmeros efeitos fisiológicos do açúcar. Constatou que ele aumenta as taxas de triglicerídeos, insulina e de hormônios do peso e do estresse,[32] ao mesmo tempo em que reduz o colesterol HDL e, ainda, engrossa o sangue — combinação mortal que favorece infartos e diabetes.[33] Yudkin publicou um livro de sucesso, *Pure, White, and Deadly* [Puro, branco e mortal, em tradução livre], no qual disparava o alerta em relação ao açúcar e orientava a população a adotar uma dieta low-carb. Mas a visão de Keys já havia prevalecido, e Yudkin acabou sendo ridicularizado e ignorado.

Ele escreveu: "Se fosse revelada apenas uma pequena fração do que se sabe a respeito de seus efeitos em relação a qualquer outro material usado como aditivo alimentar, o açúcar seria imediatamente proibido."[34]

Keys não foi o único a vilanizar a gordura e ignorar o açúcar. Em 1950 e 1960, a indústria açucareira ficou extremamente preocupada por causa de uma pesquisa que Yudkin e outros críticos estavam publicando. Um dos grandes executivos da indústria açucareira, John Hickson, escreveu uma carta a dois cientistas de Harvard — Fred Stare e Mark Hegsted —, pedindo que desacreditassem as pesquisas contra o açúcar e desviassem o foco da comunidade de nutricionistas para a gordura saturada. E os dois cientistas de Harvard compactuaram com o pedido. Em 1967, eles publicaram, no prestigiado *New England Journal of Medicine*, um artigo desacreditando a ligação do açúcar com as doenças do coração e transferindo a culpa para as gorduras saturadas. Por esse artigo, a indústria açucareira pagou a Hegsted e Stare o equivalente a 50 mil dólares nos valores de hoje — claro que essa informação não foi incluída no artigo. Foi apenas em 2016 que a ligação de Hegsted e Stare com a indústria do açúcar veio à tona, depois que pesquisadores revelaram milhares de documentos internos da indústria açucareira e os publicaram no *JAMA Internal Medicine*.[35] Aquele artigo de 1967 jamais seria publicado hoje, graças às normas que tratam dos conflitos de interesse. No entanto, ele deu início a meio século de uma política fracassada de saúde nutricional.

O artigo de 1967 foi profundamente influente. Ele não só declarou encerrados os debates sobre o açúcar, como também levou a comunidade de pesquisadores a vilanizar as gorduras saturadas. Seus autores ainda foram os responsáveis pela formulação das diretrizes e políticas nutricionais oficiais do governo. Nomeado diretor de nutrição da USDA, Hegsted escreveu o documento precursor das diretrizes nutricionais do governo, em 1977, as mesmas que convenceram muitas gerações de norte-americanos a adotar uma dieta de baixa gordura. O coautor, Stare, foi diretor do Departamento de Nutrição de Harvard, que também defendia as dietas de baixa gordura.

Atualmente, as indústrias de açúcar e junk food e seus asseclas cientistas continuam desinformando a população sobre os riscos do açúcar. Em 2015, a maior fabricante mundial de bebidas açucaradas, a Coca-Cola, foi descoberta pagando subornos milionários a cientistas para que eles minimizassem a correlação entre o consumo de refrigerantes e a obesidade.[36] As empresas fabricantes de doces foram denunciadas por patrocinar cientistas que, em troca, escreveram artigos afirmando que crianças que comem doce são menos pesadas do que aquelas que não comem.[37] E, em 2016, um grupo de cientistas patrocinado pela Coca-Cola, Pepsi, Kraft, Hershey's, Mars e outras multinacionais da indústria alimentícia publicou, no famoso periódico *Annals of Internal Medicine*, um artigo no qual taxava de "pouco confiáveis" e despidas de respaldo científico as recomendações para diminuir o consumo de açúcar — tática semelhante à usada pela indústria do cigarro.[38]

A grande indústria açucareira quer ocultar a verdade sobre o seu produto. Mas não se deixe enganar! Há um consenso científico acachapante indicando que o açúcar é, sim, a força-motriz por trás da epidemia de obesidade. Depois de ler milhares de trabalhos científicos e atender mais de 10 mil pacientes ao longo de três décadas, estou convencido de que a ciência está no lado certo dessa história: as calorias do açúcar são fatais. Quem disser o contrário ou está equivocado ou tentando enganar você.

2. O açúcar é viciante

Apesar dos esforços da indústria açucareira, já é público e notório que o açúcar faz, sim, mal à saúde. E, apesar dessa terrível reputação, milhões de norte-americanos ainda têm dificuldade de abrir mão de biscoito, bolo, sorvete e bebidas adoçadas com açúcar. Por quê?

Não é só porque gostamos de açúcar e de doces — é porque estamos viciados. A terrível verdade é que o açúcar pode alterar radicalmente o metabolismo e a química cerebral, levando a uma compulsão forte por doces. Em uma pesquisa publicada no *American Journal of Clinical Nutrition*,[39] homens obesos receberam milk-shakes de mesmíssimo valor nutricional e calórico. Mas metade dos participantes recebeu bebidas contendo xarope de milho de alta frutose, ingrediente de alto índice glicêmico que causa um pico rápido de glicose, e o outro grupo recebeu milk-shake com amido de milho de baixo índice glicêmico, um carboidrato de digestão mais lenta que a do xarope e que eleva a taxa de glicose no sangue mais lentamente. Após consumir essas bebidas, o grupo do xarope de milho relatou sentir muito mais fome que o outro grupo, e acabou comendo mais posteriormente. Todos os participantes fizeram tomografia cerebral, e os exames confirmaram que o grupo do xarope de milho apresentava maior fluxo de sangue no núcleo accumbens, a área cerebral que regula compulsões, recompensas e comportamentos relacionados a vícios. Trata-se da mesma área ativada quando uma pessoa que faz uso abusivo de álcool bebe, quando o jogador compulsivo entra em um cassino ou quando o dependente químico cheira uma carreira de cocaína. Quando o centro de recompensa do cérebro é ativado em reação a estímulos como o açúcar, acaba reforçando o desejo por tal estímulo — que, com o tempo, faz aumentar a força da compulsão, que tem importante papel no comportamento de vício.

Um grupo de neurocientistas publicou um estudo no periódico *Neuroscience and Biobehavioral Reviews* em que examinava os efeitos do açúcar na química cerebral. A conclusão é de que o açúcar produz um comportamento compulsivo e estimula o núcleo accumbens, "o efeito clássico da maioria das substâncias viciantes".[40] Isso tudo tem enorme impacto em como pensamos a obesidade. Se a maioria dos alimentos consumidos pelos norte-americanos é biologicamente viciante, então, todo o conceito de força de vontade e responsabilidade pessoal como base para o emagrecimento não passa de balela. Você não tem culpa por estar gordo. A culpa é do comportamento consciente das grandes fabricantes, sempre trabalhando para criar alimentos cada vez mais viciantes. Michael Moss, jornalista do *New York Times*, após entrevistar 300 executivos, funcionários e cientistas, lançou *Salt Sugar Fat: How the Food Giants Hooked Us* [Sal, açúcar e gordura: como os gigantes da alimentação viciaram o povo, em tradução livre], um contundente relato dos bastidores da indústria e de sua estratégia deliberada para criar alimentos viciantes.

3. Abandonar o açúcar melhora a saúde rapidamente

O açúcar é tão onipresente, e seus efeitos no cérebro tão fortes, que se libertar do seu domínio pode ser uma tarefa extremamente difícil. Mas vou lhe dar motivos para se motivar: assim que você abandona o açúcar, a saúde melhora rapidamente. Bastam dez dias para observar benefícios metabólicos e neurológicos substanciais.

Em um estudo publicado pelo *Obesity* e patrocinado pelo Instituto Nacional de Saúde dos Estados Unidos, os pesquisadores recrutaram 43 adolescentes acima do peso com pelo menos um traço de síndrome metabólica, como altas taxas de glicose, hipertensão ou colesterol alterado.[41] Em média, 27% da ingestão calórica diária dos participantes da pesquisa vinham do açúcar. Mas os pesquisadores fizeram uma simples modificação na alimentação dos participantes: substituíram os doces — balas, bolos, biscoitos, rosquinhas e frango ao molho teriyaki (com alta dose de açúcar) — por amidos. A ingestão calórica dos participantes foi mantida para que os participantes não emagrecessem. O objetivo da pesquisa foi verificar se a substituição do açúcar por carboidratos de ação mais lenta contribuiria para melhorar o estado de saúde, mesmo que não houvesse perda de peso.

Passados apenas dez dias, os pesquisadores verificaram mudanças. Em média, a pressão arterial diastólica dos participantes caiu em 5 pontos. O colesterol LDL caiu 10 pontos. As taxas de triglicerídeos caíram 33 pontos. E a glicemia e a insulina de jejum — fatores que preveem diabetes — melhoraram significativamente. Em outro trabalho, pesquisadores investigaram mais a fundo o perfil cardiovascular dos participantes.[42] Eles constataram que a pausa de dez dias no consumo de açúcar reduziu seus níveis de APOC3 — proteína associada a doenças cardiovasculares — em até 49%! Essa medida também fez desaparecerem as partículas pequenas e densas de colesterol LDL, as mais aterogênicas (causadoras de doenças do coração). Embora exagerar no amido possa ser um problema, a pesquisa demonstrou que a frutose — encontrada no açúcar, mas não nos amidos — é o principal causador de risco de doenças cardiovasculares, por causa do seu impacto sobre triglicerídeos, APOC3, partículas pequenas e densas de LDL e pressão arterial.

Ao contrário da glicose, que pode ser usada por quase todas as células do corpo, a frutose é processada quase que exclusivamente pelo fígado. Se você consome açúcar refinado com frequência, veja o que acontece: seu organismo o desintegra em glicose e frutose; esta vai direto para o fígado, onde, em um processo conhecido como lipogênese, ela é convertida em gorduras, como triglicerídeos e outras formas maléficas de colesterol. Esse processo desencadeia um efeito cascata de malefícios metabólicos. A frutose leva ao desenvolvimento de esteatose hepática, que aumenta a gordura e a inflamação no fígado.[43] Além de formar gordura visceral, triglicerídeos e partículas pequenas de colesterol LDL causadoras de doenças cardiovasculares, a frutose causa estrago no revestimento intestinal,[44] levando ao problema de intestino permeável e inflamação sistêmica. A frutose livre forma furinhos no intestino. Isso faz com que fezes e partículas de alimentos vazem para a corrente sanguínea, disparando o alerta do sistema imunológico.

Como se pode observar, a frutose tem efeito tóxico para o organismo quando é consumida sem as fibras das frutas, sendo mais perigosa ainda quando vem em forma de xarope de milho de alta frutose. Mas, infelizmente, a frutose está em toda parte. Embora o açúcar refinado de mesa seja composto de 50% de frutose e 50% de glicose, outros adoçantes usados em alimentos processados conseguem ser ainda piores. O xarope de milho contém entre 55% a 90% de frutose. Devido ao seu baixíssimo custo, é adorado pelos fabricantes de alimentos, que o usam para substituir o açúcar dos alimentos processados. O xarope de milho de alta frutose responde por mais de 40% dos adoçantes calóricos usados em alimentos e bebidas atualmente.[45]

A melhor maneira de evitar o açúcar, o xarope de milho de alta frutose e outros adoçantes é apostar nos alimentos *in natura*. Bastam dez dias de desintoxicação para observar significativas melhorias nos fatores que levam a doenças cardiovasculares. Criei a dieta detox para glicose no sangue para orientar as pessoas por dez dias. Os benefícios à saúde foram extraordinários. Um dos grupos que participaram do meu programa de dieta, além de perder peso, reduzir a pressão arterial e diminuir as taxas de glicose, também verificou uma redução de 62% dos sintomas relacionados a todas as doenças nesse período de apenas dez dias.

Se for comprar alimentos industrializados, verifique com muita atenção a lista de ingredientes do rótulo e procure os inúmeros eufemismos usados pela indústria alimentícia para disfarçar os adoçantes usados nos seus produtos. Existem mais de 250 nomes diferentes para o açúcar. Um deles é a maltodextrina, que você poderia nem reconhecer. Até mesmo nutricionistas e nutrólogos têm dificuldade de identificar os açúcares ocultos nas listas de ingredientes dos produtos. Segue um guia que pode ajudar...

4. Existem muitas formas de nomear o "açúcar"

Segundo aquele antigo clichê, os esquimós têm mais de 100 palavras para descrever a neve. Faz sentido que os norte-americanos tenham tantas formas de dizer "açúcar adicionado". E é difícil que você tenha qualquer um desses açúcares em casa, já que eles praticamente são só usados em alimentos processados. O *New York Times* divulgou uma lista de 90 termos que podem ser encontrados em rótulos, sendo que todos não passam de tipos diferentes de açúcar adicionado. Para saber se determinado ingrediente não passa de açúcar, verifique se aparece:

- A palavra "agave".
- A palavra "milho" (só se for o milho natural), como xarope de milho de alta frutose ou adoçante à base de milho.
- Qualquer derivado do arroz (o vinagre está liberado), como xarope de arroz integral.
- Qualquer coisa cujo nome contenha "cana-de-açúcar", como garapa de cana ou xarope de cana-de-açúcar. Há muitos fabricantes de alimentos que tentam disfarçar o açúcar dos produtos sob nomes como "garapa

de cana evaporada" na lista de ingredientes. Mas não se deixe enganar. Sempre que houver qualquer tipo de concentrado ou suco de frutas entre os ingredientes, perceba que é uma forma de disfarçar o açúcar.

- Qualquer palavra com o sufixo "-ose", como frutose, dextrose, maltose, sucralose ou trealose.
- Qualquer coisa que contenha a palavra "malte", como xarope de malte ou maltodextrina.
- Qualquer palavra iniciada com o prefixo "iso-", como isoglicose ou isomaltose.
- Qualquer coisa que contenha a palavra "xarope", como xarope de bordo, de sorgo ou de milho. Fique atento à diferença entre o xarope de bordo e o xarope de panqueca — este último, em geral, é frutose pura.
- Qualquer coisa doce, como o melado de cana.
- Qualquer coisa que contenha a palavra "açúcar", como açúcar de tâmara, açúcar de coco, açúcar mascavo, açúcar de beterraba e açúcar de confeiteiro.

5. Os adoçantes artificiais fazem mal

Esse é um exemplo clássico do que acontece quando tentamos enganar a Mãe Natureza. Em vez de aceitar o fato de que estamos exagerando no açúcar e tentar reduzir seu consumo, buscamos uma solução mágica, uma medida fácil para evitar seguir o caminho mais sensato. Vimos isso acontecer com as gorduras trans e margarinas, vendidas como substitutos para a manteiga, mas que se relevaram produtos pouco seguros para o consumo humano. E esse mesmo movimento está acontecendo com os adoçantes artificiais. Existem cinco adoçantes aprovados pela FDA — sacarina, acessulfame-K, aspartame, sucralose e neotame, usado apenas pela indústria alimentícia. Todos fazem mal. Em um estudo sobre doenças cardiovasculares, os participantes que ingeriram bebidas dietéticas apresentaram maior risco de desenvolver diabetes e síndrome metabólica.[46] Os adoçantes artificiais têm ação cancerígena comprovada em estudos com cobaias.[47] Eles causam estrago na flora intestinal, destruindo as bactérias boas e provocando intolerância à glicose.[48] Contêm excitotoxinas, substâncias capazes de danificar neurônios e gerar efeitos colaterais neurológicos.[49]

Um produto de sabor doce mas sem calorias pode até parecer a cura perfeita para o vício em açúcar. Mas não é, e eu explico por quê. Normalmente, quando comemos ou bebemos algo doce, muitas calorias vêm acompanhando. Mas não quando o produto leva adoçante artificial. Isso confunde o cérebro. Ele percebe o sabor doce, mas não identifica o alto teor calórico que deveria vir da glicose e da frutose, e acaba tentando corrigir esse desequilíbrio provocando mais fome. O resultado é que você acaba comendo mais, e não menos.[50] Os cientistas já identificaram esse mecanismo como o responsável pelo ganho de peso (e não o emagrecimento esperado), por causa do enfoque errado de cortar calorias com adoçantes artificiais. Esse desequilíbrio também é a causa de hiperatividade, insônia e intolerância à glicose. Já foi comprovado que tomar iogurte diet, adoçado com sacarina ou aspartame, resulta em ganho de peso, e não na perda, se comparado com o iogurte adoçado com açúcar refinado.[51] Os adoçantes artificiais deixaram as pessoas com mais fome, provocando aumento de 14% na gordura corporal, e as levaram a comer mais em um período de apenas duas semanas. Um grande problema disso tudo é que as substâncias químicas artificiais podem ser milhares de vezes mais doces que o açúcar, o que faz o cérebro desejar sabores cada vez mais adocicados.

Uma equipe de pesquisadores do Imperial College, de Londres, analisou as pesquisas dedicadas à obesidade e bebidas adoçadas artificialmente, e concluiu que os adoçantes também são tão problemáticos quanto as bebidas adoçadas com açúcar.[52] Em artigo publicado em 2017 no periódico *PLOS Medicine* eles concluíram que os dados disponíveis não permitem comprovar que os adoçantes artificiais ajudem na perda de peso, e que também há efeitos de longo prazo na saúde associados a esses produtos. Também foi constatado que a grande maioria dos estudos (99%) que haviam descoberto benefícios no consumo de adoçantes artificiais foram financiados pela indústria. Foi verificado que esses estudos eram, na maioria, curtos, malconduzidos e repletos de falhas. Sem papas na língua, os pesquisadores concluíram que as bebidas dietéticas são fator de risco para o desenvolvimento de doenças crônicas, afirmando que "elas não devem ser anunciadas como opções ideais para uma alimentação saudável".

6. A verdade amarga sobre os poliálcoois

Os poliálcoois são adoçantes misteriosos, com nomes estranhos e origens obscuras. Derivados de frutas e hortaliças, são usados pelos fabricantes de alimentos em tudo: de balas e chicletes até pastilhas para garganta e vitaminas mastigáveis. Ao contrário dos adoçantes artificiais, que podem ser milhares de vezes mais doces que o açúcar, os poliálcoois são, em geral, menos adocicados. E ainda contêm calorias, embora bem menos que o açúcar, que nosso organismo não consegue absorver muito bem. É fácil identificá-los nos rótulos — os nomes terminam com o sufixo "-ol". Por exemplo: manitol, sorbitol, xilitol e malitol.

Alguns especialistas recomendam substituir o açúcar ou adoçantes artificiais por essas substâncias. Minha dica é: use o mínimo possível. Por não serem bem-absorvidos pelo intestino, os poliálcoois podem causar diarreia, inchaço, flatulência e outros incômodos digestivos. Eles também bagunçam a flora bacteriana intestinal, levando a um crescimento excessivo de bactérias. E o pior? Não acabam com o vício do sabor doce.

Mas, dentro da classe dos poliálcoois, existe um que é um pouco melhor que os demais. O eritritol é praticamente sem calorias (0,2 caloria por grama) e 60% mais doce que o açúcar. É o único poliálcool que não causa desconforto digestivo. Isso acontece porque ele é absorvido pelo intestino, em vez de ser mandado para o cólon, onde fermenta e causa problemas. Ele não eleva as taxas de glicose nem de insulina e, que eu saiba, é o único poliálcool vendido no comércio para uso doméstico. Só há um problema. Novas pesquisas relacionam o uso desse adoçante ao ganho de peso pelo fato de ele ser absorvido e metabolizado.[53] Sinto muito, mas fato é que não existe milagre.

7. Alguns adoçantes naturais são melhores que outros

Para recapitular: o açúcar é um veneno na medida certa. Não ultrapasse cinco colheres de chá por dia (para algumas pessoas, essa quantidade já pode ser muito). A maioria dos adultos consome, em média, 22 colheres de chá de açúcar por dia — e as crianças, até 35 colheres de chá. Os adoçantes artificiais não são lá grande coisa, e os poliálcoois também têm sua parcela de problemas. E agora? Existem alternativas naturais ao açúcar refinado. Mas não são perfeitas. Elas têm alto valor calórico, como o açúcar, e também aumentam a compulsão por doces. No entanto, trazem algumas substâncias benéficas, como antioxidantes. Os adoçantes naturais com os menores teores de antioxidantes são o agave, o xarope de milho e o xarope de arroz integral, produtos que não oferecem nada além de muitas calorias. O néctar de agave, que parece uma opção saudável, é quase todo composto de frutose, um perigo para a saúde metabólica. Até mesmo a cana-de-açúcar *in natura* traz mais benefícios que o agave. Por outro lado, o açúcar de tâmara e o melado têm, praticamente, a mesma quantidade de antioxidantes que uma porção de mirtilo.[54] Na verdade, isso não deveria causar espanto, pois o açúcar de tâmara nada mais é que a tâmara pulverizada. Quase tão bons quanto são o xarope de bordo e o mel cru. Quando não houver a opção de não adoçar, dê preferência a esses ingredientes. Lembre-se que o problema não está no açúcar que usamos em nossas preparações: está no açúcar que a indústria alimentícia incorpora à comida que você compra. Uma garrafinha de 600ml de refrigerante contém 16 colheres de chá de açúcar. Duvido que você use isso tudo no café.

A PRODUÇÃO DE AÇÚCAR ESTÁ PREJUDICANDO O MEIO AMBIENTE

Açúcar: Segundo a ONG World Wide Fund for Nature (WWF), sua produção causa graves consequências ao ar, ao solo, à água e à vida selvagem. Uma das grandes preocupações é a poluição da água causada pelas usinas de açúcar, que cria um ambiente tóxico para a vida aquática. Em extenso relatório, a WWF descreve como os resíduos e subprodutos processados da produção de açúcar agem "sufocando a fauna da água doce, principalmente em rios tropicais, que já têm baixa taxa de oxigênio". Por exemplo, em 1995 a limpeza das usinas açucareiras de uma região da Bolívia matou milhões de peixes dos rios locais.[55] Além disso, a produção convencional de cana-de-açúcar e de beterraba açucareira exige altíssimas quantidades de agrotóxicos, inclusive o glifosato, que oferece riscos aos produtores rurais, à fauna local e até para os consumidores.

Xarope de milho de alta frutose: Como você deve se lembrar do capítulo dos cereais, o cultivo de milho esgota o solo. A moagem e a transformação do produto no xarope de milho de alta frutose é um processo intenso que consome muita energia. E há um detalhe talvez ainda pior: a produção de milho exige mais adubos e agrotóxicos que as outras lavouras. Os herbicidas e pesticidas usados nessa produção poluem os recursos hídricos locais, o que acaba gerando áreas inférteis. E como se não pudesse piorar: durante o refino do xarope de milho de alta frutose, usa-se o processo cloro-álcali, que contém mercúrio.

Splenda: Segundo os pesquisadores da Universidade da Carolina do Norte, a paixão do norte-americano pelo adoçante Splenda não faz nada bem aos rios e oceanos. Quando você toma uma bebida adoçada com Splenda, o organismo absorve cerca de 10% da sucralose nela contida. O resto vai para o esgoto, e acaba nos rios e mares. A sucralose não é regulamentada pela Agência Norte-americana de Proteção Ambiental, então, não temos ideia de como o acúmulo (que vem de décadas) de sucralose nos rios, mares e oceanos afeta a fauna aquática. Atualmente, essa agência incluiu a sucralose como um contaminante que começa a despertar preocupação. Os já mencionados pesquisadores detectaram a presença de sucralose em amostras de água retiradas do rio Cape Fear e até em amostras de água retiradas a 130km de costa![56]

Mel: Na apicultura comercial, é comum que se cortem as asas da abelha rainha para impedir que ela saia da colmeia. A apicultura industrial se transformou em uma fábrica de insetos, com uso pesado de agrotóxicos e o surgimento de doenças misteriosas que matam enormes quantidades de abelhas, ameaçando sua população mundial. Uma classe de pesticidas chamada de neonicotinoides subletais é especialmente maléfica para abelhas. De acordo com as pesquisas, "através do consumo direto de néctar e pólen contaminados de plantas tratadas, os neonicotinoides podem afetar o forrageamento, a aprendizagem e a memória de abelhas operárias".[57] Também não deve fazer nada bem para as pessoas. As abelhas melíferas estão morrendo, e isso representa um problema gravíssimo para a humanidade. Como você já deve ter ouvido falar, nossa sobrevivência depende delas.

Para comprar um açúcar de origem sustentável e produzido seguindo padrões éticos, siga as dicas:

- Compre açúcar de palma e xarope de bordo orgânicos com certificação de produção ética. No site da Fair Trade USA (em inglês) é possível encontrar informações sobre fornecedores certificados: https://fairtradeusa.org/products-partners/sugar.
- Se precisar de um adoçante natural sem calorias, use estévia. Derivada de uma planta, não faz mal à saúde nem ao meio ambiente. Procure marcas de estévia produzidas seguindo práticas sustentáveis. Mas a estévia pode ter um efeito pouco benéfico para o metabolismo. Em um estudo comparativo de açúcar e adoçantes artificiais, ou adoçantes "naturais sem valor nutricional", não foi verificada diferença na ingestão calórica, e o mais importante: nenhuma diferença nas taxas de glicose e insulina após o consumo de açúcar e estévia e outros adoçantes sem valor nutricional.[58] Então, não pense que consumi-la esteja liberado. Informe-se mais sobre os selos de certificação nos Estados Unidos no link: http://www.rainforest-alliance.org/find-certified/stevia-one.
- Se quiser comprar mel, o link a seguir indica os melhores fornecedores (Estados Unidos): http://www.ethicalconsumer.org/buyersguides/food/honey.aspx

EM RESUMO

Só existe uma solução de longo prazo para o problema que o açúcar representa: precisamos nos desapegar o máximo possível do paladar doce. Enquanto continuarmos com ele, vamos querer cada vez mais. E aprender a viver sem o açúcar demora um pouco. É preciso aprender a apreciar os demais sabores que tornam os alimentos tão gostosos — o salgado, o ácido e até o amargo. Mas é possível. Apesar disso, é necessário que sejamos realistas. Vamos sempre adorar o sabor de algo docinho. Até os animais adoram. Pergunte aos ursos, que se fartam de mel e mirtilo antes do inverno. Logo, é preciso encontrar um caminho saudável e possível.

Se você tem resistência à insulina, diabetes, câncer ou alguma doença autoimune, deve passar longe do açúcar e dos adoçantes. Mas para quem não se enquadra nesses casos e quiser fazer alguma receita que peça açúcar, oriento que use o mínimo possível e dê preferência às opções mais saudáveis.

Um dos detalhes mais importantes é recordar a diferença entre açúcar natural e açúcar adicionado. O problema real está no açúcar adicionado.

ADOÇANTES: AFINAL DE CONTAS, O QUE DEVEMOS COMER?

- Purês ou sucos de frutas frescas
- Melado
- Açúcar de palma orgânico
- Açúcar de tâmara
- Açúcar de coco
- Siraitia
- Xarope de bordo orgânico
- Mel (siga as indicações dos links informados anteriormente)
- Estévia, em pequenas quantidades (apenas marcas com certificação de produção sustentável)
- Eritritol, também em pequenas quantidades, embora estudos recentes apontem para uma possível correlação com aumento de peso

ADOÇANTES: AFINAL DE CONTAS, O QUE NÃO DEVEMOS COMER?

- Adoçantes artificiais de todos os tipos
- Bebidas adoçadas com açúcar
- Xarope de milho de alta frutose ou qualquer ingrediente que contenha a palavra *xarope* no nome (salvo o xarope de bordo orgânico)

- Qualquer alimento com adoçante que se apresente como "totalmente natural". Os mais perigosos são os xaropes de agave e de milho, a cana-de-açúcar, a garapa evaporada e o xarope de arroz integral
- Alimentos industrializados, com açúcar adicionado ou outros adoçantes desnecessários, como iogurte, molho de tomate, pães, ketchup, balas, sopas, cereais matinais, granola, molhos de salada e incontáveis outros alimentos processados. Se a lista de ingredientes for extensa ou houver algum componente com nome terminado em "-ose", em geral é sinal de que há açúcar na composição
- Açúcar branco refinado
- Açúcar mascavo
- Aspartame
- Sucralose
- Sacarina
- Acesulfame-K

BEBIDAS

TESTE DE INTELIGÊNCIA NUTRICIONAL

Verdadeiro ou falso?

1. Um suco de fruta é uma opção mais saudável que refrigerante, graças aos antioxidantes.
2. Depois do treino, a melhor forma de repor os eletrólitos é bebendo um isotônico.
3. As sobremesas são a principal fonte de açúcar adicionado na dieta norte-americana.
4. Para muitas pessoas, o café é a principal fonte de antioxidantes.
5. As bebidas à base de açúcar de cana são opções mais saudáveis que as feitas de xarope de milho de alta frutose.
6. Beber uma taça ou duas de vinho por dia faz bem à saúde.
7. É mais seguro beber água mineral de garrafa do que água tratada direto da torneira.

Respostas

1. Falso: O suco contém todo o açúcar das frutas, mas não tem as fibras que ajudam a retardar sua absorção. Você não comeria cinco maçãs de uma vez, certo? Mas o suco equivale a essa quantidade. Sim, os sucos contêm antioxidantes, mas o ideal é consumi-los de outras fontes — de frutas vermelhas ou frutas inteiras, por exemplo. Algumas

marcas de suco industrializado contêm mais açúcar que uma lata de refrigerante. Na verdade, várias marcas de suco industrializado pertencem aos mesmos grupos dos fabricantes de... refrigerante! Não dê suco de caixinha a seu filho.
2. Falso: Nem todo mundo precisa "repor" eletrólitos após um treino. E se você não pratica esporte de altíssimo impacto no calor, também não precisa. É possível comprar eletrólitos líquidos para adicionar à água, o que é uma boa opção para se livrar do açúcar e dos corantes dos isotônicos do mercado. Por que você precisaria de um isotônico azul-neon carregado de açúcar?
3. Falso: As bebidas adoçadas com açúcar são a maior fonte de açúcar adicionado na dieta do norte-americano. O grupo que as consome apresenta os maiores índices de obesidade, doença cardiovascular, diabetes e câncer.
4. Inacreditável, mas é verdade: Não que o café seja essa maravilha toda, mas a dieta de alimentos processados do norte-americano é pobre em antioxidantes.
5. Falso: As bebidas adoçadas com açúcar de cana têm o mesmo efeito nas taxas de glicose e insulina que as bebidas à base de xarope de milho de alta frutose. Mas este também pode causar problemas de intestino permeável e conter mercúrio; e a frutose nele contida tem correlação com a esteatose hepática (gordura no fígado).[1]
6. Verdadeiro: Mas, para as mulheres, o risco de desenvolver câncer de mama aumenta em 40% com a ingestão diária de bebida alcoólica.[2] O álcool aumenta os níveis de estrogênio. Isso explica por que os homens com "barriga de chope" desenvolvem mamas e perdem os pelos do corpo.
7. Depende: Nem sempre a água da garrafinha é mineral, podendo ser apenas da torneira. Mas nada é mais saudável que a água filtrada.

Receba informações sobre comida e uma receita, toda semana, diretamente da minha cozinha. Assine de graça minha *newsletter*, em inglês, em www.foodthebook.com.

Este capítulo vai ser curto e objetivo, e por um motivo: a única bebida que se deve consumir para manter a saúde é a água. Mas a criatividade humana não tem limites. Sempre surge uma infinidade de bebidas novas e interessantes. No entanto, o problema é que a maioria não faz bem à saúde — várias alimentam a epidemia de diabetes e doenças crônicas que se espalha pelo planeta. Eu me refiro às bebidas com açúcar, adoçantes artificiais, álcool, aditivos químicos e outras coisas que ninguém deveria consumir. E mesmo assim não é possível esgotar a lista de contaminantes e outros lixos que conseguiram transformar a *única bebida necessária* em um risco para a saúde. Existem no mercado boas opções de bebidas que não são água, mas é preciso saber escolher e ler os rótulos com muito cuidado. Neste capítulo mostrarei como contornar esses problemas.

A CIÊNCIA DAS BEBIDAS

Como toda criança que prestou atenção à aula sabe, dois terços do corpo humano são formados por água. Ela faz parte de todos os tecidos, fica por dentro e por fora das células. Perdemos água constantemente, seja através da respiração, do suor, das lágrimas, das excreções e de muitas outras funções fisiológicas. E é preciso repor essa perda; caso contrário, as consequências são graves. É uma questão simples de biologia, mas as bebidas que consumimos hoje se tornaram fonte de confusão e polêmica.

Vejamos a opinião de um "especialista": "Em uma dieta equilibrada, é preciso beber dois litros de água por dia." Claro, não dá nem para discordar. Mas ele continua: "Os refrigerantes podem, sim, entrar como parte dessa ingestão diária sem fazer mal. Refuto qualquer argumento que diga que os refrigerantes fazem mal."[3] Essa declaração foi feita diante do Congresso norte-americano, por nada mais, nada menos, que o presidente da Associação Norte-americana dos Fabricantes de Bebidas, o grupo que representa a indústria do refrigerante. Apesar da declaração, o presidente deveria se informar melhor: estima-se que as bebidas adoçadas com açúcar causem 184 mil mortes por ano no mundo inteiro — 133 mil por diabetes, 45 mil por doenças cardiovasculares e 6.450 por câncer.[4] É assustador que alguém vá a público fazer um discurso para ocultar a verdade.

Isso reflete o problema tremendo que as bebidas representam nos dias de hoje: adiciona-se cada vez mais açúcar a elas. É como pensar que, se os líquidos não contam, então os ingredientes nocivos neles contidos também não causam problema. Mas possuem os mesmos efeitos na saúde que os alimentos. Pior: as bebidas provocam estragos ainda maiores que os alimentos. Estes pelo menos são sólidos, mastigados e engolidos, e ajudam a matar a fome. As bebidas adoçadas com açúcar, por outro lado, nem chegam perto de matar a fome. É por isso que é tão fácil beber um copo grande de Coca-Cola — com 15 colheres de chá de açúcar — e ainda encarar um cheesebúrguer com fritas. É muita porcaria para apenas uma refeição.

OS ACERTOS DOS ESPECIALISTAS

Beber bastante água? Sim, isso é inquestionável. Evitar exagerar no álcool? Verdade. Mas, depois, fica tudo obscuro.

OS ERROS DOS ESPECIALISTAS

A lista é extensa. Todos já ouvimos dizer que suco de laranja é nutritivo. Mas hoje sabemos que não passa de um copão de açúcar gelado. Enquanto isso, o café era considerado um risco à saúde — o que não correspondia totalmente à verdade. Vimos "bebidas para atletas", que não têm nada a ver com a prática saudável de esportes, e "bebidas energéticas", que não têm nada a ver com energia. A única bebida realmente necessária é a água, contanto que não tenha chumbo, substâncias contaminantes e outras impurezas. Existem bebidas que, embora não sejam necessárias, oferecem uma belíssima combinação de poderosas substâncias vegetais. Falaremos delas em breve.

OITO FATOS IMPORTANTES SOBRE BEBIDAS

1. Refrigerantes e outras bebidas adoçadas com açúcar de fato fazem muito mal
Nos Estados Unidos, as vendas de refrigerantes estão em queda livre. O consumo de refrigerantes, hoje, é o menor em trinta anos, sendo que a queda maior foi nas bebidas dietéticas, sinal de que a população já sabe dos riscos inerentes aos adoçantes artificiais. No entanto, na América Latina e no restante do mundo, o consumo de refrigerantes cresceu 25%. Diante disso, será que preciso dedicar mais espaço para apontar os malefícios de consumir essas bebidas? Acho que não. As bebidas adoçadas com açúcar são o principal fator causador de obesidade,[5] sendo também relacionadas ao diabetes tipo 2,[6] esteatose hepática,[7] falência renal,[8] hipertensão arterial,[9] doenças cardiovasculares[10] e muito mais. Fim de papo. Ponto final: bebidas com açúcar matam.

2. O café não é um veneno, mas também não é essa panaceia toda
Não faz muito tempo, não foram poucos os norte-americanos que ficaram em dúvida se deveriam ou não cortar o café de suas vidas. Agora eles querem saber se devem incluí-lo.[11] Nos últimos anos, a reputação do café mudou. Se antes era um vício que fazia mal à saúde, hoje é visto como potente poção que proporciona extensa e surpreendente lista de benefícios. Segundo os dados das pesquisas, o consumo regular de café reduz o risco de doenças cardiovasculares, doença de Alzheimer, câncer de cólon, cirrose hepática, depressão e até morte prematura.[12] Isso é que é dar a volta por cima!

Ainda não se sabe exatamente por que essa bebida amarga proporciona tantos benefícios à saúde. O que sabe, no entanto, é que o café, comum ou descafeinado, é rico em antioxidantes — para muita gente, é a única fonte de antioxidantes da dieta.[13] O café contém vitamina C, magnésio, polifenóis, catequinas, flavonoides e ácidos clorogênicos, só para citar alguns.[14] No entanto, os antioxidantes são, de fato, o carro-chefe da bebida. O café encabeça a lista de maior fonte de antioxidantes na dieta de uma pessoa média, com três quartos da ingestão diária. Depois vêm frutas, chá, vinho, cereais e, por último, hortaliças.[15] Isso não quer dizer que ele seja o alimento mais saudável que existe. Esses dados revelam, mais que qualquer outra coisa, que a pessoa média não está consumindo brócolis, couve e mirtilo em quantidade suficiente.

No entanto, o café não traz apenas boas notícias. Ele pode aumentar a produção de insulina em pacientes com diabetes tipo 2. Logo, o ideal é que pacientes pré-diabéticos o evitem.[16] Como a cafeína é um estimulante, também pode elevar os níveis de cortisol, o hormônio do estresse, e de adrenalina, que pode levar a um quadro de fadiga adrenal.[17] Mas a forma como cada um reage ao café tem forte componente genético. Há quem tome uma xícara e fique ligado o dia todo. Outros podem tomar dez xícaras e continuar morrendo de sono. Ele também pode causar palpitações cardíacas. Para quem o consome regularmente e fica sem tomá-lo, ocorrem sintomas de abstinência, como dor de cabeça, fadiga e ansiedade. Se você é muito sensível aos efeitos estimulantes do café, é sinal de que precisa maneirar na quantidade. Passe para fontes mais brandas de cafeína, como chá verde ou chá preto.

Por fim, vale também refletir sobre o conceito atual que se faz de "café". A definição das antigas — a de bebida produzida pela infusão do pó de grãos torrados de café — deu lugar a uma quantidade infinita de "bebidas de café". Starbucks e a concorrência vendem milk-shakes disfarçados de café: suas bebidas não passam de copos grandes repletos de leite, açúcar, flavorizantes artificiais e chantilly, com um tiquinho de café para fornecer a cafeína. Um copo de mocha de chocolate branco da Starbucks contém 470 calorias — a maioria originária do açúcar. Essas franquias de café são verdadeiros dispensários de açúcar disfarçados de cafeterias. O café não representa uma ameaça à saúde da maioria das pessoas, mas não se esqueça: ele jamais será uma fonte de nutrientes capaz de substituir os alimentos saudáveis e nutritivos que devem integrar sua dieta.

3. A melhor água não é engarrafada

O problema é que a água, embora essencial à vida, é negativamente impactada pelas atividades da sociedade, como indústria, agropecuária e sistemas de transporte. Até mesmo as atividades mais corriqueiras e rotineiras — lavar roupa, andar de carro e lavar a louça — podem poluir a água. Segundo o Environmental Working Group (EWG), a Agência Norte-americana de Proteção Ambiental (EPA, na sigla em inglês) impõe regras para restringir o uso de mais 90 tipos de contaminantes. No entanto, ainda bebemos água com arsênio, chumbo, mercúrio e cromo-hexavalente, toxina que foi descoberta por Erin Brockovich no filme (e continua espalhada por aí).[18] Uma forma de tentar fugir desse risco é consumindo água engarrafada; mas também não é garantia: em uma análise, o EWG detectou 38 contaminantes em dez das marcas de água mais vendidas do mercado norte-americano. Apesar dos nomes impactantes e dos rótulos com imagens de belas fontes de água pura das montanhas, muitas empresas vendedoras de água engarrafada usam a água tratada das cidades onde operam, e não das fontes puras de montanhas cobertas de neve. Um estudo com duração de quatro anos realizado pelo Conselho de Defesa dos Recursos Naturais (NRDC, na sigla em inglês) concluiu que nada garante que a água engarrafada seja mais limpa ou segura que a água tratada da torneira. Estima-se que 25% das marcas testadas pelo conselho contivessem água da torneira. "Em algumas, a água era um pouco mais tratada; em outras, não."[19] Além disso, a água engarrafada é um desastre ambiental — mesmo que você recicle as garrafinhas —, porque o plástico está destruindo os oceanos. E as garrafas plásticas contêm ftalatos e outros plásticos tóxicos, inclusive BPA.

Se você quer água pura, a única solução é comprar um filtro de osmose reversa, que submete a água a três etapas de filtragem, inclusive uma que usa carbono. O filtro que cabe embaixo da pia custa 200 dólares, e por mil dólares é possível instalar o sistema de filtragem na casa inteira — esse último garante que toda a água da casa, inclusive para banho e escovação dos dentes, não está repleta de substâncias químicas nocivas. Pode parecer caro, mas se você tiver condições, é um investimento relativamente baixo que vai trazer muitos lucros à sua vida.

4. O leite de soja não é mais como antigamente

O leite de soja é um alimento comum da culinária do Leste Asiático há milhares de anos. Para prepará-lo em sua forma mais simples, basta deixar os grãos de soja de molho por uma noite e triturá-los com água. Nos Estados Unidos, a bebida foi introduzida comercialmente na década de 1970, e ganhou o mercado como alternativa para os norte-americanos que não podiam consumir leite de vaca. A popularidade do leite de soja abriu a porteira para outras bebidas de "leite" à base de oleaginosas, sementes, leguminosas e até arroz. Essas bebidas, quando preparadas em casa, são razoavelmente nutritivas. Mas a história muda de cenário se você for ao mercado e ler os rótulos dos leites de amêndoas ou soja.

Em muitos casos, as versões industrializadas dessas bebidas são repletas de açúcar e flavorizantes artificiais. Até mesmo as marcas orgânicas e sem açúcar contêm aditivos estranhos, usados para fazer os leites vegetais parecerem leite de vaca. Um desses aditivos é a carragenina, espessante usado em sorvetes, iogurtes, queijo cottage e outros laticínios. É um derivado de uma alga marinha, mas não é uma alga inofensiva. É um irritante que causa câncer em ratos de laboratório.[20] No organismo humano, a carragenina está associada a úlceras, intestino permeável e inflamações.[21] Embora desprovida de valor nutricional, a FDA aprova seu uso em fórmulas de leite em pó para bebês. Evite a carragenina o máximo que puder, e passe longe de bebidas industrializadas que contenham outros espessantes, como as gomas — goma xantana, goma guar e goma garrofina — e qualquer outra coisa que pareça ter sido produzida em laboratório.

Você não vai perder nada se deixar de tomar essas bebidas artificiais. Algumas alternativas ao leite são tão pobres em termos nutricionais que precisam ser suplementadas com vitaminas e sais minerais para fingir que proporcionam algum benefício. Apenas o leite de soja contém um teor proteico significativo. Mas ele também tem seus problemas — um deles é a quantidade enorme de fitoestrogênios, que parecem com o estrogênio produzido pelo organismo. E o que é pior: muitas variedades de leite de soja são produzidas com proteínas isoladas de soja potentes e hiperprocessadas, em vez do grão integral de soja. Se quiser aproveitar ao máximo os benefícios nutricionais da amêndoa, da soja, da avelã ou da castanha-de-caju, dê preferência a consumi-los *in natura*.

Se sente necessidade de outras opções além de água para substituir o leite, seguem algumas opções: a primeira dica que dou é que você faça o leite vegetal em casa. É fácil. Deixe amêndoas, avelãs ou castanhas-de-caju de molho durante uma noite para que amoleçam. No dia seguinte, bata-as no liquidificador com água e um pouquinho de extrato de baunilha. Deixá-las de molho também ajuda a destravar alguns nutrientes, facilitando sua absorção pelo organismo. Mas faça em pequenas quantidades, pois os leites vegetais tendem a se tornar rançosos se não forem logo consumidos. Caso tenha interesse em receitas detalhadas para amêndoa e outros leites vegetais, procure no meu livro *Eat Fat, Get Thin*.

Outra ótima opção é o leite de coco. Além de cremoso e delicioso, é rico em triglicerídeos de cadeia média, um tipo especial de gordura que só o coco contém. Os MCTs são supergorduras que melhoram o metabolismo e aceleram os mecanismos de queima de gordura.[22] Segundo algumas pesquisas, eles ajudam na perda de peso porque o organismo os utiliza com mais eficiência do que outras gorduras.[23]

Um dos meus momentos preferidos para tomar leite de coco é no café da manhã. Bato o leite de coco com nozes, nozes-pecãs, sementes de abóbora, chia, frutas vermelhas e pasta de amêndoas no liquidificador. É o meu "shake gordinho". Ele é rico em gorduras boas, fibras e antioxidantes, e me deixa cheio de energia a manhã toda. Você pode comprar leite de coco em lojas de produtos naturais e supermercados. Verifique no rótulo se contém espessantes ou outros aditivos esquisitos. Algumas marcas orgânicas vendem o leite de coco sem aditivos. Você também pode fazê-lo em casa. Basta triturar pedaços de coco orgânico no liquidificador com água quente e depois espremer em um pano de prato limpo, para extrair o leite. A bebida resultante é um leite deliciosamente cremoso e espesso, e muito mais nutritivo que os industrializados.

5. Tomar suco pode ser bom, mas depende do suco

Recentemente, houve significativo aumento no interesse por sucos. De lanchonetes especializadas até os sucos prensados a frio disponíveis no mercado, a indústria do suco nos Estados Unidos hoje movimenta 2 bilhões de dólares por ano, e não sem razão. Sou grande entusiasta dos sucos verdes sem açúcar, frutas e outras substâncias que não sejam de origem vegetal. Tem muito "suco verde" por aí com mais açúcar que uma lata de refrigerante. Os sucos verdes puros (com acréscimo de limão e gengibre) são ótima maneira de incluir vitaminas, sais minerais e nutrientes desintoxicantes e anticancerígenos na dieta, mas é preciso tomar cuidado. Os sucos de frutas podem causar problemas. Afinal de contas, açúcar é açúcar, seja do suco de laranja, seja do refrigerante. Para fazer um copo de 230ml de suco de laranja é preciso espremer de quatro a cinco unidades da fruta, resultando em 21g de açúcar. Essa quantidade é quase igual à encontrada em uma lata de refrigerante! Transformar frutas em suco, conforme vimos no capítulo a elas dedicado, afeta negativamente a forma como o organismo digere e absorve o açúcar contido nesses alimentos.

Mas, se fizer um suco de hortaliças, vai ingerir uma dose potente de fitonutrientes e substâncias que combatem doenças sem ter que usar açúcar. Para fazer seu suco verde, recomendo que use hortaliças orgânicas, como couve, espinafre, brócolis e aipo. Beterraba, cenoura, pepino e rabanete também são ótimas opções. Pegue leve com a beterraba e a cenoura, pois elas se transformam em açúcar quando transformadas em suco. Para incrementá-lo ainda mais, recomendo usar também suco de limão, ervas e especiarias que você não usaria normalmente, como coentro, salsinha e gengibre (que dá um toque picante à bebida). Use ingredientes orgânicos sempre que possível. Se for adicionar frutas, use as variedades de menor teor de açúcar, como mirtilo, framboesa e morango, evitando as mais doces, como uva e abacaxi. Também pode usar uma maçã pequena.

É verdade que ao fazer um suco centrifugado perdem-se as fibras do vegetal usado. Mas, lembre-se: as fibras não são as únicas vantagens de uma hortaliça. Os fitonutrientes também são importantes. Não estou sugerindo a troca de refeições por sucos verdes. Mas consumir um copão rico em fitonutrientes sem uma carga pesada de açúcar é ótima escolha. E nem sempre precisa descartar o bagaço do suco. Você pode aproveitá-lo em muffins, picolés, quiches e pratos assados no forno. Fazer suco é ótima forma de usar a criatividade. Se tiver várias hortaliças na geladeira correndo o risco de ir para o lixo, passe-as na centrífuga e faça um belo suco. Quanto mais hortaliças você consumir, melhor. Uma das minhas combinações preferidas de suco leva: couve, maçã, pepino, aipo, limão, salsinha, gengibre e nabo daikon. Fica uma delícia: refrescante e rico em nutrientes vegetais, que ajudam o organismo a se curar, rejuvenescer e se recuperar. Se fizer no liquidificador, melhor ainda, pois preserva as fibras.

6. A verdade sobre o vinho

As pesquisas sobre o álcool e seus benefícios à saúde — embora não sejam definitivas — já começam a revelar resultados unânimes. Segundo uma grande quantidade de pesquisas, as pessoas que consomem pequenas porções de álcool, principalmente vinho, são menos propensas a adoecer. Essas pessoas também têm uma expectativa de vida maior que os abstêmios (talvez porque se divirtam mais). Um amplo estudo de meta-análise publicado no *Archives of Internal Medicine* juntou 34 estudos prospectivos realizados com homens e mulheres do mundo inteiro e constatou que aqueles que consumiam de uma a duas doses de bebida alcóolica por dia viviam um pouquinho mais que as pessoas que não bebem nunca.[24] No entanto, esses trabalhos apenas mostram correlação e não provam relação de causa e efeito. Mas o álcool é uma faca de dois gumes: se a quantidade de bebida consumida por dia passar de duas doses, o risco de mortalidade também sobe. Quem bebe muito tem expectativa de vida menor que a dos abstêmios. Em resumo: um pouco de bebida alcoólica é melhor que nenhuma, mas passar dos limites não traz nenhum benefício, apenas problemas.

Essa mesma regra se aplica ao álcool e às doenças crônicas. Um amplo estudo de meta-análise publicado no *Journal of the American College of Cardiology* revelou que o consumo "leve a moderado" de bebidas alcoólicas protege contra infarto.[25] Outro trabalho, publicado no *Annals of Oncology*, constatou que o consumo leve de bebidas alcoólicas reduz o risco de alguns tipos de câncer em homens.[26] Mas o risco de doenças cardiovasculares e câncer é mais alto entre as pessoas que consomem mais de uma bebida por dia.

Esses estudos trazem as limitações comuns às pesquisas epidemiológicas: eles não conseguem provocar relação de causa e efeito. Pode ser que haja outros fatores protetores para quem consome bebida alcoólica. É possível que essas pessoas tenham uma alimentação mais nutritiva e que pratiquem mais exercícios. Mas dados de outros estudos mais rigorosos indicam que esses resultados não são meros acasos. Em um ensaio randomizado controlado publicado no *Annals of Internal Medicine* os pesquisadores recrutaram 224 adultos abstêmios com diabetes tipo 2.[27] Pediram que as pessoas bebessem, todo dia, no jantar, e ao longo de dois anos, uma das seguintes bebidas: uma tacinha de vinho tinto, uma de vinho branco ou uma de água mineral. Os pesquisadores constataram que os participantes dos dois grupos do vinho apresentaram melhora no controle das taxas de glicose, mas que o grupo da água não apresentou qualquer melhora. O grupo do vinho tinto teve resultados melhores, com redução dos riscos cardiovasculares. Seus níveis de colesterol HDL, que tem efeito protetor, aumentaram, e os perfis lipídico e de colesterol total também melhoraram.

De modo geral, a pesquisa indica que o álcool, em pequenas quantidades, pode fazer bem à saúde. Principalmente no caso do vinho tinto. Ele contém antioxidantes e flavonoides, como o resveratrol e a quercetina, que melhoram a saúde arterial, reduzem inflamações e protegem as mitocôndrias, que funcionam, dentro das células, como usinas que convertem os alimentos que comemos e o oxigênio que respiramos em energia.[28] No entanto, os estudos que demonstram os benefícios do resveratrol descobriram que, para aproveitá-los, cobaias (camundongos) teriam que consumir uma quantidade equivalente a 1.500 garrafas de vinho tinto. Existem cápsulas de resveratrol, mas o vinho não é a fonte mais confiável do flavonoide. O segredo — e eu não me canso de repetir — é a moderação. No jantar, fique com uma tacinha de vinho, ou 30ml de destilado. Um estudo publicado no *American Journal of Clinical Nutrition* constatou que as pessoas que consumiram apenas duas bebidas alcoólicas de uma só vez apresentaram significativa queda na queima de gordura duas horas depois.[29] Embora o vinho e os destilados possam, sim, ser consumidos em pequenas quantidades, a cerveja está fora de cogitação. Ela é uma bomba de carboidratos (uma lata de cerveja contém o equivalente a uma fatia de pão branco) e glúten. Drinques com açúcar também devem ser evitados. Alternativas à cerveja, como a cidra, também não são boas opções.[30]

7. Bebidas e isotônicos esportivos? Jogue fora, no lixo!

Vamos esclarecer de uma vez por todas: essas bebidas são invenções modernas inúteis. Bebidas "esportivas", como Gatorade e similares, foram criadas para repor o sódio e o potássio perdidos sob sol forte. Embora seja verdade que a prática de exercícios intensos sob um sol escaldante cause perda desses sais minerais, os atletas não precisam consumir a quantidade insana de açúcar, parecida com a contida em uma lata de refrigerante, que essas bebidas contêm. A maioria das pessoas não precisa de nada além de água durante a prática de atividade física, mas, caso seus exercícios sejam intensos ao ponto de precisar repor líquidos, compre eletrólitos líquidos ou em pó e misture-os à água. Os resultados são os mesmos, porém sem as calorias. Você também pode beber água de coco ou de melancia para uma hidratação melhor e mais saudável.

Bebidas "energéticas" como o Red Bull contêm colossais quantidades de cafeína, açúcar, flavorizantes e corantes artificiais, estimulantes e várias outras substâncias. Elas podem causar hipertensão arterial, arritmia cardíaca e até mesmo levar à morte.[31] A marca Monster, líder da indústria nos Estados Unidos, agora vende uma bebida chamada Mutant. Vendida em embalagem de 600ml, ela contém 72g de açúcar (quase o dobro de uma lata de refrigerante) e 115ml de cafeína (mais que café), tudo isso junto e misturado em uma enorme e mortal porção de energético. É um infarto dentro da lata. Evite-as a todo custo.

8. O chá verde ajuda a queimar gordura sem esforço

E finalmente chegamos à bebida que merece, sim, sua aura — verde — de santidade. O chá verde contém catequinas como o EGCG (galato de epigalocatequina) e flavonoides, fitonutrientes de ação desintoxicante e anticâncer.[32] Ele ajuda a proteger contra doenças cardiovasculares, hipertensão arterial, doenças hepáticas, colesterol alto e inflamação, além de fortalecer o sistema imunológico.[33] Consumir chá verde é também uma das formas mais eficazes de queimar gordura. Isso acontece porque ele contém altas doses de catequinas, que aumentam a termogênese (queima de calorias) e evitam os males causados pelos radicais livres no metabolismo. Um estudo publicado no *American Journal of Clinical Nutrition* constatou que pessoas que consumiam 690ml de catequinas pelo chá verde todo dia, durante três meses, perderam mais peso e mais gordura corporal que o grupo de controle — isso sem mudar a qualidade e a quantidade da alimentação.[34] O chá verde é, ainda, mais benéfico em forma de matchá — o pó das folhas de chá, que pode ser misturado com água ou vitaminas, que é minha forma preferida de consumi-lo.

Outra excelente opção é o hibisco, usado há séculos na medicina tradicional chinesa para tratamento de hipertensão arterial e inflamações. Mas, no fim das contas, também é válido consumir os chás orgânicos vendidos no mercado — verde, branco ou preto. Mas faço ressalvas ao chá de alcaçuz. Em pequenas quantidades, não tem problema, mas seu consumo exagerado eleva a pressão arterial. Segundo o Instituto Nacional do Câncer dos Estados Unidos, os chás de ervas contêm polifenóis que combatem doenças, eliminam radicais livres do organismo e ainda previnem câncer.[35]

O IMPACTO AMBIENTAL DE ALGUMAS BEBIDAS

Café: Em troca de um trabalho pesado e extenuante, muitos produtores de café recebem 10% do valor que o produto atinge no varejo. A grande demanda por ele também levou à destruição de florestas tropicais e habitats de animais. De acordo com a World Wildlife Fund, mais de 800 mil hectares de floresta tropical da América Central foram devastados para abrir espaço para a produção de café. Além disso, sua produção agrícola industrial exige uso colossal de agrotóxicos e fertilizantes que poluem o meio ambiente.

Chá: A maioria é produzida em sistema de monocultura, que reduz drasticamente a biodiversidade por causa da destruição de habitats. O guia do consumidor ético diz o seguinte: "O sistema de monocultura oferece o ambiente perfeito para o surgimento de pragas, e o resultado é o aumento do uso de agrotóxicos. Essas substâncias têm prolongado efeito na qualidade do solo e destruidores impactos na fauna local e na vida dos trabalhadores rurais que as aplicam na lavoura." A quantidade de substâncias químicas empregada na produção de chá está destruindo as faunas locais, inclusive populações de elefantes, que acabam comendo o capim contaminado com agrotóxicos.

Suco de laranja: A PepsiCo, a gigante da indústria alimentícia e proprietária da marca Tropicana, decidiu descobrir o quanto de carbono era emitido para que seu suco de laranja fosse produzido. A empresa descobriu que 60% das emissões de carbono relacionadas ao suco vinham do cultivo da fruta: irrigação, fertilizantes e agrotóxicos, além da manutenção dos laranjais e do processamento das frutas para transformá-las em suco.[36] Os 40% restantes estão relacionados ao transporte, à embalagem e outros aspectos do processo. Esses dados corroboram o que já discutimos sobre o cultivo e/ou produção em massa de *qualquer coisa* — a produção em massa utiliza muitos outros recursos naturais e uma colossal quantidade de agrotóxicos. A melhor opção é sempre optar pelos sucos orgânicos, mas minha recomendação é evitar os industrializados. Se for realmente necessário, faça o seu suco!

Refrigerantes: Precisamos de mais motivos para não tomá-los? Vejamos alguns. Os resíduos da produção de açúcar chegam aos mananciais, rios e oceanos, levando à morte da fauna aquática. Também contaminam a água destinada nosso consumo. Para produzir dois litros de refrigerante são usados cerca de quinhentos litros de água. Em 2009, uma unidade da Coca-Cola na Índia foi acusada de exagerar na quantidade de água retirada do lençol freático, deixando os produtores rurais locais na seca, motivando uma série de protestos.[37] Um fato triste é que sempre que os refrigerantes entram para a dieta de determinado local, sobem os índices de obesidade e de destruição ambiental.

Todas as bebidas trazem consigo um impacto social e ambiental. Como é possível consumi-las de forma responsável?

Em relação ao chá, café e sucos, meu conselho é que você use orgânicos. Procure marcas com certificação de práticas comerciais éticas, pois é uma forma de saber que os produtores rurais recebem um justo valor pelo produto. Procure, também, os selos de certificação de proteção das florestas, garantia de que os cafeicultores oferecem habitat para aves e proteção aos trabalhadores rurais. Veja algumas dicas úteis que podem ajudar:

- O guia Fair Trade USA para chás e cafés pode ajudá-lo a encontrar a melhor opção dentre as 500 marcas certificadas da América do Norte: https://fairtradeusa.org/shopping-guide

- O Guia do Consumidor Ético para compra de chás sustentáveis: http://www.ethicalconsumer.org/buyersguides/drink/tea.aspx
- O guia Mother Jones ajuda a localizar marcas de bebidas alcoólicas sustentáveis nos Estados Unidos: www.motherjones.com/environment/2010/11/carbon-footprint-beer-whiskey-tequila
- O clube Dry Farm Wines vende vinhos orgânicos e sem aditivos: www.dryfarmwines.com
- O famoso livro de Alissa Hamilton, *Squeezed* [Espremido, em tradução livre], traz uma visão dos bastidores mais sórdidos da indústria do suco
- No meu site www.foodthebook.com você encontra minhas cinco receitas preferidas de shakes saudáveis, em inglês.

BEBIDAS: AFINAL DE CONTAS, O QUE DEVEMOS BEBER?

Não há nada mais que você precise beber para manter a saúde além de água pura. Mas algumas bebidas podem ser consumidas sem problemas, contanto que não contenham açúcar, estimulantes, espessantes e outros ingredientes artificiais ou nocivos.

- Água, a mais pura possível, de preferência, filtrada
- Chá, principalmente o verde, feito em casa
- Café, mas sem exagero
- Vinho, com moderação (uma taça por dia, 150ml)
- Destilados, com moderação (uma dose por dia, 30ml)
- Sucos verdes e vitaminas caseiras, contanto que não usem frutas com alto teor de açúcar
- A água de coco é uma boa opção com baixo teor de açúcar para praticantes de esportes

BEBIDAS: AFINAL DE CONTAS , O QUE NÃO DEVEMOS BEBER?

- Água engarrafada (também por causa do impacto do plástico no meio ambiente)
- Águas vitaminadas ou com outros "complementos"
- Águas com aromas, corantes e adoçantes
- Qualquer suco de fruta que você não tenha feito (e, quando o fizer, beba com moderação)
- Qualquer suco ou vitamina verde ou de frutas que você não tenha feito (provavelmente, estará carregado de adoçantes e outras porcarias)
- Bebidas à base de café com açúcar ou adoçantes artificiais
- Chás gelados adoçados ou com aromatizantes
- Leite
- Cerveja (contém glúten e muitas calorias)
- Eu já disse que refrigerantes e bebidas adocicadas fazem um mal danado, não disse?

PARTE III

O QUE MAIS VOCÊ PRECISA SABER SOBRE COMIDA

Agora que vimos os principais grupos alimentares, você deve estar capacitado para comer e beber de modo correto para ter uma vida longa e saudável, certo? Isso *seria* verdade, mas comer não é tão simples assim. Existem muitas coisas que comemos que têm o poder de nos prejudicar, e isso é especialmente verdadeiro para as substâncias — tudo, de pesticidas a ingredientes artificiais — que estão em nossas fontes alimentares sem que tenhamos conhecimento. Até mesmo as embalagens das coisas que comemos podem nos fazer mal. Precisamos, também, considerar a questão dos alimentos processados — ao contrário do que diz o senso comum atual, eles não são *todos* tóxicos, mas a maioria é, e precisamos separar o joio do trigo. Pelo lado positivo, existe abundância de pequenos toques que podemos adicionar a nossas refeições que acrescentam mais sabor e entusiasmo. O impulso de aprimorar os alimentos saudáveis para melhor atender nosso paladar pode ser uma fonte de bem-estar e cura desde que escolhamos as especiarias, os condimentos e os temperos com sabedoria. Nesta seção vamos abordar todos esses assuntos, além de como eliminar de sua cozinha tudo que é prejudicial, e fazer a substituição de modo a manter uma boa alimentação e uma boa saúde.

COISAS QUE VOCÊ DEVE MANTER LONGE DE SUA COMIDA

A lista de substâncias potencialmente perigosas é longa. Mas é fácil manter distância desses itens quando sabemos o que procurar.

Alimentos processados não saudáveis

As pessoas processam alimentos praticamente desde sempre. Antes da refrigeração, era a única maneira de conservar alimentos perecíveis para comê-los mais tarde. Cozinhar é uma forma de processar. Assim como curar, secar, defumar, fermentar — a lista é longa. Alimentos integrais processados por meio de métodos e ingredientes tradicionais *não* são algo que precisamos evitar. Alguns processamentos na verdade melhoram o alimento, deixando os nutrientes mais disponíveis ou potentes. Só precisamos descobrir quais alimentos processados podemos comer com segurança — veremos isso mais adiante — e quais *devem* de fato ser evitados, como alimentos com os seguintes ingredientes:

- Qualquer coisa com ingredientes que sejam difíceis de pronunciar. Esses produtos, certamente, contêm substâncias que deveriam estar em um laboratório, não em seu corpo.
- Qualquer coisa que não existisse na época de sua avó — talvez até da época de sua bisavó, dependendo da sua idade.
- Qualquer coisa que contenha óleo de soja.
- Qualquer coisa que contenha xarope de milho de alta frutose.
- Qualquer coisa com a palavra "hidrogenado" no nome.
- Qualquer coisa anunciada na TV. Alguma vez você já viu um comercial de brócolis ou sardinha no horário nobre? Os piores alimentos são os que ocupam mais tempo de televisão.

- Qualquer coisa com um nome engraçadinho. Froot Loops não é uma boa fonte de frutas.
- Qualquer coisa que você possa comprar em uma janela de drive-through.
- Qualquer coisa com glutamato monossódico (também conhecido como MSG), embora as agências reguladoras digam que é seguro. Trata-se de uma excitotoxina — um neurotransmissor famoso por matar células cerebrais.[1] Costumamos associá-lo à culinária chinesa, mas a indústria alimentícia o utiliza em muitos itens, sem nosso conhecimento. Ela tenta até mesmo esconder sua presença, chamando-o de "proteína vegetal hidrolisada", "proteína vegetal", "aromas naturais" ou, simplesmente, "temperos". Temperos? Traiçoeiro, não é mesmo? E o pior é que a substância induz à fome e ao desejo de ingerir carboidratos, então, você come ainda mais. É o que dão a ratos de laboratório, em experimentos, para engordá-los!
- Qualquer alimento em uma lata de aerossol.
- Qualquer coisa chamada "alimento de queijo" (que não é *alimento* nem *queijo*).
- Qualquer coisa com adoçantes artificiais.
- Qualquer coisa com qualquer tipo de aditivo, conservante ou corante (dos quais ingerimos cerca de um quilo por pessoa por ano).
- Qualquer alimento com mais de cinco ingredientes, a não ser que todos sejam coisas que você reconhece, como tomates, água, manjericão, orégano, sal.

Pesticidas e herbicidas

Alimentos cultivados do modo convencional são tratados com substâncias químicas tóxicas desenvolvidas para matar insetos e outras pestes. Deveríamos ficar surpresos ao saber que essas substâncias podem não ser totalmente seguras no que diz respeito à nossa própria saúde? Não há dúvida de que resíduos dessas substâncias permanecem nas frutas e nos vegetais que comemos, e, dessa forma, entram em nossos corpos. Essas substâncias já foram associadas a cânceres, mal de Parkinson, autismo e muitas outras doenças. Elas também nos prejudicam indiretamente ao contaminar a água e o solo. Até mesmo fertilizantes à base de nitrogênio prejudicam o meio ambiente. No golfo do México há uma zona morta do tamanho de Nova Jérsei porque o descarte de fertilizantes levou ao excessivo crescimento de algas, que monopolizam o suprimento de oxigênio da água.[2]

A agricultura orgânica oferece uma alternativa mais segura, mas que nem sempre é facilmente disponível (ou acessível). Se a única escolha for hortifrútis não orgânicos, ou nenhum hortifrúti, devemos sempre escolher a primeira opção. Mas acredito que podemos fazer melhor do que isso. Em primeiro lugar, a maioria de nós pode cultivar pelo menos parte de nosso alimento. Isso é saudável, seguro e econômico. Em segundo, podemos escolher os vegetais e as frutas que comprovadamente têm menor quantidade de resíduos de pesticidas. Não é necessário comprar *tudo* orgânico. Se comprarmos hortifrútis da estação diretamente de pequenos produtores locais em feiras, provavelmente acabaremos ingerindo alimentos mais saudáveis. Finalmente, podemos usar a pesquisa feita pelo Environmental Working Group como guia. A seguir você encontrará uma lista com 49 alimentos classificados de acordo com a concentração de agrotóxicos, o primeiro sendo o mais tóxico. Eu o aconselho a se concentrar nos últimos trinta caso você não possa comprar orgânicos. Se quiser comer quaisquer dos alimentos listados entre os primeiros vinte, escolha os orgânicos.

1. Morango
2. Maçã
3. Nectarina
4. Pêssego
5. Aipo
6. Uva
7. Cereja
8. Espinafre
9. Tomate
10. Pimentão
11. Tomate-cereja
12. Pepino

13. Ervilha-torta, importada
14. Mirtilo
15. Batata
16. Pimenta dedo-de-moça
17. Alface
18. Couve-de-folhas/couve-galega
19. Mirtilo, importado
20. Ameixa
21. Pera
22. Framboesa
23. Cenoura
24. Abóbora
25. Tangerina
26. Abobrinha
27. Ervilha-torta
28. Cebolinha
29. Banana
30. Laranja
31. Melancia
32. Brócolis
33. Batata-doce
34. Cogumelos
35. Couve-flor
36. Melão cantalupo
37. Toranja
38. Melão
39. Berinjela
40. Kiwi
41. Mamão papaia
42. Manga
43. Aspargo
44. Cebola
45. Ervilha-torta congelada

46. Repolho
47. Abacaxi
48. Milho-verde
49. Abacate

Aditivos

Quanto do que comemos não pode nem mesmo ser chamado de comida? Mais do que seria bom para nós. Uma criança norte-americana consumiu em média 3,5 quilos de substâncias químicas até os 5 anos de idade. Existem mais de 15 mil substâncias químicas em nossos alimentos. Muitas não precisam ser listadas no rótulo dos alimentos e muitas nunca foram ao menos testadas.

É um pensamento assustador: quando chegamos à idade adulta, nosso corpo já foi infiltrado por milhares de substâncias não alimentares, coisas que os seres humanos não consumiam antes. Quilos e mais quilos! Compostos químicos de comprovação científica duvidosa. Substâncias recém-criadas que facilitam o processamento dos alimentos, ou que os mantêm frescos por mais tempo, ou que lhes dão uma cor, um sabor ou uma consistência que o fabricante acredita que queremos. Quem sabe quais serão os efeitos colaterais em longo prazo?

A obrigação dos órgãos reguladores é nos proteger, mas isso nem sempre ocorre. Os cientistas começaram a questionar a segurança das gorduras trans 50 anos antes de elas serem declaradas prejudiciais pela FDA nos Estados Unidos — meio século de danos causados àqueles de nós que as ingeriam sem saber. Até mesmo as embalagens dos alimentos representam uma ameaça, porque contêm ftalatos e bisfenol A, que recentemente descobrimos ser perigosos.

Então, qual é a solução? Ingerir alimentos, não substâncias semelhantes a eles. Pode não ser sempre possível, mas você precisa evitar os que fazem mal de verdade. A lista de aditivos permitidos pelos governos é *longa*; parece uma lista telefônica.[3] É reveladora e, para a maioria de nós, incompreensível. Ainda bem que temos organizações cuidando de nós.

O Environmental Working Group (EWG) compilou um relatório detalhado sobre aditivos alimentares, incluindo uma lista dos 12 que representam a maior ameaça à nossa saúde:[4]

1. Nitratos e nitritos (que se transformam em nitrosaminas cancerígenas quando aquecidas em altas temperaturas): Usados para dar cor, conservar e dar sabor a carnes processadas como bacon, salsicha e salame; um "provável" cancerígeno de acordo com a Organização Mundial de Saúde.
2. Bromato de potássio: Encontrado no pão e em outros alimentos assados; ligado a vários cânceres; proibido no Canadá, no Reino Unido e na União Europeia.
3. Propilparabeno: Usado em alimentos assados. Acredita-se que seja um disruptor endócrino; também pode ser cancerígeno.
4. Hidroxitolueno butilado (BHT): Usado como conservante em cereais e outros alimentos; provoca câncer em testes em animais.
5. Hidroxianisol butilado (BHA): Semelhante ao BHT; listado pelo estado da Califórnia como cancerígeno.
6. Galato de propilo: Usado em alimentos com gorduras animais, como banha e salsicha; pode ser cancerígeno.
7. Teobromina: Usado em chocolates, pães e bebidas esportivas. Em testes em animais, causou efeitos possivelmente ligados à reprodução e ao desenvolvimento.
8. Aromas, naturais ou artificiais: Mesmo quando dizem "naturais", podem ser extraídos por meio de outras substâncias químicas que não são listadas. Sempre que encontrar uma palavra como "aromas" ou "condimentos", é motivo de preocupação. O sabor natural de baunilha vem das glândulas anais de castores. Pesquise se não acredita em mim.
9. Corantes artificiais: Associados a tudo, de câncer a hiperatividade em crianças.
10. Diacetil: Aromatizantes, como o sabor de "manteiga" na pipoca de micro-ondas; foi considerado perigoso para os trabalhadores nas fábricas onde é utilizado.
11. Fosfatos: Presente em milhares de alimentos; ligado ao risco de doença cardiovascular e osteoporose.
12. Aditivos de alumínio: Na forma de fosfato de sódio e alumínio; usados como estabilizadores; ligados à neurotoxicidade.
13. Proprionato de cálcio: Um conservante usado na farinha que afeta a flora intestinal e produz neurotoxinas que causam TDAH e autismo.

Outra organização de vigilância, o Center for Science in the Public Interest (CSPI), também organizou uma lista de aditivos, que classifica de várias formas, como "seguro", "reduzir", "cuidado", "certas pessoas deveriam evitar" ou "evitar".[5] Consulte a lista inteira em: https://cspinet.org/eating-healthy/chemical-cuisine. Para simplificar, segue uma lista do que *evitar*:

- Bromato de potássio
- Corantes artificiais
- Aspartame
- Azodicarbonamida (um ingrediente presente nos tapetes de ioga e no pão dos sanduiches do Subway)
- Óleo vegetal bromado (BVO)
- Hidroxianisol butilado (BHA)
- Corante caramelo
- Micoproteína (um substituto da carne feito de fungos — há relatos de reações alérgicas extremas em algumas pessoas)
- Quorn (nome comercial de alimentos que usam micoproteína)
- Olestra
- Iodato de potássio
- Galato de propilo
- Sacarina
- Nitrato de sódio
- Nitrito de sódio
- Sucralose
- Hidroquinona butílica terciária (TBHQ)
- Adoçantes artificiais

Existem muitos outros componentes preocupantes. Quase todas as marcas comerciais de pão contêm o aditivo propionato de cálcio. Já foi demonstrado que essa substância causa comportamento autista em ratos e crianças.[6] É o suficiente para que você se pergunte se existe uma relação entre os sessenta quilos de farinha consumidos por cada norte-americano todos os anos e o aumento na taxa de distúrbios cerebrais como TDAH, autismo, depressão e outros.

No entanto, nem todo aditivo é igualmente prejudicial. Existe uma lista longa de aditivos classificados pela FDA como GRAS (na sigla em inglês) — geralmente reconhecidos como seguros. (Veja a lista em inglês em https://www.fda.gov/food/ingredientspackaginglabeling/gras/) Mas observe o espaço de manobra do termo. Não diz categoricamente que essas substâncias são inofensivas. Só significa que, nesse momento, o consenso é de que são aceitáveis. Mas isso sempre pode mudar, então, por que correr um risco desnecessário? Quando você não sabe se deve comer determinado alimento, é porque provavelmente não deve.

Organismos geneticamente modificados

Aqui as evidências são conflitantes. Alguns cientistas dizem que os OGM são seguros e uma necessidade, se queremos alimentar todos os habitantes do planeta e proteger o meio ambiente. Mas essa propaganda pode não ser verdadeira.

Quando foram inventados, eles prometiam muito — seu rendimento seria alto e seriam resistentes a insetos, diminuindo, desse modo, nossa dependência em relação a pesticidas tóxicos. Não é assim que tem funcionado. Há vinte anos a Europa os baniu, enquanto os Estados Unidos seguiam a todo vapor, principalmente no que diz respeito à soja e ao milho. O que aconteceu? Os rendimentos dos OGM não foram maiores, e os Estados Unidos aumentaram o uso de substâncias químicas e pesticidas em 21%, enquanto a Europa viu uma redução de 65%.[7] Deixando de lado as questões de segurança, a agricultura dos OGM não conseguiu cumprir sua promessa.

Nos Estados Unidos, há pressão para exigir que os produtores identifiquem todos os alimentos que contenham OGM em seus rótulos. A Monsanto, maior empresa de sementes do mundo, e outras corporações alimentícias combateram esses esforços, o que só reforçou a suspeita de que talvez elas tivessem algo a esconder. Ainda assim, os consumidores persistiram, e o governo federal agora exige que todos os alimentos geneticamente modificados sejam rotulados. No entanto, como acontece com a maioria dos regulamentos federais, existe uma grande área cinza. E, como vimos, a indústria alimentícia é muito boa em se livrar de suas obrigações legais. É melhor evitar alimentos industrializados e ingerir orgânicos sempre que possível. Isso é melhor para a sua saúde e resolve o problema dos OGM.

Será que devíamos estar ingerindo OGM? Na Europa, eles ainda são banidos. É improvável que isso aconteça nos Estados Unidos. Mas, em minha opinião, enquanto a ciência não for mais definitiva, devemos evitar alimentos geneticamente modificados o máximo possível.

Antibióticos

Há relatos de que aproximadamente 11 milhões de quilos de antibióticos são usados todos os anos nos Estados Unidos — a maioria em animais de criação, em parte para evitar infecções, mas principalmente como forma de engordar do gado e de aves mais rapidamente. Uma estimativa diz que 70% dos antibióticos dados a animais são unicamente para estimular o crescimento. Agora já conhecemos os efeitos do uso excessivo de antibióticos: desregula o microbioma de seres humanos e animais, causando inflamação, ganho de peso e doenças.[8]

Antibióticos também promovem o crescimento de superbactérias: micróbios perigosos e resistentes que nos deixam doentes e podem até nos matar porque não conseguimos matá-los. Eles são resistentes a todos os antibióticos atuais. Esses germes chegam à produção de alimentos quando o estrume de animais é usado como fertilizante.

O uso não medicinal de antibióticos deveria ser banido, e somente o poder político do agronegócio impede que isso aconteça. A FDA apenas "recomenda" que seu uso como fator de crescimento seja restringido, permitindo que os grandes produtores decidam usá-los ou não.

Até agora, a indústria alimentícia tem sido péssima quando o assunto é autorregulação. Então, nós mesmos precisamos resolver essa questão, comprando carne somente de animais que não foram tratados com esses medicamentos. Prefira os orgânicos criados em pasto para garantir uma carne livre de antibióticos, embora algumas carnes não orgânicas sejam produzidas sem o uso de antibióticos e rotuladas de acordo.

Hormônios

Vacas e ovelhas, quando tratadas com estrogênio e outros hormônios de crescimento, crescem mais rápido, o que faz com que sejam mais rentáveis ao produtor. É por isso que o uso dessas substâncias naturais e sintéticas é tão difundido. Mas existe uma desvantagem? Sim.

Há comprovações de que o consumo de carne de animais tratados com hormônios está relacionado com níveis mais altos de IGF-1, um fator de crescimento em humanos que já foi associado ao aumento no risco de câncer.[9] Novilhos criados em confinamento têm promotores de crescimento de DES implantados em suas orelhas para engordar. É o mesmo hormônio que provocou deformidades e câncer quando foi dado a mulheres grávidas na década de 1960.[10]

Vacas leiteiras são tratadas com algo chamado hormônio do crescimento recombinante bovino (rBGH), associado à puberdade precoce de meninas e também ao aumento dos níveis de IGF-1. A FDA permite seis hormônios nos alimentos, incluindo estradiol, estriol, testosterona e progesterona — os hormônios sexuais que podem acelerar a ocorrência da puberdade. Outros fatores que contribuem para a puberdade precoce incluem nossa dieta rica em açúcares, cafeína, adoçantes artificiais e "xenoestrogênios" — componentes similares ao estrogênio encontrados em plásticos e poluentes petroquímicos, incluindo o BPA (bisfenol A).

O que fazer? Como acontece com os antibióticos, injetar hormônios nos animais não faz nenhum bem para nós, então, por que arriscamos? É melhor ingerir alimentos orgânicos e sem hormônios e antibióticos. Vai fazer bem a longo prazo.

Emulsificantes e gomas

Emulsificantes e espessantes são usados para "melhorar" a textura e a consistência de vários alimentos processados. Estes, a seguir, devem ser evitados:

- A carragenina é um aditivo comumente encontrado em listas longas de ingredientes. É derivada de algas marinhas, o que faz com que pareça saudável. Mas não é. Tem sido associada à colite e a outras doenças do trato digestivo.[11]

- A goma xantana também é extraída de fontes vegetais e é muito usada para engrossar bebidas e alimentos industrializados. É igualmente associada a problemas digestivos e pode causar reações alérgicas extremas e doenças autoimunes.[12]

Ambos esses aditivos, é claro, são aprovados pela FDA, e considerados seguros. Existem muitos outros espessantes que também podem causar problemas. A transglutaminase microbiana, por exemplo. É uma forma de glúten oculto fabricado a partir de bactérias, colocado em muitos alimentos processados para deixá-los mais consistentes. Não precisa ser listado em nenhum rótulo. Então, como você pode ver, é melhor (mais uma vez) ficar longe de alimentos processados e ingerir comida de verdade sempre que possível.

Substâncias químicas em embalagens
BPA ou bisfenol-A

O BPA é usado em embalagens de plástico e no revestimento de latas de metal, teoricamente, para nos proteger do alumínio, que, do contrário, pode penetrar no alimento. De acordo com a FDA, é seguro — ou, pelo menos, ninguém provou o contrário até agora.[13] Mas há indícios de que pode agir como o estrogênio, o que significa que pode desregular o sistema endócrino e estar associado à infertilidade e abortos. O BPA também pode aumentar a produção de insulina, o hormônio do armazenamento de gordura, promovendo a obesidade e o diabetes.[14] Seu uso é proibido em mamadeiras na Europa, mas ainda é usado em garrafas de água e outras embalagens nos Estados Unidos.

Ftalatos

Também são usados para endurecer embalagens plásticas. Estudos mostraram que afetam o sistema reprodutivo,[15] o cérebro[16] e outros. Ainda assim, não são proibidos. Mas você se lembra das gorduras trans? A FDA demorou cerca de cinco décadas para ouvir a ciência e dar um fim a seu uso. Evite ftalatos escolhendo alimentos armazenados em embalagens de vidro. Ou, melhor, evite alimentos embalados.

Gordura e manteiga falsa

Já falamos disso ao longo do livro, então, não precisamos entrar em detalhes de novo. Em 2013, a FDA, finalmente, reconheceu que gorduras trans hidrogenadas e parcialmente hidrogenadas não são seguras para consumo humano, e ordenou que fossem removidas dos alimentos até 2018.[17] Obrigado, FDA. E mesmo que você ache que seja manteiga, acredite, seu corpo não vai achar isso.

Óleos refinados ricos em ácidos graxos ômega-6

Óleos refinados são enganosos porque vêm de fontes vegetais legítimas — como milho, soja, colza (fonte do óleo de canola), sementes de girassol e de cártamo. Ainda assim, podem ser qualquer coisa, menos benéficos. Não porque sejam prejudiciais por si sós — não são. O problema é duplo.

Em primeiro lugar, esses óleos são altamente processados e refinados em processos de alta temperatura que usam solventes, desodorizadores e outras substâncias químicas, que o governo não exige que os fabricantes listem entre os ingredientes do rótulo.

Em segundo lugar, são ricos em ácidos graxos ômega-6. Como discutimos no capítulo sobre gorduras e óleos, a dieta do norte-americano médio, rica em alimentos processados, também é rica em ômega-6, que pode provocar inflamação crônica e todos os males que costumam surgir com ela.

COISAS QUE VOCÊ PODE ACRESCENTAR À SUA DIETA

Existem muitos pequenos toques que podemos acrescentar ao alimento para deixá-lo mais delicioso — e se escolhermos certo, também podem deixar as refeições mais nutritivas.

Especiarias, ervas e outros condimentos: poderosos remédios em nossa comida

Estimadas durante séculos, e inspiração para rotas comerciais estabelecidas pelo menos desde 3000 a.C., as especiarias e ervas são celebradas não apenas por seu sabor, mas também por seus poderes medicinais. Algumas, como açafrão e gengibre, são anti-inflamatórias. Outras, como orégano, são antibacterianas e antifúngicas. Essas e muitas outras eram ingeridas diariamente antes da invenção dos fármacos. E muitas continuam sendo reverenciadas e ingeridas regularmente em lugares onde remédios caros são inacessíveis. Na verdade, muitos remédios são derivados diretamente delas.

Quando secas, sua potência costuma aumentar. Infundidas em óleo e usadas para cozinhar, mantêm seus poderes. É fácil cultivá-las em casa em espaços pequenos, e embora comamos só um pouquinho, as ervas e especiarias têm grande impacto nutricional. A maioria de nós não as usa o suficiente.

Como eu amo usar especiarias e ervas quando cozinho, minha despensa está sempre cheia com as minhas favoritas. Veja uma lista parcial daquelas que devemos manter ao alcance das mãos na cozinha, prontas para todas as refeições:

- Manjericão: bom para o coração, antioxidante, antibacteriano
- Pimenta-do-reino: ajuda na absorção de nutrientes
- Caiena e todas as pimentas picantes: aceleram o metabolismo, melhoram a circulação
- Canela: melhora a circulação, antimicrobiana
- Cravo-da-índia: proteção contra toxinas ambientais, propriedades anticancerígenas
- Coentro: diminui a pressão arterial, bom para desintoxicação
- Cominho: ajuda o sistema imunológico, anticancerígeno
- Gengibre: ajuda na digestão, anti-inflamatório
- Orégano: antimicrobiano, antioxidante
- Salsinha: promove o bom hálito, contém agentes antioxidantes e antitumores
- Alecrim: estimula o sistema imunológico, melhora a digestão
- Sálvia: boa para o cérebro, anti-inflamatória, antioxidante
- Tomilho: bom para o funcionamento dos pulmões, antioxidante, antibacteriano
- Açafrão: bom para o coração, anti-inflamatório, propriedades anticancerígenas

Sal

O sal é uma parte extremamente importante de nossa história. É proeminente na Bíblia. É a raiz da palavra "salário". Já foi uma substância rara e altamente valorizada. Hoje em dia está em todo lugar. É aí que começa o problema.

O sal, ou sódio, como todos sabem, tem sido associado à hipertensão, precursora da morte em razão de doença cardíaca e acidente vascular cerebral, mas apenas em um subconjunto de pessoas geneticamente sensíveis a ele. O sódio é importante para a saúde em geral, mas seus níveis precisam estar proporcionais aos níveis de outros minerais importantes — principalmente o potássio. Quando a proporção entre sódio e potássio em nosso corpo fica em desequilíbrio, a pressão alta acontece. Então, precisamos de quantidades ideais de ambos para nos manter saudáveis. A melhor fonte de potássio são os alimentos integrais, não processados e à base de plantas, como espinafre cozido, brócolis, abobrinha, abacate, mamão-papaia e banana (embora não devamos exagerar nos dois últimos).

Se for diagnosticado com hipertensão, você será instruído a eliminar o sódio da dieta o máximo possível. Mas não é um bom conselho. Na verdade, pacientes com insuficiência cardíaca que mantinham uma dieta com restrição de sal têm 85% mais probabilidade de morrer ou serem hospitalizados do que pacientes que não limitam a ingestão de sal.[18] Algumas pessoas hipertensas *são* sensíveis ao sal. Mas mesmo nesses casos a pesquisa não revelou benefícios da restrição de seu consumo. O truque, como vimos várias vezes, é evitar os sais refinados, onipresentes em alimentos processados. Chegaremos lá em um instante, mas primeiro vamos falar sobre o sódio em geral.

O sódio é naturalmente encontrado em alimentos integrais e, como qualquer outro alimento ou mineral, é melhor em sua forma pura. Procure por esses alimentos ricos em sódio natural para obter a dose diária recomendada (cerca de 2.300mg):

- Carne
- Beterraba
- Cenoura
- Aipo

- Acelga
- Algas marinhas
- Leguminosas

No que diz respeito ao tempero, certifique-se de escolher variedades não refinadas de sal. Prefiro o sal rosa do Himalaia, que é tão lindo quanto soa, além do kosher e do sal marinho, com moderação. Podemos adicionar esses sais a nossos alimentos com tranquilidade, desde que nossa dieta também seja rica em potássio. Segue uma dica: se usar todas as especiarias e ervas maravilhosas e potentes de que acabamos de falar, você não vai precisar adicionar muito sal para fazer com que suas refeições fiquem saborosas. Além disso, se adicioná-lo a seus pratos depois que terminar de cozinhá-los, vai se surpreender em termos de sabor.

Agora, nada disso significa que você pode comer quanta comida salgada quiser. Muito sódio pode, *sim*, fazer mal. Embora tenhamos uma visão injustamente negativa do sal como vilão, a ciência atual contestou o mantra do "o sal faz mal". O sal altamente refinado que fabricantes adicionam a alimentos processados e embalados está nos matando. De novo, não é o sal que você coloca em sua comida, mas o sal adicionado pela indústria alimentícia. O sal refinado foi desprovido de qualquer vestígio de minerais benéficos (encontrados no sal marinho ou em outras formas de sal como o do Himalaia) e está ali apenas para mascarar os sabores desagradáveis dos alimentos processados e de ingredientes ruins. Tome cuidado também com o sal refinado que foi "iodado", ou recebeu suplemento de iodo. O sal iodado foi introduzido em meados da década de 1920 para suplementar dietas pobres em iodo que estavam provocando bócio. Mas hoje em dia, se comermos comida de verdade rica em iodo — como peixes, mariscos e algas marinhas —, não há necessidade de ingerir iodo no sal. Pouco iodo pode causar disfunção da tireoide, mas muito iodo, também. Então, recomendo ficar longe do sal iodado quando possível. Algumas marcas de sal iodado também contêm açúcar na forma de dextrose.

Então, como costuma ser o caso, a primeira coisa que você precisa fazer é parar de comer alimentos processados com alto teor de sódio. Passeie pelos corredores do supermercado e procure nos rótulos — está em toda parte, incluindo muitos lugares onde não precisaria estar. E use sal em sua forma mais natural. Simples assim. Se quiser aprender mais sobre o quanto difamamos o sal injustamente e seus benefícios para a saúde, leia *The Salt Fix* [O conserto salgado, em tradução livre], de James DiNicolantonio.

Condimentos, molhos e vinagres

Existem, literalmente, milhares de itens que entram nessa categoria, e ao ler o rótulo você vai ver que a maioria das marcas contém ingredientes que deveríamos evitar — óleos prejudiciais, adição de açúcar, aditivos, conservantes e substâncias químicas estranhas, com longos nomes, que são adicionadas para dar sabor, cor ou consistência. Mas os condimentos devem melhorar nossos alimentos preferidos. Devemos ser capazes de usá-los livremente — apenas certifique-se de usar os certos.

- Molho para salada: É uma ideia louca em termos de nutrição, além de um desperdício de dinheiro, comprar molho pronto sendo que você pode fazer um muito melhor em casa. A maioria dos molhos prontos é cheia de xarope de milho de alta frutose, espessantes de milho e óleos refinados, incluindo muitos dos "saudáveis". Experimente o seguinte: coloque um pouco do melhor e mais saboroso azeite de oliva extravirgem que puder encontrar, preferencialmente orgânico, em um recipiente. (Eu sei, azeite de oliva bom é caro, mas você merece, não?) Misture óleo de outra fonte saudável, como de castanhas ou abacate, se gostar do sabor. Adicione vinagre de qualquer tipo — balsâmico se quiser, ou de vinho, de arroz para um toque asiático, ou de maçã. Então, adicione um pouco de mostarda, algumas ervas e especiarias secas ou frescas, e um pouco de sal e pimenta. Chacoalhe e pronto. Agora você tem um delicioso molho para saladas e vegetais. Não tenha medo do óleo, que vai ajudar a absorver as vitaminas lipossolúveis. Se quer deixar o molho ainda mais saudável, acrescente um pouco de alho cru (um ou meio dente) e bata tudo no liquidificador. Algumas

pessoas também adicionam tahine, pasta de sementes de gergelim moídas, para um molho mais cremoso.
- *Ketchup*: Compre orgânico, com o mínimo de açúcar possível. E nada de xarope de milho de alta frutose.
- Mostarda: É saudável, desde que contenha apenas sementes de mostarda, água, vinagre e especiarias; mantenha distância das que contêm óleo de soja e aditivos.
- Maionese: Tudo bem, desde que seja feita do modo tradicional, com ovos e azeite, preferencialmente, não com óleo de canola ou soja. É possível encontrar maionese feita com azeite de oliva ou abacate — minha preferida.
- Vinagre: Pode escolher — maçã, vinho, balsâmico, arroz —, pois são todos deliciosos e dão um agradável toque aos pratos.
- Molho de peixe: De novo, desde que você consiga pronunciar todos os ingredientes, é ótimo complemento à sua lista de condimentos para um toque asiático.
- Molho de soja e tamari: Procure por marcas de fabricação tradicional, sem sulfitos, sem colorantes, sem adoçantes e, preferencialmente, sem glúten.
- Molho inglês: Geralmente contém algum tipo de açúcar, vinagre, anchovas e outros ingredientes para dar sabor. Qualquer outra coisa esquisita não deveria estar ali.
- Molho de pimenta e outros molhos picantes: De novo, certifique-se de que não há adição de substâncias químicas como sulfitos, que podem causar reações alérgicas e mal-estar. Do contrário, são ótimos componentes para seus molhos caseiros.
- Missô: À vontade. É um alimento fermentado saudável que você pode usar na sopa ou em molhos para salada. E existem muitas opções sem glúten.
- Tahine: Pode ser feito em casa, ou comprado pronto, desde que não contenha ingredientes extras — apenas sementes de gergelim descascadas e moídas. É saudável e você pode misturar com missô, vinagre de arroz, tamari e um pouco de água, para fazer um ótimo molho para salmão ou vegetais.

- Molho *barbecue*: Faça o seu. É fácil, barato e a única maneira de evitar açúcares e aditivos em excesso encontrados nas variedades comerciais.
- Molho para coquetel: Também — se tiver *ketchup*, suco de limão e rabanete, você pode fazer um molho delicioso para seu camarão!

Alimentos processados saudáveis

Como dissemos, existem muitos alimentos processados que não são saudáveis, mas também temos exemplos feitos com alimentos integrais e usando métodos tradicionais. A seguir estão os que você pode apreciar com segurança:

- Tofu, desde que seja orgânico, e, se conseguir encontrar, feito de soja germinada. Cuidado com tofu defumado, assado ou processado de qualquer outra forma. Às vezes, são adicionados muito sódio e aromatizantes.
- Tempeh, se for orgânico.
- Iogurte, desde que sem adição de açúcar, frutas ou aromatizantes. Você mesmo pode colocar o que quiser quando chegar em casa. Certifique-se de que seja feito de leite orgânico e integral ou, até melhor, de leite de cabra ou ovelha, caso tenha problemas em digerir leite de vaca. São opções mais saudáveis.
- Kefir, desde que siga as mesmas regras do iogurte.
- Queijo, que comemos desde sempre, é feito de leite, bactérias, coalheira e sal. Às vezes, podem ser adicionadas ervas, especiarias e até frutas. Mas só — qualquer variedade que contenha qualquer coisa que não pareça comida deve ser evitada. O queijo americano não pode ser chamado de queijo porque é uma "substância semelhante ao queijo", que contém pouquíssimo queijo de verdade. São chamados tipicamente de "fatias". Meu conselho é ficar com o queijo orgânico de cabra ou ovelha.
- Chocolate, desde que orgânico e amargo (não ao leite), com pelo menos 70% de cacau. Com moderação, é claro.
- *Kimchi*, um condimento de repolho picante coreano, é ótima fonte de probióticos em razão da fermentação natural.

- Chucrute, desde que fermentado naturalmente, ou seja, sem o uso de vinagre.
- Charque feito de carne, frango ou peixe, desde que sem açúcar ou outros ingredientes estranhos e desnecessários ou conservantes. Cuidado com o glúten e os OGM.
- *Homus* é um alimento ótimo se for orgânico e livre de substâncias químicas. É fácil de fazer em casa em um processador, combinando grão-de-bico, tahine, cominho, azeite de oliva, alho e limão.
- Manteigas de castanhas, desde que sem adição de açúcar ou óleo de palma. Castanhas contêm bastante gordura, então, não há necessidade de acrescentar mais. A maioria das manteigas de amendoim contém xarope de milho de alta frutose e emulsificantes. Leia a lista de ingredientes, não só os dados nutricionais.

UMA BOA SAÚDE COMEÇA NA COZINHA

Não é coincidência que conforme a porcentagem das refeições que os norte-americanos preparam e comem em casa diminuiu, nossas taxas de obesidade e diabetes tipo 2 dispararam. Em 1900, 2% de todas as nossas refeições eram feitas longe de casa; agora são 50%. Mas podemos rever completamente nossa alimentação realizando uma limpeza e um reabastecimento de nossa cozinha. Cozinhar é a melhor coisa a fazer por sua saúde e seu orçamento, e é divertido! Começa com um saco de lixo bem grande (ou, ainda melhor, uma lixeira de reciclagem). Vamos passar a primeira meia hora encontrando e jogando fora as coisas ruins que estão nos prejudicando todos os dias. Depois, vamos até o supermercado para substituí-las por coisas boas, que vão restaurar nossa saúde.

Jogue fora
- Açúcar em todas as suas formas (exceto um pouco de mel ou xarope de bordo)
- Adoçantes artificiais

- Qualquer farinha branca refinada
- Qualquer comida embalada feita com xarope de milho de alta frutose
- Qualquer coisa com açúcar entre os primeiros cinco ingredientes do rótulo (os ingredientes devem ser listados em ordem crescente de predominância nos alimentos)
- Qualquer coisa com ingredientes que não parecem comida (maltodextrina, será?)
- Qualquer coisa feita com farinha branca refinada, incluindo macarrão, pão, *bagel*, *pretzel*, *muffin* e assim por diante
- Qualquer coisa feita com óleo de soja, óleo vegetal ou óleos hidrogenados
- Refrigerantes ou qualquer bebida adoçada, incluindo energéticos, bebidas esportivas, chás ou cafés adoçados e assim por diante
- Qualquer coisa feita com grãos refinados, como aveia instantânea ou de micro-ondas, ou qualquer outra coisa que não seja feita com grãos integrais
- Bebidas aromatizadas em pó
- Cereais matinais, adoçados ou não
- Qualquer alimento com OGM
- Qualquer alimento com proteína à base de soja
- Qualquer coisa frita em imersão como batatas chips ou quaisquer outros (chips de vegetais assados, tudo bem)
- Qualquer coisa que inclua conservantes, aromatizantes, corantes ou espessantes
- Qualquer substituto de manteiga ou gordura
- Qualquer iogurte que contenha açúcar ou adoçante artificial
- Qualquer prato congelado que contenha ingredientes que não são alimentos (consulte a lista na página 297)
- Qualquer coisa branca — arroz, pão, batatas (exceto cebola, couve-flor, rabanete ou peixe branco)
- Leite desnatado ou qualquer laticínio que não seja orgânico ou proveniente de vacas criadas em pasto

Mantenha ou compre

- Salmão, cavala, sardinha e anchova selvagens em conserva
- Castanhas (amêndoa, castanha-do-pará, nozes, noz-pecã, macadâmia, castanha de caju, pinhão, avelã; todas cruas e sem sal)
- Manteiga de castanhas (sem adição de açúcar, sal ou óleo)
- Azeite de oliva extravirgem
- Óleo de coco orgânico virgem
- Sementes (de abóbora, linho moído e chia)
- Vinagre (balsâmico, de maçã, vinho, arroz)
- Melaço não sulfurado ou mel cru
- Grãos integrais (quinoa, painço, teff, amaranto, arroz negro, arroz integral)
- Feijão (feijões menores, como lentilha, azuki e beijão-branco)
- Chá verde ou de hibisco
- Ervas e especiarias
- Condimentos saudáveis (consulte a lista na página 312)

Perecíveis

- Vegetais frescos, orgânicos, sazonais e não amiláceos
- Vegetais ricos em amido, frescos, como batata-doce e abóbora
- Frutas de baixo teor glicêmico, orgânicas e sazonais
- Frutas vermelhas orgânicas ou selvagens, frescas ou congeladas
- Carne de gado e cordeiro criados em pasto
- Carne de porco e frango criados em pasto
- Ovos orgânicos
- Salmão, cavala e outros da lista de baixo teor de mercúrio, que se encontra no capítulo "Peixe e frutos do mar"
- Qualquer tipo de marisco (evite lagosta por causa dos altos níveis de mercúrio)
- Manteiga proveniente de vacas criadas em pasto ou *ghee*
- Leite integral, proveniente de vacas criadas em pasto, sem adição de açúcar, iogurte ou kefir orgânico, preferencialmente de cabra ou ovelha

- Queijo feito com leite integral proveniente de animais criados em pasto, sem conservantes ou outras substâncias químicas

O ALIMENTO É SUFICIENTE OU PRECISAMOS DE ALGO MAIS?

Precisamos mesmo tomar suplementos nutricionais? Não, desde que sigamos um estilo de vida caçador-coletor tradicional, ingerindo apenas plantas selvagens, caça e pesca; viva onde o ar, a água e o solo sejam puros e intocados pela poluição; faça muito exercício físico e tome bastante sol; durma nove horas por noite e não seja perturbado pelo estresse e pela ansiedade da vida moderna. Se isso descreve sua vida, sinta-se à vontade para pular esta seção.

Cerca de 90% dos norte-americanos não ingerem o suficiente de nutrientes essenciais para um organismo saudável.[19] Temos deficiência de vitaminas, minerais, micronutrientes e ácidos graxos. Visivelmente, não sofremos, a curto prazo, de escorbuto ou raquitismo. Mas essas insuficiências nos prejudicam com o passar das décadas. Ingerimos muito pouco ácido fólico e temos câncer. Ou ingerimos pouca vitamina D e acabamos com osteoporose. São as chamadas doenças de insuficiência de longa latência. Você não vai ter raquitismo, mas talvez tenha câncer e morra cedo, ou seja mais suscetível a infecções, depressão, fadiga e fraqueza muscular, se tiver deficiência de vitamina D por muito tempo.[20]

Os vegetais e as frutas que comemos podem parecer saudáveis, mas foram comprometidos. Graças a práticas agrícolas modernas, o solo onde eles crescem foi exaurido de nutrientes, então, são usados fertilizantes químicos fortes em vez dos naturais, mais suaves. Pesticidas e herbicidas afetam todo o ecossistema, incluindo nós mesmos. Além disso, para que os hortifrútis cheguem até nós e ainda sejam comestíveis, devem ser colhidos antes do tempo, antes que os nutrientes possam se desenvolver completamente. Então, são enviados para longas distâncias e armazenados em depósitos, diminuindo ainda mais seus benefícios. Uma maçã comprada no supermercado é armazenada por quase um ano. Os orgânicos são melhores, porque não têm produtos químicos agrícolas, contêm mais nutrientes e fitonutrientes. Mas até mesmo os hortifrútis orgânicos são colhidos antes do tempo, enviados a longas distâncias e armazenados por muito tempo. Experimente brócolis orgânicos comprados, então plante um e coma direto da horta. Você vai sentir a diferença na mesma hora. Então, se não consegue todos os nutrientes de que precisa dos hortifrútis, como vai obtê-los?

Isso nos remete à importância da suplementação. A maioria das pessoas com quem converso não entende muito bem essa questão. Até mesmo médicos, nutricionistas e outros especialistas da saúde não têm certeza de como aconselhar seus pacientes. Por quê? Porque existem muitas informações conflitantes. Um dia nos dizem que precisamos de vitamina E extra; no outro, que seu consumo em excesso pode causar câncer. Somos informados de que tomar folato é importante; logo, as manchetes dizem que é prejudicial. Todos precisamos tomar multivitamínicos; não, agora todos temos que parar. Primeiro, nos dizem que os suplementos são parte importante de um estilo de vida saudável; então, lemos que estamos desperdiçando dinheiro em um lixo inútil que talvez nem contenha o que diz no rótulo. Ou nossos médicos dizem que as vitaminas são excretadas, então, o que estamos comprando é urina cara. Seu corpo usa aquilo de que precisa e se livra do resto (exceto as vitaminas lipossolúveis, como A, D, E e K).

Vamos começar com alguma fundamentação. Cada uma das milhares e milhares de reações químicas que acontecem em nosso corpo a cada segundo é possibilitada pelo trabalho de enzimas e coenzimas. Quase todas as coenzimas são vitaminas e minerais. Magnésio e zinco, por exemplo, são responsáveis por ativar mais de 200 enzimas cada. O ácido fólico é essencial para a criação de neurotransmissores, regulando nosso DNA e determinando quais de nossos genes são ativados e desativados. Isso tem um papel essencial na prevenção (ou propensão) de câncer, doenças cardíacas e demência. A maioria de nós não come folhas e outros vegetais suficientes para manter níveis adequados desses nutrientes. É por isso que precisamos de suplementação.

Como tantos de nós trabalhamos em lugares fechados o dia todo, mais de 80% da população dos Estados Unidos têm níveis insuficientes de vitamina D, que nosso corpo sintetiza por meio da luz do sol. Outro motivo para tomar suplementos. Ácidos graxos ômega-3 são essenciais para o funcionamento do cérebro e para o humor, regulando o metabolismo e prevenindo diabetes e inflamações. A dieta moderna, rica em óleos e gorduras processadas, não inclui ômega-3 suficiente de fontes saudáveis como os peixes e as castanhas. A maioria de nós precisa de mais do que obtém dos alimentos.

Um último conselho: seja muito exigente com as marcas de suplementos que toma. O governo federal não as avalia ou regula como faz com os remédios ou alimentos, embora muitos suplementos sejam tão poderosos quanto qualquer medicamento. Como resultado, a indústria de suplementos nutricionais é tão sem lei quanto o Velho Oeste. As dosagens podem não corresponder ao que afirma o rótulo. As cápsulas podem estar cheias de aditivos, corantes, aromatizantes ou alérgenos. A fórmula dos suplementos pode não ser otimizada para a absorção do seu corpo. Houve casos em que as cápsulas não continham praticamente nenhum dos componentes anunciados. Então, como saber se estamos ingerindo suplementos puros e de fabricação adequada? Pesquise um pouco sobre as marcas antes de comprar e siga os conselhos de especialistas em quem confie.

Os suplementos são pedra angular da minha prática, então, já investiguei fabricantes, visitei fábricas e estudei análises independentes de seus produtos. Aprendi que existem algumas empresas em que posso confiar. Você pode aprender mais sobre essas empresas em nossa seção de recursos on-line e em inglês: www.foodthebook.com/resources.

Agora, vamos colocar tudo o que aprendemos em prática. Na Parte IV vamos falar sobre como usar uma combinação de suplementação e alimentação como medicamentos para curar seu corpo e alcançar o bem-estar geral.

PARTE IV

A DIETA PEGAN E COMO COMER PARA VIVER

Até aqui, discutimos, praticamente, sobre tudo relacionado a comer e beber. É hora de colocar esse conhecimento em prática. Você pode estar pronto para mergulhar em um plano nutricional saudável. Mas deve existir algum prejuízo alimentar que precisa superar. Todos esses anos, ou até mesmo décadas, se alimentando mal definitivamente cobram seu preço. Caso você tenha se tornado um viciado em açúcar, vai ter que tirar esse peso das costas. Ou se for viciado em carboidratos à base de grãos, que são açúcar disfarçado. Se tem comido coisas que promovem inflamações, precisa dar um tempo a seu corpo e permitir que ele se reconfigure. Cada um é único, então, precisamos descobrir o que podemos tolerar como indivíduos e o que nos faz mal. Essa é a primeira parte do plano — a desintoxicação. Depois dela vem o regime que você pode adotar para o resto da vida — que eu chamo de dieta pegan, uma alimentação sensível e inclusiva que integra toda a ciência atual e, ao mesmo tempo, tira sarro dos extremos das dietas vegana e paleolítica. Depois de explicar os detalhes, vou sugerir planos de refeição e receitas — tudo de que você precisa para promover uma saúde ideal para si mesmo e para sua família.

ANTES DA DIETA, A DESINTOXICAÇÃO

Até o século XX, as doenças crônicas que nos afligem hoje — câncer, doenças cardíacas, diabetes, doença de Alzheimer, doenças autoimunes, alergias e doenças digestivas — eram incomuns. Toxinas ambientais, falta de atividade física e estresse crônico contribuíram para sua maior ocorrência, mas o fator mais importante tem sido a dieta. Sei que isso não é exatamente uma novidade. Mas ainda assim seguimos comendo alimentos refinados e processados que contêm açúcares, carboidratos ricos em amido, gorduras não saudáveis e aditivos químicos. Acontece que os alimentos são medicamentos. O que você coloca no garfo é mais poderoso do que qualquer coisa que vai encontrar em um frasco de remédio. Funciona mais rápido, é mais barato e só tem efeitos colaterais bons, incluindo o sabor. A maioria das pessoas sabe que se alimentar de maneira saudável faz bem. Mas não entende o escopo do poder medicinal dos alimentos no que diz respeito a prevenir, tratar e até mesmo reverter doenças.

Seguir uma dieta de alimentos altamente processados e com baixo teor de nutrientes vai cobrar seu preço de alguma forma. Pode deixá-lo preguiçoso. Pode fazer com que você se sinta grogue. Pode levar à síndrome do intestino irritável, acne, doenças autoimunes ou até pior. É aqui que uma dieta terapêutica pode ajudar.

Em 2014 publiquei o livro *The Blood Sugar Solution* para abordar a epidemia de vício em açúcar, obesidade e diabetes nos Estados Unidos e em todo o mundo.

O objetivo do detox de dez dias é reverter o vício em alimentos processados e açúcar, resultado de anos ingerindo alimentos industriais que agem como drogas e viciam nossas papilas gustativas a cada pedaço, sequestram a química de nosso cérebro e nosso metabolismo e causam tudo, desde doenças cardíacas até câncer, demência, diabetes, depressão e muito mais. Embora eu tenha criado esse detox com a intenção de ajudar pessoas com sobrepeso, vício em açúcar, diabetes ou doença autoimune ou crônica, ele acabou se revelando um ótimo plano para praticamente qualquer pessoa que queira reiniciar sua biologia e ver como é possível se sentir bem. Em nossas pesquisas para o programa, os participantes viram uma redução de 62% em todos os sintomas de todas as doenças do grupo em apenas dez dias! Não existe medicamento no planeta capaz de fazer isso.

Todos podemos nos beneficiar de reiniciarmos nossa dieta de vez em quando. Eu faço esse detox sempre que volto de uma viagem longa ou quando passo por alguns meses especialmente cansativos no trabalho. Dietas terapêuticas como o detox de dez dias são os blocos de construção de uma saúde ideal. A ideia de uma desintoxicação pode soar extrema ou coisa da moda, mas quando feita corretamente ela pode ser uma maneira poderosa de equilibrar o açúcar do sangue e os hormônios, além de evitar picos de insulina, resultado de uma dieta cheia de açúcares e carboidratos processados. Infelizmente, muitos desses alimentos (pães, arroz, batatas, massas) se tornaram alimentos básicos da nossa dieta. Repito, não é sua culpa se estiver com problemas para se libertar desses alimentos. Você não é fraco. Esses alimentos são biologicamente viciantes, e usar a força de vontade para perder alguns quilos e se sentir bem de novo raramente funciona. A boa notícia é que existe algo que funciona — o detox de dez dias. Esse programa é uma ferramenta importante que você pode usar para recuperar sua saúde e se libertar do desejo de comer esses alimentos altamente viciantes e prejudiciais.

Você não deve seguir o programa para sempre. Ao contrário, ele foi desenvolvido para reiniciar seu corpo para que você possa desenvolver hábitos alimentares saudáveis para toda a vida. Nem todo mundo precisa seguir uma dieta terapêutica, mas se você está se sentindo preguiçoso, é viciado em açúcar ou tem confusão mental, problemas de pele ou doenças crônicas, ou se tem a síndrome MSP (quando vive dizendo "Me Sinto Péssimo"), é importante reiniciar seu corpo.

> *Se esse programa parecer uma mudança grande demais em relação à sua dieta normal, recomendo fazer a transição aos poucos, para dar a seu corpo tempo para se acostumar com essa nova forma de se alimentar. Para ler mais sobre como entrar aos poucos no detox de dez dias e como lidar com os sintomas da desintoxicação, acesse: foodthebook.com/resources.*

A seguir resumo meu programa de detox em três passos fáceis, que qualquer pessoa pode dar hoje.

1. ELIMINE O AÇÚCAR, OS ALIMENTOS PROCESSADOS E POTENCIALMENTE INFLAMATÓRIOS OU TÓXICOS DURANTE DEZ DIAS

O primeiro passo é se livrar das porcarias. É simples. Primeiro, você para de ingerir certos alimentos viciantes e inflamatórios durante dez dias. Então, depois de dez dias, vai ter a oportunidade de voltar a comer alguns desses alimentos, para ver como seu corpo responde. Vou falar sobre como reintroduzir alimentos no capítulo "Dieta pegan", mas o primeiro passo é eliminar os seguintes itens de sua dieta durante dez dias.

Evite estes alimentos

Carboidratos	Glúten, todos os grãos Legumes, feijões Todas as frutas (exceto as frutas vermelhas, kiwi, limão, lima, sementes de romã, melancia)
Proteínas/alimentos de origem animal	Carnes processadas: bacon, carne enlatada, salsicha, salame etc. Peixes com alto teor de mercúrio: cavala, atum, espada, robalo, linguado, lagosta, marlim, tubarão, peixe-relógio (evite a longo prazo)
Gorduras	Laticínios (exceto *ghee* ou manteiga clarificada proveniente de vacas criadas em pasto, que não têm proteínas lácteas) Todos os óleos vegetais refinados: canola, milho, cártamo, soja, girassol etc.

Condimentos	Aditivos, conservantes, corantes, OGM (evite a longo prazo) Adoçantes artificiais: aspartame, sorbital, xilitol e todos os álcoois de açúcar (evitar a longo prazo); um pouco de stevia não faz mal, mas não é um alimento liberado — as pesquisas ainda estão sendo feitas Adoçantes naturais: mel, xarope de bordo, açúcar mascavo etc. (evitar a curto prazo)
Bebidas	Refrigerante, refrigerante diet, leite, suco de fruta, bebidas esportivas, energéticos, álcool, bebidas com cafeína

2. CONCENTRE-SE EM COMER ALIMENTOS INTEGRAIS DURANTE DEZ DIAS

Eliminar alimentos inflamatórios e tóxicos é apenas parte do meu programa detox. A outra parte envolve inserir os alimentos bons — alimentos integrais que nutrem seu corpo a cada mordida. Como eu afirmei, todos sabemos que o alimento pode nos prejudicar, mas devemos aproveitar o fato de que os alimentos também podem nos curar. Durante dez dias, concentre-se em comer os seguintes alimentos:

Carboidratos (crus, cozidos no vapor, assados ou refogados; aproximadamente 50-75% do prato deve ser composto de vegetais que não sejam ricos em amido) (meia a uma xícara de vegetais ricos em amido até quatro vezes por semana, no jantar: beterraba, aipo-rábano, nabo, abóbora, batata-doce) 100g de frutas de baixo teor glicêmico por dia (amoras, mirtilos, framboesas)	Alcachofra, rúcula, aspargo, abacate, broto de feijão (não de alfafa, que contém substâncias cancerígenas), beterraba, pimentão, brócolis, couve-de-bruxelas, repolho, cenoura (sem bater no liquidificador ou sem processar, porque as transforma em açúcar puro), couve-flor, aipo, cebolinha, couve, dente-de-leão, berinjela, endívia, erva-doce, ervas frescas, alho, gengibre, feijão-verde, palmito, *jalapeño*, couve-de-folhas, alface, cogumelos, mostarda, cebola, almeirão, rabanete, algas (kelp, wakame, arame, kombu etc.), chalota, vagem, ervilha-torta, espinafre, abobrinha, acelga, tomate, nabo, agrião

Proteínas/alimentos de origem animal (de 100 a 200g de proteína por refeição)	Bisão, boi, alce, cordeiro, avestruz, veado Ovos, frango, pato, peru, criados em pasto, Banha, gordura de pato ou ganso (criados ao ar livre e em pasto) Tempeh e tofu não transgênicos Peixes gordos enlatados ou frescos: bacalhau, arenque, cavala, perca, sardinha, vieira, salmão selvagem, anchova Mariscos: almêijoa, caranguejo, mexilhão, ostra, vieira, camarão Consuma sempre que possível proteínas animais orgânicas ou criadas em pasto
Gorduras (de três a cinco porções de gorduras saudáveis por dia)	Castanhas: avelã, macadâmia, noz-pecã, nozes, amêndoa, castanha-de-caju (exceto amendoim e semente de girassol, que podem conter toxinas fúngicas); sementes: chia, linho, gergelim, gergelim preto, cânhamo, abóbora; e manteiga de castanhas Farinha: de amêndoa e de coco Leite de castanhas e sementes: macadâmia, amêndoa, castanha-de-caju, coco Abacate, azeitona, *ghee*, manteiga de coco Óleos (extravirgem e prensado a frio): de abacate, coco, macadâmia, MCT (triglicerídeos de cadeia média), azeite de oliva, noz, gergelim
Condimentos	Vinagre de maçã, araruta, vinagre balsâmico, pimenta-do-reino, farinha de coco, mostarda Dijon, macarrão de kelp, kimchi, missô, levedura nutritiva, caldo de vegetais e de galinha orgânico, sal marinho, spirulina, tahine, vinagre de ameixa (umeboshi), baunilha e chocolate (cacau) em pó sem açúcar, tamari sem trigo, ervas secas e frescas e especiarias como manjericão, pimenta-caiena, pimenta em pó, canela, coentro, cardamomo, gengibre, cominho, cebola em pó, orégano, páprica, salsinha, alecrim, sálvia, tomilho, açafrão
Bebidas	Água, água quente com limão, água com gás com limão ou lima, chá verde, suco verde caseiro (sem frutas), chás de ervas, caldo de osso

3. TOME SUPLEMENTOS PARA MANTER SUA SAÚDE.

Os suplementos podem ser uma maneira poderosa de fornecer a seu corpo os nutrientes de que ele precisa. Aconselho tomar suplementos durante o meu detox para ajudar seu corpo enquanto ele passa por esse processo profundo. Para aprender mais sobre esses suplementos e adquiri-los em um *kit* pronto, acesse: foodthebook.com/resources [em inglês].

Suplemento	Benefícios	Dose (diária)
Multivitamínico de alta qualidade	O multivitamínico certo contém todas as vitaminas e minerais básicos	Conforme orientação do rótulo
Óleo de peixe purificado (EPA/DHA)	As gorduras ômega-3 são essenciais para a saúde do sistema cardiovascular, nervoso e imunológico; também reforçam a sensibilidade à insulina e sustentam o equilíbrio saudável de açúcar no sangue.	1 a 2g
Vitamina D	Famosa por seu papel na saúde do sistema imunológico e na sustentação do esqueleto, também colabora para um metabolismo saudável, influenciando muitos genes envolvidos no equilíbrio do açúcar no sangue e na sensibilidade à insulina.	1.000 UI a 2.000 UI Alguns podem precisar de mais. São necessários 1.000 UI para aumentar o nível de vitamina em 10ng/dl. O ideal é que seus níveis estejam em pelo menos de 50 e 60ng/dl.
Glicinato de magnésio	O magnésio é conhecido por promover a saúde de várias formas, uma vez que influencia a função de mais de 300 enzimas. Sabe-se que melhora a função metabólica, os níveis de açúcar no sangue e a sensibilidade à insulina, além de melhorar o sonho e a constipação.	200 a 300mg

Suplemento	Benefícios	Dose (diária)
Crômio*	O crômio auxilia o metabolismo de lipídios e glicose, além de ser importante para o metabolismo da gordura, a ativação de enzimas e glicose. Promove o uso saudável de lipídios e hidratos de carbono.	500 a 1.000mcg
Ácido alfa-lipoico*	O ácido alfa-lipoico pode ser útil no apoio à função nervosa saudável em pessoas com diabetes e pré-diabetes. É também poderoso antioxidante e impulsionador mitocondrial.	300 a 600mg
Canela*	A canela ajuda a controlar o açúcar no sangue e melhorar a sensibilidade à insulina.	500 a 1.000mg
Catequinas do chá verde*	As catequinas ajudam na sensibilidade à insulina, na queima de gordura saudável e no metabolismo.	100 a 200mg
Zinco	O zinco desempenha um papel essencial na imunidade e na absorção de vitaminas B, entre outros benefícios.	15 a 30mg

* O crômio, o ácido alfa-lipoico, a canela e as catequinas do chá verde costumam ser encontrados juntos em suplementos especiais que equilibram o açúcar no sangue; consulte seu vendedor local ou acesse www.foodthebook.com/resources para adquirir o *kit* detox de dez dias.

É isso. Siga esses três passos durante dez dias. Após dez dias, você tem a opção de seguir com o detox se quiser perder mais peso ou tratar níveis anormais de colesterol, pressão arterial, pré-diabetes ou diabetes tipo 2, ou pode fazer a transição para a dieta pegan.

No próximo capítulo vamos falar sobre como reintroduzir alimentos depois do detox e como fazer a transição para a dieta pegan. Para se aprofundar em minhas recomendações para o detox e sobre como fazer a transição, recomendo ler o livro *The Blood Sugar Solution 10*. Para ter acesso a todas essas informações e às minhas principais recomendações para aprimorar o detox de dez dias, visite www.foodthebook.com/resources [em inglês].

Depois que reiniciar seu corpo, pode avançar para uma alimentação saudável para *toda a vida*, ou pode fazer a transição para a dieta pegan.

APRIMORANDO SUA EXPERIÊNCIA DE DESINTOXICAÇÃO

Um plano de desintoxicação bem elaborado começa com a comida, mas a comida não é o único mecanismo que pode aprimorar a desintoxicação. Dormir, relaxar e se movimentar também são maneiras poderosas de auxiliar o processo de desintoxicação e criar uma saúde melhor.

Existem várias ferramentas que mantenho em minha caixa de ferramentas de desintoxicação, mas as três mais importantes que devem ser usadas durante o programa são as seguintes:

- **Relaxe de verdade.** Não, não estou falando de sentar no sofá e assistir à Netflix. Estou falando de meditar, respirar fundo, fazer ioga, escrever em um diário ou passar um tempo de qualidade com os amigos e com a família.
- **Movimente seu corpo.** Existem tantos benefícios que você pote obter dos exercícios. Recomendo se movimentar todos os dias. Você não precisa ir para a academia. Encontre algo que funcione para você, como andar de bicicleta, fazer caminhadas, dançar ou praticar algum esporte.
- **Priorize o sono.** Um sono inadequado, principalmente durante o processo de desintoxicação, pode sabotar seus esforços para ficar saudável. Certifique-se de dormir pelo menos oito horas por noite. Minha maior dica para um sono melhor é evitar o celular e a TV por uma hora antes de dormir. Alongar o corpo, meditar, escrever em seu diário ou conversar com um ente querido são maneiras de relaxar e se preparar para uma boa noite de sono.

> Às vezes, meus pacientes precisam de um programa de dieta especial, e você também pode precisar. Preparei vários e-books para pessoas que têm necessidades alimentares específicas. Temos e-books sobre gravidez, tireoide, doenças autoimunes, intestino irritável e poroso e muito mais. Disponível em: www.foodthebook.com/resources [em inglês].

DIETA PEGAN

As opções de filosofias nutricionais são intermináveis hoje em dia: vegana, vegetariana, cetogênica, paleolítica, flexitariana, pescetariana, mediterrânea, mais gordura e menos carboidrato, mais carboidrato e menos gordura e assim por diante. Tentar encontrar a melhor pode ser desanimador. Passei anos estudando nutrição e mesmo assim, às vezes, tenho dificuldades em lidar com a ciência e as opiniões conflitantes. Durante anos, experimentei dietas diferentes. Era vegetariano. Então, passei a seguir a dieta paleolítica. Mas, no fim das contas, fiquei de saco cheio. Parece que o mundo da nutrição está se dividindo em campos armados, cada um proclamando sua superioridade e condenando as falhas terríveis de todos os outros. O fato óbvio é que todos têm vantagens e desvantagens.

A dieta vegana, por exemplo, incorpora uma abundância de alimentos provenientes de vegetais integrais. Como resultado, veganos obtêm muitas vitaminas, minerais, antioxidantes, fibras e gorduras saudáveis sem a bagagem que vem com a carne criada em confinamento. Eles também estão fazendo do mundo um lugar mais humano para as criaturas que são tratadas com crueldade pelas fazendas industriais, além de reduzir sua produção de carbono. Mas mesmo uma dieta vegana perfeita não fornece quantidades de DHA e EPA suficientes, que são importantes ácidos graxos ômega-3. Nem vai fornecer quantidades suficientes de ferro, zinco, cobre ou vitamina D. Os veganos também não devem obter as quantidades necessárias de proteínas boas e aminoácidos essenciais, principalmente conforme envelhecem. É possível encontrar quantidades suficientes em fontes não animais, mas é muito difícil. Mas eles não obtêm vitamina B12, que só alimentos de origem animal fornecem. Por fim, é completamente possível ser vegano e seguir uma dieta pobre cheia de açúcar, grãos e farinhas refinadas, óleos altamente processados, substitutos da proteína à base de soja e alimentos carregados de substâncias químicas e aditivos. Você pode viver de Oreo, batata chips e refrigerante e se dizer vegano restrito. Ainda que elimine o trigo e o glúten, alimentos-base de muitas dietas veganas, a indústria alimentícia está cheia de itens "sem glúten" que nos enganam com ilusórias alegações em seus rótulos. Só porque o glúten foi eliminado de um alimento não significa que ele seja saudável — com frequência, significa o oposto. Se comer um brownie cheio de farinhas refinadas sem glúten e com muito açúcar, ainda estará causando estrago em seus níveis de açúcar no sangue e em seu peso.

Nos últimos seis anos, a dieta paleolítica tem se tornado a mais popular entre os defensores da saúde e do bem-estar. Como todos já sabemos a essa altura, ela é baseada na ideia de que nossos corpos funcionam melhor quando abastecidos de alimentos que existiam na Era Paleolítica, antes do surgimento da agricultura, há cerca de 10 mil anos. Isso significa nada de açúcar (exceto talvez os que ocorrem naturalmente em frutas, nada de grãos, nada de laticínios, nada de legumes ou leguminosas e somente carne, peixe, vegetais não amiláceos, algumas raízes amiláceas e abóboras, frutas não em excesso), castanhas e sementes, tudo não industrial. E é isso. Por mais extremo que possa parecer, pode ser uma dieta saudável e de baixo nível glicêmico, principalmente em uma época na qual tantas pessoas têm problemas de saúde por comerem alimentos baseados em grãos e cheios de açúcar feitos com gordura e óleos superprocessados. Na verdade, pesquisas recentes têm usado essa abordagem, e uma ainda mais agressiva, chamada dieta cetogênica (uma dieta com pouquíssimo carboidrato e muita gordura), para reverter diabetes tipo 2 (www.virtahealth.com).[1]

No entanto, alguns usam a filosofia paleolítica como desculpa para comer muita carne e poucos alimentos de origem vegetal. Como os críticos ressaltam, havia muitas dietas na Era Paleolítica, depende da parte do mundo de que estamos falando. Naquela época, os humanos lutavam por seus alimentos e só comiam animais quando conseguiam encontrá-los, pegá-los e matá-los. A carne não era abundante como agora. Portanto, nossos ancestrais pré-históricos contavam com uma dieta muito rica em fibras vegetais (de cem gramas a 150 gramas por dia, contra oito gramas a 15 gramas por dia, que é a média moderna). Nossa ingestão de fibras vegetais não chega nem perto disso.

Experimentei as duas dietas (vegana e paleolítica) e muitas outras, mas sempre acabo voltando a um meio-termo feliz. Há alguns anos, participei de um debate com dois outros médicos; um era defensor da dieta paleolítica e o outro um cardiologista vegano restrito. Eu estava sentado no meio, e para descontrair um pouco brinquei: "Bom, se você é paleo e você é vegano, eu devo ser pegan."

Brincadeiras à parte, as melhores versões das duas dietas são construídas sobre a mesma base: comida de verdade, integral. As dietas vegana e paleolítica se concentram em alimentos que não aumentam o nível de açúcar do sangue, muitos vegetais e frutas frescas, proteínas e gorduras saudáveis, e nada de porcarias. Sintetizei os melhores aspectos de cada uma e adicionei os princípios anti-inflamatórios e desintoxicantes da medicina funcional para criar um plano de dieta inclusivo e balanceado que mudou minha vida e, também, a dos meus pacientes. Agora, milhares de pessoas no mundo todo estão seguindo a dieta pegan.

Não se trata de um truque rápido que você pode seguir durante dez ou trinta dias e depois parar. Depois que reiniciar seu corpo, recomendo comer assim *todos os dias*. É inclusiva, não exclusiva, é baseada em ciência nutricional sólida e no trabalho com pacientes durante mais de trinta anos.

Vamos dar uma olhada nos 13 pilares da dieta pegan:

1. **Fique longe do açúcar.** O que significa uma dieta que evite qualquer coisa que cause um pico na produção de insulina — açúcar, farinha e carboidratos refinados. Pense no açúcar e em suas várias formas como um agrado ocasional, ou seja, algo que comemos de vez em quando e com moderação. Eu digo às pessoas para pensar no açúcar como drogas recreativas. Você usa por diversão, de vez em quando, mas não é a base da sua dieta.

2. **Coma principalmente vegetais.** Como aprendemos antes, mais de metade do prato deve ser de vegetais. Quanto mais forte a cor, melhor. Quanto maior a variedade, mais saudável. Atenha-se a vegetais não amiláceos. Abóbora e batata-doce podem ser consumidas com moderação (meia xícara por dia). Não uma tonelada de batatas! Batata frita não conta, embora seja o vegetal mais consumido nos Estados Unidos.
3. **Não exagere nas frutas.** Aqui a coisa pode ficar um pouco confusa. Alguns campeões da paleolítica recomendam comer, principalmente, frutas de baixo teor de açúcar, como frutas vermelhas, enquanto alguns defensores da dieta vegana recomendam todas as frutas igualmente. Descobri que a maioria de meus pacientes se sente melhor quando se atém a frutas com baixo índice glicêmico e consome as outras como um agrado. Fique com as frutas vermelhas, kiwi e melancia, e cuidado com uvas, melões e assim por diante. As frutas secas devem ser consideradas um doce, e seu consumo deve ser mínimo.
4. **Fique longe de pesticidas, antibióticos, hormônios e OGM.** Além disso, nada de substâncias químicas, aditivos, conservantes, corantes, adoçantes artificiais ou outros ingredientes, que são verdadeiras porcarias. Se o ingrediente não existe na sua cozinha, é melhor não comê-lo. Polisorbato 60, corante vermelho 40 e estearoil lactilato de sódio, oi?
5. **Consuma alimentos que contenham gorduras saudáveis.** Estou pensando em ácidos graxos ômega-3 e outras gorduras como as encontradas em castanhas, sementes, azeite de oliva e abacate. E, sim, podemos comer, inclusive, gordura saturada proveniente do peixe, ovos inteiros, carne de gado criado em pasto ou de maneira sustentável, manteiga ou *ghee* de vacas criadas em pasto e óleo de coco virgem orgânico ou manteiga de coco.
6. **Mantenha distância da maioria dos óleos vegetais de castanhas e sementes,** como canola, girassol, milho, semente de uva e, especialmente, de soja, que hoje corresponde a certa de 10% de nossas calorias. Pequenas quantidades de óleos de castanhas e sementes

como gergelim, macadâmia e nozes, extraídos a frio, podem ser usados como condimento ou tempero. Óleo de abacate é ótimo para cozinhar em alta temperatura.

7. **Evite ou limite laticínios.** Como aprendemos nos capítulos anteriores, os laticínios não fazem bem à maioria das pessoas, então, recomendo evitá-los, exceto iogurte, kefir, manteiga ou *ghee* de animais criados em pasto e até mesmo queijo, se você não tem problemas com laticínios. Experimente produtos provenientes de ovelhas ou cabras, em vez dos de vaca. E sempre escolha os orgânicos e criados em pasto.

8. **Pense na carne e nos produtos de origem animal como condimentos** ou, como gosto de chamá-los, "condi-carne" — não como um prato principal. Os vegetais devem ser sempre o principal, e a carne, um acompanhamento. As porções devem ser de cem gramas a duzentos gramas, no máximo, por refeição. Costumo fazer três ou quatro acompanhamentos de vegetais.

9. **Consuma peixes criados ou extraídos de forma sustentável de baixo teor de mercúrio.** Quando for comer peixe, escolha variedades com baixo teor de mercúrio e toxinas, como sardinha, arenque, anchova e salmão selvagem (todos são ricos em ômega-3 e têm baixo teor de mercúrio). E devem ser criados ou extraídos de maneira sustentável. Acesse www.cleanfish.com e www.foodthebook.com para aprender mais sobre essas opções nos Estados Unidos.

10. **Evite glúten.** A maior parte do glúten que consumimos vem de variedades não saudáveis de trigo, então, procure por variedades como *einkorn*. Coma trigo somente se não for sensível ao glúten, e, assim mesmo, só de vez em quando. O Dr. Alessio Fasano, de Harvard, o maior especialista em glúten do mundo, liderou pesquisas que demonstram que o glúten danifica o intestino — mesmo de pessoas não sensíveis, que não demonstram sintomas.[2]

11. **Consuma grãos integrais sem glúten com moderação.** Eles também elevam o nível de açúcar do sangue e podem desencadear doenças autoimunes. Todos os grãos podem influenciar nesse aumento. Prefira porções pequenas (meia xícara por refeição) de grãos de baixo

teor glicêmico, como arroz negro, quinoa, teff, trigo sarraceno ou amaranto. Para quem tem diabetes tipo 2 e doenças autoimunes ou digestivas, uma dieta livre de grãos e leguminosas pode ser a chave para tratar e até mesmo reverter a doença. Em caso de diabetes, mantenha-se no detox de dez dias ou siga uma dieta cetogênica.

12. **Coma leguminosas só de vez em quando.** Lentilhas são mais recomendadas. Mantenha distância de grãos ricos em amido. As leguminosas podem ser ótima fonte de fibra, proteína e minerais. Mas causam problemas digestivos para algumas pessoas, e as lectinas e os fitatos que contêm podem prejudicar a absorção de minerais.[3] Em caso de diabetes, uma dieta rica em leguminosas pode desencadear picos nos níveis de açúcar do sangue. Quantidades moderadas (até uma xícara por dia) são aceitáveis.

13. **Faça exames para personalizar sua abordagem.** O que funciona para uma pessoa pode não funcionar para outra. Isso se chama bioindividualidade, e é por isso que recomendo que todos consultem um nutricionista funcional para personalizar sua dieta ainda mais, por meio dos exames certos. Caso se interesse em fazer os exames e consultar um dos meus nutricionistas, nos Estados Unidos, visite www.foodthebook.com/diet [em inglês] para mais informações.

A TRANSIÇÃO DE DOIS PASSOS PARA A DIETA PEGAN

1. Siga o detox em dez dias (consulte o capítulo anterior "Antes da dieta, a desintoxicação") enquanto adiciona lentamente mais um grupo de alimentos à sua dieta a cada três dias, como grãos sem glúten ou qualquer outro alimento que você gostaria de testar, como queijo de cabra ou ovelha ou um doce de vez em quando. Recomendo, muito, que você só adicione um grupo de alimentos por vez. Segue um exemplo: depois da desintoxicação, tente ingerir glúten (por exemplo, macarrão, pão) nos dias 11, 12 e 13. Preste atenção em como seu corpo responde. No dia 14, faça uma pausa e volte aos

alimentos permitidos pelo detox. Nos dias 15, 16 e 17, experimente comer laticínios. Preste atenção em como seu corpo responde. Então, no dia 18, volte aos alimentos aprovados na lista de detox. Repita esse método. Pode parecer tedioso, mas acredito que seja a melhor maneira de entender o que funciona ou não para você. Você pode descobrir que certos alimentos não lhe fazem bem. Se algo incomodar seu intestino, fizer com que você se sinta confuso, com dor ou congestionado, pode ser que você tenha intolerância, sensibilidade ou alergia a esse alimento. E então saberá que deve evitá-lo. Coma muitos vegetais e gorduras saudáveis, e proteínas de qualidade. Use essa combinação como base para suas refeições (vegetais, mais gorduras saudáveis, mais proteína). Então, quando a ocasião pedir, adicione seus alimentos prazerosos favoritos. O que não significa uma lata de Coca-Cola e um bolinho industrializado! Precisam ser alimentos de verdade, que sigam os princípios peganos.

2. Tome os suplementos da dieta pegan para auxiliar na desintoxicação diária, reduzir inflamação e auxiliar na função mitocondrial e na saúde cardiovascular. Eles incluem coenzima Q10 (CoQ10), resveratrol, cardo-mariano, curcumina, glutationa, ácido lipoico, magnésio e um tipo especial de folato.

SUPLEMENTOS DIÁRIOS PARA A DIETA PEGAN

Suplemento	Benefícios	Dose (diária)
Multivitamínico de alta qualidade	O multivitamínico certo contém todas as vitaminas e minerais básicos	Continue tomando conforme orientação do rótulo
Óleo de peixe purificado (EPA/DHA)	Dão suporte aos sistemas cardiovascular, nervoso e imunológico; reforçam a sensibilidade à insulina e sustentam o equilíbrio saudável de açúcar no sangue	Continue tomando de 1g a 2g

Suplemento	Benefícios	Dose (diária)
Vitamina D	Apoio ao sistema imunológico	Continue tomando de 1.000 UI a 2.000 UI
Glicinato de magnésio	Melhora a função metabólica, os níveis de açúcar no sangue e a sensibilidade à insulina	Continue tomando de 100mg a 200mg
Crômio	Promove um metabolismo saudável	Continue tomando de 200mcg a 500 mcg
Ácido alfa-lipoico	Impulsionador da produção de energia das mitocôndrias e das células	Continue tomando de 300mg a 600 mg
CoQ10	Fornece energia para a saúde cardiovascular e a produção de energia celular	25mg a 50mg
Resveratrol	Fornece suporte antioxidante e cardiovascular	50mg a 100mg
Cardo-mariano	Fornece suporte hepático	50mg a 100mg
Curcumina	Promove a saúde do fígado, cólon, sistema músculo-esquelético e da função celular. Além de ser poderoso anti-inflamatório	100mg a 200mg
Glutationa	Protege e auxilia a função celular e a desintoxicação	25mg a 50mg
Folato ou metil-folato	Auxilia a síntese e o reparo de DNA, bem como a saúde do coração e do cérebro	400mcg a 800mcg

Muitos desses suplementos podem ser encontrados em fórmulas de combinação especial. Consulte seu vendedor local ou acesse foodthebook.com/resources [em inglês], onde você encontra meu *kit* de manutenção, que inclui todos os suplementos diários.

DIETA PEGAN — UM ESTILO DE VIDA

Muitos de nós estamos acostumados a pensar nas dietas como algo que fazemos por um curto período de tempo e sem muito prazer, mas desenvolvi a dieta pegan para não ser algo que simplesmente começamos e paramos. Como mencionei na introdução, a dieta pegan não é uma *dieta*, mas um estilo de vida. Lembre-se: o objetivo não é a perfeição, é seguir princípios básicos que possam continuar nos ajudando a ter saúde durante anos. A dieta pegan é uma filosofia e uma postura de saúde. É fazer o seu melhor e se livrar do estresse e da ansiedade relacionados à alimentação.

Minha maior esperança é que este livro e seus princípios lhe forneçam uma sensação de paz e confiança em relação à alimentação, no que diz respeito à sua saúde e seu bem-estar geral. Lembre-se: a verdadeira saúde não se refere apenas a perder alguns quilos ou à ausência de doenças crônicas; é se sentir bem, ser presente, e oferecer seus maiores dons ao mundo.

CARDÁPIO E RECEITAS

Espero que ao começar a dieta pegan, você já tenha equipado sua cozinha com vários hortifrútis maravilhosos e ingredientes saudáveis. Mas não quero deixá-lo sem os modos de preparo de todos esses deliciosos alimentos. Com a ajuda do meu amigo chef de cozinha Frank Giglio, criei um cardápio pegano de sete dias inspirado em alguns dos meus pratos favoritos. Você não precisa segui-lo à risca. Às vezes, gosto de dobrar as receitas para poder comer também no almoço do dia seguinte. Você também pode substituir café da manhã, almoço ou jantar de qualquer dia pelo de outro. O segredo é explorar, experimentar, aproveitar. Comer bem não significa, necessariamente, passar horas cozinhando. Às vezes, só monto uma salada rápida. Outras, amo passar algum tempo na cozinha fazendo receitas deliciosas e complexas. Meu conselho é brincar na cozinha e descobrir o que funciona para você.

Algumas receitas estão marcadas como *10D*, o que significa que são compatíveis tanto com o detox quanto com a dieta. O restante das receitas foi desenvolvido para ser apreciado na dieta pegan.

Se precisar de ajuda para criar o cardápio personalizado ideal, considere consultar um dos meus nutricionistas treinados em medicina funcional. Você pode saber mais sobre nosso acompanhamento nutricional no meu site www.foodthebook.com/diet, em inglês.

CARDÁPIO PEGANO DE 7 DIAS

Dia 1

    Café da manhã: Ovos mexidos com tomates, ervas e queijo de cabra   344
    Almoço: Salada de couve com vinagrete de "bacon" *10D*   351
    Jantar: Carne ao curry *10D*   359
    Sobremesa: Fatias de maçã quentes temperadas   377

Dia 2

    Café da manhã: Mingau saboroso de trigo sarraceno   345
    Almoço: Mexilhão mediterrâneo ao bafo *10D*   352
    Jantar: Frango cozido com erva-doce e endívias *10D*   360
    Sobremesa: Sorvete cremoso de mirtilos   378

Dia 3

    Café da manhã: Guisado de abobrinha e acelga e ovos fritos *10D*   346
    Almoço: Salada de camarão grelhado *10D*   353
    Jantar: Tempeh assado no piri-piri com aspargos *10D*   362
    Sobremesa: Trufas de manteiga de amêndoas   379

Dia 4

    Café da manhã: *Frittata* ao pesto *10D*   347
    Almoço: Salada de ovos defumada   354
    Jantar: Vieiras secas com couve-flor ao curry *10D*   363
    Sobremesa: Brownie molhadinho de alfarroba   380

Dia 5

    Café da manhã: Hambúrguer de carne criada em pasto *10D*   348
    Almoço: Chili de carne criada em pasto *10D*   355
    Jantar: Tofu na frigideira com brócolis e pimentões *10D*   364
    Sobremesa: Picolé de framboesa com limão   381

Dia 6

    Café da manhã: Smoothie de mirtilos cremoso   349
    Almoço: Salada arco-íris com gorduras saudáveis *10D*   357
    Jantar: Peito de frango marinado em ervas *10D*   365
    Sobremesa: Cookies de manteiga de caju sem farinha   382

Dia 7

    Café da manhã: Mingau de chia tropical com kiwi e coco   350
    Almoço: Tigela de tempeh, quinoa e vegetais *10D*   357
    Jantar: Salmão grelhado com manteiga de salsinha e nozes *10D*   366
    Sobremesa: Cobertura de biscoito de chocolate   383

Acompanhamentos e lanchinhos (combine à vontade com qualquer refeição)

    Guacamole do Sudoeste *10D*   368
    Arroz de coco e couve-flor *10D*   369
    Patê de fígado de frango *10D*   370
    Tomates assados *10D*   371
    Falafel de espinafre   372
    Molho de batata-doce   374
    Cogumelos assados com ervas *10D*   375

CAFÉ DA MANHÃ

Ovos mexidos com tomates, ervas e queijo de cabra

Pode ser um café da manhã maravilhoso ou um almoço rápido, que fica ainda mais saboroso quando os tomates são frescos e da época. É incrivelmente versátil, cheio de proteína e suave para o sistema digestivo. E sempre faz sucesso com as crianças!

Porções: 4   Tempo de preparo: 5 minutos   Tempo de cozimento: 5 minutos

- 8 ovos grandes
- ½ colher de chá de sal marinho
- ¼ de colher de chá de pimenta-do-reino
- 2 colheres de sopa de água filtrada
- 1 colher de sopa de manteiga clarificada ou *ghee*
- 1 tomate pequeno picado
- 60g de queijo de cabra macio
- ¼ de xícara de ervas frescas (cebolinha, tomilho, salsinha, endro, orégano) picadas

Em uma tigela grande, misture os ovos, o sal, a pimenta e a água.

Em uma frigideira antiaderente grande, aqueça a manteiga em fogo médio, até ferver. Adicione a mistura de ovos e mexa com uma colher de pau por cerca de 3 minutos, ou até que os ovos formem bolotas macias.

Adicione os tomates e tire a frigideira do fogo. Adicione gentilmente o queijo de cabra e as ervas, dividindo em quatro porções, e sirva imediatamente.

Informações nutricionais por porção: calorias 250; gordura 10g; gordura saturada 15g; colesterol 359mg; fibra 0,3g; proteína 16g; carboidrato 2g; sódio 480mg

Mingau saboroso de trigo sarraceno

Uma alternativa saborosa ao mingau de aveia, esse mingau tem delicioso sabor de castanha e uma textura levemente crocante. Você pode adoçá-lo tranquilamente adicionando um pouco de mel ou xarope de bordo, mas essa versão saborosa é algo que você deve experimentar!

Porções: 4   *Tempo de preparo:* 5 *minutos, mais uma noite descansando*
Tempo de cozimento: 15 *minutos*

- ¾ de xícara de grumos de trigo sarraceno
- 1 colher de sopa de vinagre de maçã
- 2½ xícaras de caldo de osso ou água filtrada
- ¼ de xícara de manteiga sem sal de vaca criada em pasto
- ½ colher de chá de sal marinho
- ¼ de colher de chá de pimenta-do-reino moída na hora
- 1 ramo grande de tomilho fresco, sem caule e as folhas picadas (cerca de 1 colher de chá)

Para preparar os grumos de trigo sarraceno, coloque-os em uma tigela grande com água filtrada e o vinagre de maçã. Cubra a tigela e deixe descansar em temperatura ambiente de 8 a 12 horas (ou durante a noite), então escorra e enxágue bem.

Coloque o trigo preparado em uma panela e adicione o caldo de osso. Tampe e coloque em fogo médio-alto. Cozinhe até levantar fervura, então abaixe o fogo para médio e continue a cozinhar mexendo de vez em quando, até o trigo ficar macio, de 10 a 12 minutos.

Quando o trigo estiver macio, finalize adicionando a manteiga, o sal, a pimenta e o tomilho. Divida em duas porções e aproveite. Se preferir, coloque um ovo frito sobre cada porção.

Se sobrar, o mingau pode ser mantido em geladeira por 2 a 3 dias. Você também pode fazer bolinhos e fritar em *ghee* ou óleo de coco, até ficarem marrons e aquecidos por inteiro.

Informações nutricionais por porção: calorias 276; gordura 13g; gordura saturada 8g; colesterol 30mg; fibra 4g; proteína 11g; carboidrato 32g; sódio 430mg

GUISADO DE ABOBRINHA E ACELGA E OVOS FRITOS

10D

Guisados são rápidos, fáceis e muito versáteis. Este é sem batata, mas ainda assim incrivelmente saboroso. A maneira perfeita de preparar uma refeição diretamente da horta!

Porções: 2   Tempo de preparo: 15 minutos   Tempo de cozimento: 20 minutos

- 2 colheres de sopa de azeite de oliva extravirgem
- 1 cebola pequena picada
- 1 abobrinha grande cortada em cubos
- 1 pimentão vermelho grande, sem sementes e as partes brancas, e cortado em pedaços pequenos
- 3 a 4 folhas grandes de acelga, sem o talo, cortadas em pedaços pequenos
- 2 colheres de sopa de água filtrada
- ½ colher de chá de sal marinho
- ¼ de colher de chá de pimenta-do-reino moída na hora
- 4 ovos grandes

Em uma frigideira grande, aqueça 1 colher de sopa de azeite de oliva em fogo médio-alto. Quando o azeite estiver fervendo, adicione as cebolas e a abobrinha, e mexa gentilmente para misturá-las. Depois de 5 minutos, adicione o pimentão vermelho. Mexa para misturar e cozinhe por mais 3 a 4 minutos.

Adicione a acelga e a água. Tampe imediatamente e deixe os ingredientes cozinhando por 1 a 2 minutos. Desligue o fogo, destampe e adicione o sal e a pimenta.

Enquanto o guisado descansa, aqueça 1 colher de sopa de azeite em fogo médio em outra frigideira. Quebre os ovos com cuidado e cozinhe por 3 a 4 minutos, até que as claras estejam completamente firmes, mas as gemas ainda estejam moles. (Para gemas mais firmes, use uma espátula para virar cada ovo gentilmente e cozinhe por mais 1 minuto.)

Divida o guisado em duas porções e cubra com os ovos fritos. Sirva imediatamente.

Informações nutricionais por porção: calorias 160; gordura 12g; gordura saturada 2g; colesterol 146mg; fibra 2g; proteína 8g; carboidrato 8g; sódio 382mg

FRITTATA AO PESTO

10D

Você não vai nem sentir falta do queijo nesta versão livre de laticínios do pesto tradicional. Ovos e pesto são uma combinação perfeita, e você pode saborear este prato quente ou frio. Sinta-se à vontade para ajustar a quantidade de alho e levedura nutritiva a gosto.

Porções: 4   *Tempo de preparo: 15 minutos*   *Tempo de cozimento: 30 minutos*

- 1 xícara de folhas de manjericão
- ¼ de xícara de pinhão
- 2 dentes de alho
- 2 colheres de sopa de levedura nutritiva
- 1 colher de chá de sal marinho
- ¼ de xícara mais 1 colher de chá de azeite de oliva extravirgem
- ¼ de colher de chá de pimenta-do-reino moída na hora
- 6 ovos grandes
- ½ xícara de leite de amêndoas não adoçado

Pré-aqueça o forno a 180°C.

Misture o manjericão, o pinhão e o alho no processador. Pulse até que a mistura fique finamente picada, de 4 a 5 pulsos. Raspe as laterais do recipiente e adicione a levedura nutritiva, a pimenta-do-reino e ½ colher de chá do sal marinho e comece a processar. Verta ¼ de xícara de azeite de oliva devagar no processador até incorporar bem, por cerca de 30 segundos.

Em uma tigela média, misture os ovos, o leite de amêndoas e o restante do sal. Adicione o pesto, reservando 2 colheres de sopa para enfeitar, e mexa até misturar. Pincele uma assadeira com o restante do azeite de oliva, coloque a mistura de ovo e pesto e leve ao forno.

Asse por cerca de 20 minutos. Tire a assadeira do forno com cuidado e espalhe o restante do pesto por cima. Corte em quatro fatias e sirva.

Refrigere o que sobrar em um recipiente hermético até 3 ou 4 dias.

Informações nutricionais por porção: calorias 273; gordura 26g; gordura saturada 4g; colesterol 246mg; fibra 1g; proteína 11g; carboidrato 3g; sódio 583mg

Hambúrguer de carne criada em pasto

10D

Saborosos e ricos em ferro, um mineral que não ingerimos o suficiente, esses hambúrgueres são um modo perfeito de começar a manhã. São muito fáceis de fazer e ótimos para qualquer momento do dia, principalmente porque as sobras amassadas dão ótimo recheio de taco ou *frittata*!

Porções: 4   Tempo de preparo: 10 minutos   Tempo de cozimento: 5 minutos

- ½ carne de gado criado em pasto
- 2 colheres de chá de cebola em pó
- 2 colheres de chá de sálvia seca
- 1 colher de chá de semente de erva-doce moída
- 1 colher de chá de alho em pó
- 1 pitada de sal marinho
- ½ colher de chá de pimenta-do-reino moída na hora
- 1 colher de sopa de azeite de oliva extravirgem

Coloque a carne em uma tigela e adicione os temperos. Misture bem e divida em 8 porções.

Achate as porções formando hambúrgueres finos.

Para cozinhar, aqueça o azeite de oliva em uma frigideira em fogo médio-alto. Adicione os hambúrgueres e cozinhe por 2 a 3 minutos. Vire os hambúrgueres com cuidado e cozinhe por mais 1 a 2 minutos. Sirva com ovos fritos, *poché* ou mexidos.

Guarde a carne, cozida ou não, em um recipiente hermético na geladeira e use dentro de 3 a 4 dias.

Informações nutricionais por porção: calorias 186; gordura 9,5g; gordura saturada 3,5g; colesterol 70mg; fibra 0,1g; proteína 24g; carboidrato 1,5g; sódio 365mg

SMOOTHIE DE MIRTILOS CREMOSO

Para adultos e crianças, este é um jeito saboroso de incluir verduras na rotina diária, disfarçadas como um doce gostoso! Não tenha medo da gordura saturada do leite de coco. É o melhor combustível para o seu corpo, principalmente quando combinado com a proteína da manteiga de amêndoas.

Porções: 2   Tempo de preparo: 5 minutos

- 250ml de leite de coco integral e não adoçado (também pode ser caseiro)
- ½ xícara de mirtilos congelados
- opcional: 2 tâmaras, sem caroço
- 1 colher de sopa cheia de manteiga de amêndoas
- ½ colher de chá de extrato de baunilha puro sem álcool e sem glúten
- 2 xícaras de espinafre baby
- 2 cubos de gelo grandes

Coloque todos os ingredientes no liquidificador e bata em velocidade alta até ficar cremoso e homogêneo, cerca de 45 segundos. Beba imediatamente.

Informações nutricionais por porção com tâmaras: calorias 421; gordura 36g; gordura saturada 27g; colesterol 0mg; fibra 4g; proteína 6g; carboidrato 21g; sódio 81mg

Mingau de chia tropical com kiwi e coco

Esta tigela de café da manhã vai te ajudar a começar o dia com o pé direito. A proteína e a gordura saturada mantêm o cérebro focado, os níveis de energia altos e os de açúcar no sangue, estáveis. Você não vai ter quedas de energia depois desse café da manhã dos campeões!

Porções: 2   Tempo de preparo: 10 minutos, mais 30 minutos a 12 horas descansando

- 2½ xícaras de leite de amêndoas não adoçado
- ½ xícara de sementes de chia
- opcional: 2 colheres de sopa de xarope de bordo
- 1 colher de chá de extrato de baunilha puro sem álcool e sem glúten
- ½ colher de chá de cardamomo em pó
- 3 kiwis maduros descascados e cortados em pedaços pequenos
- 1 colher de sopa de flocos de coco grandes não adoçados
- 2 colheres de sopa de leite de coco integral e não adoçado

Misture o leite de amêndoas, as sementes de chia, o xarope de bordo (se for usar), a baunilha e o cardamomo em um recipiente de vidro. Cubra bem e chacoalhe para incorporar todos os ingredientes.

Deixe o recipiente na geladeira por no mínimo 30 minutos e no máximo 12 horas, para deixar que a mistura engrosse conforme as sementes de chia absorvem o líquido.

Quando estiver pronta para servir, divida a mistura de chia em duas porções e adicione o kiwi e os flocos de coco. Adicione o leite de coco e sirva.

O que sobrar pode ser armazenado em um recipiente hermético e mantido na geladeira por até 3 dias.

Informações nutricionais por porção: calorias 254; gordura 12g; gordura saturada 5g; colesterol 0mg; fibra 0,3g; proteína 5g; carboidrato 37g; sódio 233mg

ALMOÇO

SALADA DE COUVE COM VINAGRETE DE "BACON"

10D

Esta combinação, rica em antioxidantes, é a mistura perfeita de crocância, sal e só um toque de doçura para balancear as verduras frescas. Você vai querer fazer sempre, e vai se sentir ótimo quando ela for parte de sua rotina semanal.

Porções: 4   Tempo de preparo: 15 minutos   Tempo de cozimento: 20 minutos

- 2 colheres de sopa mais 2 colheres de chá de azeite de oliva extra-virgem
- 4 fatias de bacon de peru ou normal
- 2 colheres de sopa de vinagre de maçã
- 2 colheres de chá de mostarda Dijon
- ¼ de colher de chá de pimenta-do-reino moída na hora
- 2 cogumelos Portobello, sem o talo, fatiados finos
- 2 ramos de couve, sem o talo, com as folhas rasgadas em pedaços
- ½ colher de chá de sal marinho
- 1 abacate maduro grande, sem caroço e cortado em pedaços pequenos

Em uma frigideira grande, aqueça 2 colheres de chá de azeite de oliva em fogo médio e frite o bacon de peru até ficar crocante, de 4 a 5 minutos, e reserve sobre um papel-toalha para secar. Coloque a gordura em uma tigela pequena e misture o vinagre, a mostarda e a pimenta.

Limpe a frigideira e retorne ao fogo médio-alto. Adicione as 2 colheres de sopa de azeite de oliva restantes. Quando ferver, adicione os cogumelos. Cozinhe de 5 a 6 minutos, mexendo com frequência, até que os cogumelos fiquem macios.

Enquanto isso, coloque a couve em uma tigela de servir e tempere com o sal marinho. Usando as mãos, massageie as folhas até começarem a "murchar", por cerca de 2 minutos.

Quando os cogumelos estiverem bem cozidos, misture-os com a couve e também com o molho, incorporando. Esmigalhe o bacon sobre as folhas e finalize com o abacate.

As sobras podem ser guardadas em um recipiente hermético na geladeira por até 1 dia.

Informações nutricionais por porção: calorias 276, gordura 24g; gordura saturada 18g; colesterol 45mg; fibra 4g; proteína 12g; carboidrato 8g; sódio 542mg

Mexilhão mediterrâneo ao bafo

10D

Mexilhões são um dos alimentos mais saborosos do mar, e essa mistura salgadinha e picante de sabores apenas enfatiza o quanto são prazerosos. Ótima fonte de proteína, são absolutamente perfeitos como entrada ou, em uma porção maior, prato principal.

Porções: 2   Tempo de preparo: 10 minutos   Tempo de cozimento: 10 minutos

- 4 dentes de alho grandes
- 2 colheres de sopa de alcaparras
- 4 anchovas
- 1 pimenta dedo-de-moça pequena seca
- ½ colher de chá de sal marinho
- 1 colher de sopa de azeite de oliva extravirgem
- 2 xícaras de caldo de galinha de baixo teor de sódio
- 1½kg de mexilhões, bem lavados e sem barba
- ¼ de xícara de salsinha picada
- raspas de 1 limão

Misture o alho, as alcaparras, a pimenta e o sal em uma tábua e pique até formar uma pasta. Se tiver um pilão, pode usá-lo.

Em uma caçarola, aqueça o azeite de oliva em fogo médio-alto. Adicione a pasta de alho preparada antes e cozinhe por cerca de 2 minutos, mexendo com frequência. Adicione o caldo de galinha e aqueça até ferver. Adicione os mexilhões com cuidado.

Tampe a panela e ferva os mexilhões até todos abrirem, de 4 a 5 minutos. Divida os mexilhões e o caldo em duas porções e sirva. Adicione a salsinha e as raspas de limão e agite.

Informações nutricionais por porção: calorias 370; gordura 13g; gordura saturada 2g; colesterol 112mg; fibra 0,2g; proteína 47g; carboidrato 14g; sódio 1,298mg

SALADA DE CAMARÃO GRELHADO

10D

Leve e elegante, esta salada é muito fácil de preparar. É ótima entrada para qualquer refeição de verão, e extremamente low-carb.

Porções: 4   Tempo de preparo: 20 minutos   Tempo de cozimento: 15 minutos

- ¼ de xícara mais 1 colher de sopa de azeite de oliva extravirgem
- ½kg de camarões grandes, sem casca e limpo
- 2 colheres de chá de sal marinho
- 1 tomate grande, picado grosseiramente
- 2 colheres de sopa de raiz-forte preparada
- 3 colheres de sopa de suco de limão
- 2 colheres de sopa de água filtrada
- 2 corações de alface romana, cortados em quatro
- 1 cebola roxa pequena, cortada finamente em anéis

Prepare uma bistequeira ou uma grelha de churrasqueira a gás com 1 colher de sopa de azeite de oliva. Tempere os camarões com 1 colher de chá de sal e leve à grelha quente. Cozinhe os camarões por 2 a 3 minutos de cada lado, até ficarem completamente cozidos.

Para fazer o molho vinagrete, coloque o tomate, a raiz-forte, o suco de limão, a colher de chá de sal restante, a água e o restante do azeite de oliva em um liquidificador. Bata em velocidade alta até ficar homogêneo.

Para servir, coloque ²/₄ da alface romana em cada prato. Espalhe a cebola roxa e, por cima, coloque de 4 a 5 camarões em cada prato. Tempere a salada com o vinagrete e sirva.

Informações nutricionais por porção: calorias 220; gordura 13g; gordura saturada 2g; colesterol 162mg; fibra 1g; proteína 22g; carboidrato 7g; sódio 169mg

Salada de ovos defumada

O chipotle confere um incrível sabor defumado a este prato versátil. É perfeito sozinho, como recheio de sanduíche ou para comer com torradas e vegetais. As crianças amam! Sinta-se à vontade para ajustar o nível de pimenta para elas, conforme o necessário.

Porções: 4   Tempo de preparo: 15 minutos   Tempo de cozimento: 15 minutos (mais tempo para resfriar)

- 6 ovos
- 1 talo de aipo, picado fino
- 1 cenoura grande, descascada e picada fina
- 1 cebola pequena, picada fina
- 1 xícara de maionese
- 1 colher de sopa de suco de limão
- 1 colher de chá de páprica
- ½ colher de chá de chipotle em pó
- ½ colher de chá de sal marinho
- ¼ de colher de chá de pimenta-do-reino moída na hora
- 170g de rúcula *baby leaf*

Coloque os ovos em uma panela grande e cubra-os com água filtrada. Aqueça em fogo alto até ferverem, cozinhando por 1 minuto. Tire imediatamente a panela do fogo, tampe e deixe descansar por 5 minutos. Enquanto isso, encha uma tigela grande de água gelada.

Escorra a água quente da panela e em seguida transfira os ovos com cuidado para a água gelada. Deixe descansar até os ovos esfriarem completamente, então, retire-os e enxugue-os. Descasque-os com cuidado e coloque-os em uma tigela média. Usando um garfo, amasse-os, deixando alguns pedaços. Adicione o aipo, a cenoura e a cebola.

Em uma tigela pequena, misture a maionese, o suco de limão e os temperos. Mexa para misturar bem, jogue então sobre a mistura de ovos e vegetais.

Para servir, divida a rúcula em quatro pratos. Adicione a salada de ovos a cada um.

A salada de ovos pode ser armazenada em um recipiente hermético na geladeira e consumida dentro de 3 a 4 dias.

Informações nutricionais por porção: calorias 339; gordura 26g; gordura saturada 5g; colesterol 261mg; fibra 1g; proteína 9g; carboidrato 18g; sódio 527mg

CHILI DE CARNE CRIADA EM PASTO

10D

Hmmm... Quem não ama chili? Esta versão, rica em proteína, tem um sabor único que talvez você nunca tenha sentido antes. Com grão-de-bico e coentro, é deliciosa. Você vai querer fazer sempre!

Porções: 4   Tempo de preparo: 20 minutos   Tempo de cozimento: 1 hora e 30 minutos

- 2 colheres de sopa de azeite de oliva extravirgem
- ½kg de carne moída de vaca criada em pasto
- 1 cebola grande, picada fina

- 2 pimentões verdes grandes, sem semente e as partes brancas, e picados finos
- 3 colheres de sopa de chili em pó
- 1 colher de sopa de páprica
- 2 colheres de chá de cominho em pó
- 2 colheres de chá de orégano seco
- 2 colheres de chá de tomilho seco
- 1 colher de chá de mostarda moída
- ½ colher de chá de chipotle em pó
- 2 dentes de alho picados finos
- 150g de grão-de-bico, lavado e escorrido
- 800g de extrato de tomate
- 4 xícaras de água filtrada
- 2 colheres de chá de sal marinho
- 1 xícara de folhas de coentro picadas

Aqueça uma caçarola em fogo médio-alto. Adicione o azeite de oliva e, assim que ferver, acrescente a carne. Use uma colher de pau para separar a carne em pedaços pequenos e deixe refogar e dourar por cerca de 3 minutos.

Quando a carne estiver quase completamente cozida, adicione a cebola e os pimentões, mexendo bem. Cozinhe até que os vegetais fiquem macios, de 4 a 5 minutos, e misture os temperos. Adicione o grão-de-bico, os tomates e a água, deixe ferver.

Tampe, reduza o fogo para médio e cozinhe lentamente, até o molho reduzir e engrossar, por cerca de 1 hora. Finalize temperando com sal e incorporando o coentro.

O chili é delicioso sozinho, mas também pode ser servido com arroz, couve-flor assada ou como acompanhamento de uma salada verde grande. Pequenas porções podem ser congeladas por até 3 meses ou armazenadas em um recipiente hermético e mantidas na geladeira por até 4 a 5 dias.

Informações nutricionais por porção: calorias 946; gordura 44g; gordura saturada 14g; colesterol 105mg; fibra 27g; proteína 57g; carboidrato 89g; sódio 510mg

Salada arco-íris com gorduras saudáveis

10D

Este delicioso prato low-carb é carregado de sabores incríveis, texturas crocantes e muitas gorduras saudáveis, para mantê-lo com muita energia e feliz.

Porções: 4   Tempo de preparo: 15 minutos

- ¼ de xícara de azeite de oliva extravirgem
- 2 colheres de sopa de suco de limão
- 1 pitada de sal marinho
- ¼ de colher de chá de pimenta-do-reino moída na hora
- 8 xícaras de folhas verdes
- 2 talos de aipo, fatiados finos
- 12 tomates-cereja, cortados ao meio
- ½ xícara de azeitonas pretas, cortadas ao meio
- 1 abacate maduro grande, sem casca e cortado em cubos
- 2 colheres de sopa de sementes de abóbora

Misture o azeite de oliva, o suco de limão e a pimenta.

Separe as folhas verdes, o aipo e os tomates em quatro pratos. Acrescente as azeitonas, o abacate e as sementes de abóbora.

Tempere com o vinagrete e sirva imediatamente.

Informações nutricionais por porção: calorias 323; gordura 27g; gordura saturada 5g; colesterol 0mg; fibra 0,3g; proteína 6g; carboidrato 21g; sódio 75mg

Tigela de *tempeh*, quinoa e vegetais

10D

Todos amam o sabor de castanha da quinoa e a dose de proteína que ela oferece. Mas o chucrute picante e as azeitonas dão um toque único e delicioso que complementa o sabor terroso e a textura do tempeh.

Porções: 4   Tempo de preparo: 15 minutos   Tempo de cozimento: 15 minutos, mais tempo de resfriamento

- 1 xícara de quinoa
- 2 xícaras de água filtrada
- 1 tablete de tempeh (250g) orgânico, livre de transgênicos
- 1 colher de chá de sal marinho
- 2 colheres de sopa de óleo de coco
- 1 xícara de chucrute
- 2 cenouras grandes, descascadas e raladas
- 1 xícara de broto de feijão
- 12 azeitonas verdes grandes, picadas
- 2 colheres de sopa de azeite de oliva extravirgem
- 1 limão, cortado em quatro

Coloque a quinoa em uma panela com água. Tampe, deixe ferver em fogo médio-alto e cozinhe durante 10 a 12 minutos ou até a água ser completamente absorvida. Tire a panela do fogo e deixe descansar, coberta, por 10 minutos. Transfira a quinoa para uma tigela e deixe resfriar, até chegar à temperatura ambiente.

Enquanto a quinoa esfria, corte o tempeh horizontalmente na metade, depois corte cada metade ao meio, na diagonal, e tempere com sal marinho. Aqueça uma frigideira grande em fogo médio-alto. Adicione o óleo de coco e, quando ferver, doure o tempeh, cerca de 2 minutos de cada lado. Reserve.

Divida a quinoa cozida em quatro tigelas e adicione uma fatia do tempeh a cada uma. Finalize com o chucrute, as cenouras, o broto de feijão e as azeitonas.

Tempere cada uma das porções com azeite de oliva e sirva com uma fatia de limão.

Informações nutricionais por porção: calorias 456; gordura 26g; gordura saturada 9g; colesterol 0mg; fibra 6g; proteína 20g; carboidrato 42g; sódio 674mg

JANTAR

Carne ao curry

10D

Saboroso e saudável, é um prato reconfortante, delicioso, que alimenta a alma. As especiarias ajudam na digestão e são anti-inflamatórias e termogênicas. Sinta-se à vontade para ajustar os vegetais incluindo o que estiver na época e suas preferências. As possibilidades são infinitas! O *curry* também fica melhor com o tempo, então, sinta-se à vontade para fazer um ou dois dias antes.

Porções: 4   Tempo de preparo: 15 minutos   Tempo de cozimento: 2 horas

- 1 colher de chá de sementes de cominho
- ½ colher de chá de sementes de coentro
- ½ colher de chá de pimenta-do-reino em grãos
- 1 pimenta dedo-de-moça seca
- 1 pedaço de 2,5cm de gengibre fresco, sem casca e picado
- 4 dentes de alho picados
- 1 chalota grande picada
- 2 colheres de chá de óleo de abacate
- 1½ xícara de leite de coco integral e sem açúcar
- ½kg de carne criada em pasto em tiras
- 2 pimentões vermelhos grandes, sem sementes e as partes em branco, cortados em pedaços grandes
- 1 xícara de caldo de galinha
- 1 cabeça de brócolis, cortado em árvores pequenas
- ¼ de xícara de molho de peixe
- 1 xícara de folhas de manjericão, rasgadas em pedaços pequenos

Em uma frigideira pequena, em fogo médio-alto, aqueça o cominho, o coentro, a pimenta-do-reino e a dedo-de-moça, até que a misture comece a dourar, de 2 a 3 minutos. Retire do fogo, e, usando um pilão ou moedor, moa a mistura até formar um pó. Adicione o gengibre, o alho e a chalota, misturando até formar uma pasta. Se não tiver pilão, use um pequeno processador de alimentos ou liquidificador para fazer a pasta.

Aqueça o abacate em uma panela, em fogo médio-alto, até ferver. Adicione a pasta de temperos, mexa bem e cozinhe até liberar aroma, cerca de 2 minutos. Adicione o leite de coco e aqueça até voltar a ferver. Acrescente a carne e o pimentão, além do caldo de galinha. Aqueça até ferver e reduza o fogo para médio, tampando parcialmente e deixando refogar até que a carne esteja macia, cerca de 1 hora e 30 minutos.

Acrescente os brócolis e o molho de peixe, tampe novamente e deixe que os brócolis cozinhem até ficarem macios, cerca de 10 minutos.

Divida em 4 tigelas, cubra com as folhas de manjericão e sirva.

O curry fica melhor depois de descansar por um ou dois dias, então, guarde em um recipiente hermético na geladeira até que esteja pronto para servir, e consuma em até 5 ou 6 dias.

Informações nutricionais por porção: calorias 411; gordura 15g; gordura saturada 8g; colesterol 152mg; fibra 2g; proteína 55g; carboidrato 10g; sódio 1,713mg

Frango cozido com erva-doce e endívias

10D

Esta receita, com certeza, vai se tornar um coringa favorito. É deliciosa e incrivelmente fácil. A erva-doce é ótima para a pele, ossos e a digestão, e as endívias contêm muita fibra e podem ajudar a baixar o nível de açúcar no sangue. Os sabores são simples, mas perfeitos para dar água na boca.

Porções: 4   Tempo de preparo: 15 minutos   Tempo de cozimento: 30 minutos

- 8 coxinhas da asa ou coxas com pele e osso
- 1 colher de chá de sal marinho
- ½ colher de chá de pimenta-do-reino moída na hora

- 1 colher de chá de óleo de abacate
- ½ xícara de vinho branco
- ¾ de caldo de galinha
- 1 chalota grande, picada fina
- 2 bulbos de erva-doce aparados, cortados ao meio e picados finos (reserve as folhas para enfeitar)
- 4 cabeças de endívia, aparadas e cortadas em quatro, longitudinalmente
- 1 colher de chá de suco de limão
- 2 colheres de sopa de azeite de oliva extravirgem
- ¼ de xícara de salsinha picada fina

Tempere o frango com sal e pimenta. Em uma panela grande, aqueça o óleo de abacate em fogo médio-alto. Em duas porções, adicione o frango, com a pele para baixo, e cozinhe até ficar dourado por inteiro, por cerca de 5 minutos. Vire os pedaços e cozinhe o outro lado, por mais 3 minutos. Transfira o frango para um prato e tire o excesso de óleo da panela.

Coloque a panela novamente no fogão (ainda em fogo médio-alto), adicione o vinho e raspe todos os pedaços que tenham ficado no fundo da panela. Ferva o líquido até reduzi-lo pela metade (cerca de 3 minutos), e adicione o caldo de galinha, seguido do frango. Cubra o frango com a chalota picada, a erva-doce e a endívia. Aqueça até ferver, tampe e baixe o fogo para médio.

Continue a cozinhar, por 25 a 30 minutos, ou até que o frango esteja macio e com temperatura interna de 75°C. Destampe e transfira o frango e os vegetais para uma travessa. Adicione o suco de limão, o azeite de oliva e a salsinha ao restante do líquido na panela e misture bem. Despeje o molho sobre o frango e os vegetais e sirva imediatamente.

Guarde as sobras em um recipiente hermético na geladeira e consuma dentro de 3 a 4 dias.

Informações nutricionais por porção: calorias 426; gordura 23g; gordura saturada 5g; colesterol 95mg; fibra 20g; proteína 29g; carboidrato 27g; sódio 877mg

Tempeh assado no piri-piri com aspargos

10D

O sabor deste prato apimentado é incrível e confere um equilíbrio maravilhoso ao sabor terroso do tempeh e à leveza do aspargo. É uma escolha perfeita para a primavera, época de aspargos, e cheio de vitaminas e fibras.

Porções: 4   Tempo de preparo: 30 minutos   Tempo de cozimento: 35 minutos

- 2 colheres de sopa de azeite de oliva extravirgem
- 1 pimentão vermelho grande, sem sementes e sem as partes brancas, picado
- 1 cebola amarela pequena, picada
- 2 pimentas (podem ser serrana, jalapeño ou caiena), sem talos, sem sementes e picadas finas
- 2 dentes de alho grandes picados
- 1 colher de sopa de páprica
- 2 colheres de sopa de vinagre de maçã
- ¼ de xícara de água filtrada
- 1 colher de chá de sal marinho
- 2 maços de aspargos, sem as pontas
- 2 tabletes (250g) de tempeh orgânico e livre de transgênico cortados em 8 quadrados

Pré-aqueça o forno a 180°C.

Aqueça o azeite de oliva em uma frigideira grande em fogo médio até levantar fervura. Adicione o pimentão e a cebola, mexendo de vez em quando, e cozinhe até ficarem macios, de 4 a 5 minutos. Acrescente a pimenta, o alho e a páprica e continue cozinhando por mais 2 minutos. Tire a panela do fogo e deixe esfriar por 10 minutos, antes de transferir o conteúdo para um liquidificador. Adicione o vinagre, a água e o sal. Tampe o liquidificador e bata em velocidade alta até formar um purê.

Em uma assadeira de vidro, organize os aspargos em uma camada uniforme. Coloque o tempeh sobre os aspargos e cubra com o piri-piri.

Leve ao forno e asse durante 20 minutos. Tire do forno com cuidado e sirva imediatamente.

Informações nutricionais por porção: calorias 330; gordura 20g; gordura saturada 4g; colesterol 0mg; fibra 5g; proteína 24g; carboidrato 22g; sódio 545mg

Vieiras secas com couve-flor ao curry

10D

Um prato único e saboroso, simples de preparar, e que deixa suas mãos relativamente livres enquanto cozinha. Vieiras são quase proteína pura, então, este é um prato substancioso.

Porções: 4   Tempo de preparo: 15 minutos   Tempo de cozimento: 15 minutos

- 2 colheres de sopa de *ghee*
- 1 cabeça de couve-flor, cortada em árvores pequenas
- 1 colher de sopa de curry em pó
- 250ml de leite de coco integral e não adoçado
- 1 colher de chá de sal marinho
- ½kg de vieiras grandes, sem os músculos laterais
- ¼ de xícara de folhas de coentro picadas
- 1 limão cortado em 4 partes

Aqueça 1 colher de sopa de *ghee* em uma frigideira grande em fogo médio, até derreter. Adicione a couve-flor e refogue, mexendo de vez em quando, por 4 minutos. Adicione o curry em pó, o leite de coco e o sal e deixe ferver, até que a couve-flor esteja macia, de 3 a 4 minutos.

Enquanto isso, aqueça outra frigideira grande em fogo alto com o restante da *ghee*. Quando ela estiver quente, adicione as vieiras e cozinhe, durante 2 minutos, deixando que selem e fiquem douradas na parte de baixo. Vire as vieiras com cuidado e cozinho, por mais 1 minuto, então, transfira para uma travessa.

Quando a couve-flor estiver macia, divida-a em quatro pratos e cubra com as vieiras. Tempere cada prato com coentro e decore com uma fatia de limão.

Informações nutricionais por porção: calorias 368; gordura 18g; gordura saturada 13g; colesterol 103mg; fibra 3g; proteína 39g; carboidrato 13g; sódio 917mg

Tofu na frigideira com brócolis e pimentões

10D

Um prato saboroso e muito fácil que pode ir para a mesa em menos de 20 minutos. Você pode usar ½kg de frango ou carne no lugar do tofu, e outros vegetais, dependendo do que estiver disponível e na época.

Porções: 4   Tempo de preparo: 10 minutos   Tempo de cozimento: 15 minutos

- 2 colheres de chá de óleo de gergelim
- 1 pimentão vermelho grande, sem sementes, sem as partes brancas, cortado em tiras
- 2 cabeças de brócolis grandes cortadas em árvores pequenas
- pedaço de 1cm de gengibre fresco, descascado e picado
- ½kg de tofu firme não transgênico, drenado e esfarelado
- 2 colheres de sopa de tamari sem trigo
- 1 colher de sopa de vinagre de vinho de arroz
- ½ xícara de caldo de vegetais ou água filtrada
- 1 colher de sopa de araruta
- 2 colheres de sopa de água filtrada
- 1 colher de sopa de sementes de gergelim brancas
- ¼ de xícara de folhas de coentro picadas

Aqueça o óleo de gergelim em uma frigideira grande ou *wok* em fogo médio-alto até ferver. Adicione o pimentão e os brócolis, misturando bem, e cozinhe, mexendo de vez em quando, até ficar macio, de 3 a 4 minutos.

Acrescente o gengibre e cozinhe por 1 minuto. Então, coloque o tofu e mexa até misturar bem.

Adicione o tamari, o vinagre e o caldo, e aqueça até ferver. Enquanto o tofu cozinha, misture a araruta com a água e despeje a mistura na panela. Mexa bem e deixe cozinhar por mais 2 a 3 minutos, para que o líquido engrosse.

Divida o tofu em quatro tigelas e sirva imediatamente, enfeitando com as sementes de gergelim e o coentro. Este prato combina com o arroz de coco e couve-flor da página 369.

Informações nutricionais por porção: calorias 176; gordura 9g; gordura saturada 1g; colesterol 0mg; fibra 4g; proteína 14g; carboidrato 13g; sódio 382mg

Peito de frango marinado em ervas

10D

Esta é uma comida reconfortante clássica que a família inteira vai adorar, feito com ingredientes que você provavelmente sempre tem em casa. A cebola é um anti-inflamatório e impulsiona o sistema imunológico. Combinada com a proteína do frango, é um ótimo cura-tudo. O molho de peixe pode ser omitido ou substituído por molho de soja.

Porções: 4   Tempo de preparo: 20 minutos, mais tempo de descanso durante a noite   Tempo de cozimento: 20 minutos

- 1 cebola grande picada
- ½ xícara de salsinha picada
- ½ xícara de manjericão picado
- ¼ de xícara de hortelã picada
- 2 colheres de sopa de orégano fresco
- 4 dentes de alho grandes
- 2 colheres de sopa de molho de peixe

- raspas de 2 limões
- ¼ de xícara de azeite de oliva extravirgem
- ¼ de colher de chá de pimenta-caiena
- 4 peitos de frango sem osso, com pele

Coloque a cebola, as ervas, o alho, o molho de peixe, a pimenta, as raspas de limão e o azeite de oliva em um liquidificador. Bata em velocidade alta até misturar bem, por cerca de 45 segundos. Reserve ¼ de xícara da marinada e despeje o restante em uma tigela com os peitos de frango. Misture bem, até que o frango esteja revestido por inteiro, cubra a tigela com papel-alumínio ou filme de plástico e leve à geladeira para marinar por 6 a 8 horas, ou durante a noite.

Pré-aqueça o forno a 200°C.

Transfira o frango, com a pele para baixo, para uma assadeira. Leve ao forno e asse por 10 a 12 minutos, ou até ficar firme e cozido por inteiro. Deixe descansar por alguns minutos antes de tirá-lo do forno.

Fatie o frango contra a fibra, em pedaços de 1cm, e sirva, finalizando com a marinada que foi reservada.

Informações nutricionais por porção: calorias 324; gordura 20g; gordura saturada 4g; colesterol 82mg; fibra 1g; proteína 30g; carboidrato 5g; sódio 766mg

Salmão grelhado com manteiga de salsinha e nozes

10D

A manteiga de salsinha e nozes deste prato eleva o nível do salmão, que já é delicioso, e adiciona, ainda, mais ácidos graxos essenciais à sua refeição. Não tenha medo de todas as gorduras saudáveis deste prato — seu cérebro e seu corpo precisam delas! A manteiga também vai muito bem com torradas, vegetais, ovos, frango e outros tipos de peixe.

Porções: 4   Tempo de preparo: 20 minutos   Tempo de cozimento: 10-15 minutos

- 4 colheres de sopa de manteiga sem sal de vaca criada em pasto, em temperatura ambiente
- ⅓ de xícara de nozes torradas, finamente picadas
- 1 dente de alho picado
- ¼ de xícara de salsinha picada
- 1 colher de chá de sal marinho
- ¼ de xícara de azeite de oliva extravirgem
- 4 filés de salmão selvagem
- 1 pepino grande, fatiado fino
- 2 colheres de sopa de vinagre de vinho tinto
- 1 colher de sopa de cebolinha picada fina

Coloque a manteiga em uma tigela pequena e amasse com um garfo, até que ela fique homogênea e fácil de espalhar. Adicione as nozes, o alho e a salsinha, além de ½ colher de chá de sal.

Prepare uma bistequeira ou grelha de churrasqueira com 1 colher de sopa do azeite de oliva. Tempere o salmão com o restante do sal e coloque-o sobre a grelha quente. Cozinhe por 3 a 4 minutos e vire o salmão com cuidado, deixando grelhar por mais 3 a 4 minutos.

Enquanto o salmão cozinha, em uma tigela misture o pepino, o vinagre de vinho tinto, as 3 colheres de sopa de azeite de oliva restantes e a cebolinha. Mexa bem para incorporar.

Divida o pepino temperado em 4 pratos. Quando o salmão estiver pronto, coloque os filés e finalize com 1 colher de sopa da manteiga temperada, deixando que ela penetre no salmão. Sirva imediatamente.

Informações nutricionais por porção: calorias 486; gordura 44g; gordura saturada 16g; colesterol 100mg; fibra 1g; proteína 25g; carboidrato 4g; sódio 610mg

ACOMPANHAMENTOS E LANCHINHOS

Guacamole do Sudoeste

10D

A crocância das sementes de abóbora tostadas, o rico sabor do cominho e o sabor picante dos *tomatillos* fazem deste um acompanhamento único e incrivelmente saboroso para qualquer refeição. Além disso, você obtém proteína extra das sementes e gorduras saudáveis, então, é só vantagem!

Rendimento: 2 xícaras   Tempo de preparo: 20 minutos

- 2 abacates maduros
- 1 chalota grande, picada fina
- 2 colheres de chá de molho de pimenta
- ½ colher de chá de semente de cominho moída
- ½ colher de chá de sal marinho
- ¼ de xícara de folhas de coentro picadas finas
- 3 *tomatillos* picados
- 2 colheres de sopa de sementes de abóbora tostadas

Corte os abacates na metade, tire e descarte os caroços. Passe a faca nas polpas formando quadradinhos. Tire o recheio cortado da casca com uma colher de sopa e deposite-o em uma tigela média. Adicione a chalota, o molho de pimenta, o cominho e o sal. Use um garfo para amassar o abacate com os temperos. Deixe pedaços ou continue amassando até que o abacate esteja uniforme.

Misture gentilmente o coentro, os *tomatillos* e as sementes de abóbora. Sirva imediatamente, com legumes fatiados, em uma salada ou como parte de um taco.

Informações nutricionais por porção (2 colheres de sopa): calorias 241; gordura 22g; gordura saturada 5g; colesterol 0mg; fibra 8g; proteína 3g; carboidrato 12g; sódio 306mg

ARROZ DE COCO E COUVE-FLOR

10D

Muito saboroso e incrivelmente satisfatório sem um grama de culpa — ou grão! Feito com couve-flor e leite de coco saborizado com pistaches crocantes e coco tostado, esta alternativa cremosa ao arroz pode ser frita ou servida como acompanhamento para legumes grelhados, frango ou peixe.

Porções: 4   Tempo de preparo: 10 minutos   Tempo de cozimento: 15 minutos

- 1 cabeça de couve-flor, cortada em árvores pequenas
- 200ml de leite de coco integral, sem adoçar
- 2 vagens de cardamomo
- ½ colher de chá de sal marinho
- ¼ de xícara de pistaches picados
- 2 colheres de sopa de coco ralado tostado

Coloque metade da couve-flor em um processador e pulse para cortá-la em pedaços pequenos, de 11 a 12 pulsos. Transfira a couve-flor processada para uma panela. Processe o restante da couve-flor e adicione ao que já está na panela.

Adicione o leite de coco, o cardamomo e o sal à panela e tampe. Cozinhe a mistura em fogo médio até que o leite seja absorvido, de 8 a 10 minutos.

Retire a tampa e adicione os pistaches e o coco antes de servir.

Guarde em um recipiente hermético na geladeira por 3 a 4 dias.

Informações nutricionais por porção (½ xícara): calorias 274; gordura 24g; gordura saturada 20g; colesterol 0mg; fibra 7g; proteína 5g; carboidrato 14g; sódio 302mg

Patê de fígado de frango

10D

Miúdos são incríveis. Seu valor nutricional é surpreendente, e quando preparados corretamente, seu sabor impressiona. Este patê elegante é delicioso com torradas, vegetais ou queijo, e também é ótimo sozinho. Um ótimo alimento para os pequenos (ajustado para seu paladar conforme o necessário)!

Rendimento: 2 xícaras   Tempo de preparo: 10 minutos   Tempo de cozimento: 20 minutos

- 2 colheres de chá de *ghee*
- 1 cebola grande fatiada fina
- 2 a 3 dentes de alho, fatiados finos
- ½kg de fígado de frango
- ½ xícara de vinho tinto
- 250g de manteiga sem sal de vaca criada em pasto, em temperatura ambiente
- 1 colher de chá de sal marinho
- 1 ramo grande de alecrim, sem o caule, e as folhas picadas finas

Aqueça uma frigideira grande em fogo médio-alto. Adicione 1 colher de sopa de *ghee*, e quando ferver, coloque a cebola. Cozinhe até que as tiras fiquem translúcidas e levemente douradas, mexendo com frequência, de 8 a 10 minutos. Nos últimos 2 minutos de cozimento, adicione o alho, e cozinhe até soltar aroma, cerca de 30 segundos. Transfira para uma travessa e retorne a panela ao fogo.

Derreta o restante da *ghee* na panela em fogo médio-alto e adicione os fígados com cuidado. Cozinhe-os durante 2 a 3 minutos, então, vire-os e cozinhe-os por mais 1 a 2 minutos. Prefiro deixar os fígados levemente malpassados para que misturem melhor. Transfira-os para a travessa com as cebolas.

Retorne a panela ao fogo, adicione o vinho tinto e aqueça em fogo médio-alto. Use uma colher de pau para raspar os pedaços que tenham ficado no fundo da panela enquanto reduz o vinho à metade. Retire do fogo e deixe esfriar.

Coloque os fígados, as cebolas e o vinho reduzido em um processador, e bata até ficar homogêneo. Use uma espátula de borracha para raspar os lados. Depois que a mistura estiver homogênea e com o processador ligado, coloque a manteiga a colheradas, permitindo que se incorpore completamente, antes de adicionar mais. Continue até que toda a manteiga esteja incorporada. Adicione o sal e o alecrim, transfira para uma travessa e sirva com suas torradas favoritas sem glúten.

Guarde o que sobrar em um recipiente hermético na geladeira durante até 4 dias. Você pode, também, separar em pequenas porções e congelar por até 3 meses.

Informações nutricionais por porção (2 colheres de sopa): calorias 231; gordura 20g; gordura saturada 12g; colesterol 259mg; fibra 0,3g; proteína 10g; carboidrato 2g; sódio 295mg

TOMATES ASSADOS

10D

Estes tomates são a perfeição em uma assadeira — ótimos sozinhos, como acompanhamento, com molhos, em saladas, batidos para incorporar molhos ou em qualquer coisa que você possa pensar (pizza, macarrão, sopa, salteados). Você pode assá-los no verão e congelá-los para usar em receitas por o ano todo, quando não é mais estação de tomates. Ficam deliciosos com peixe assado, frango grelhado ou vegetais salteados.

Rendimento: 20 a 24 metades   Tempo de preparo: 5 minutos   Tempo de cozimento: 3 horas

- 1kg de tomates italianos cortados na metade
- 2 colheres de sopa de azeite de oliva extravirgem
- 1 colher de sopa de tomilho seco
- 2 colheres de chá de orégano seco
- 1 colher de chá de manjericão seco
- 1 colher de chá de sal marinho
- ½ colher de chá de pimenta-do-reino moída na hora

Pré-aqueça o forno a 180°C.

Misture os tomates gentilmente com os demais ingredientes em uma tigela grande.

Coloque os tomates com a pele para baixo, em uma camada única, em uma assadeira. Asse durante 3 horas. Tire os tomates do forno com cuidado e deixe-os esfriar complemente.

Conserve os tomates na geladeira em um recipiente hermético por até 4 dias.

Informações nutricionais por porção (5 metades de tomate): calorias 403; gordura 30g; gordura saturada 4g; colesterol 0mg; fibra 11g; proteína 8g; carboidrato 35g; sódio 44mg

Falafel de espinafre

Todo mundo ama falafel. Esta versão tem ainda mais proteína que o normal graças às sementes de chia, e é cozida em gorduras saturadas saudáveis que ficam estáveis em altas temperaturas, ao contrário dos óleos vegetais comuns. Também são ótima maneira de fazer as crianças comerem mais vegetais (e adultos também).

Rendimento: 1 dúzia de falafels   Tempo de preparo: 10 minutos, mais tempo de descanso durante a noite   Tempo de cozimento: 15 minutos

- 1 xícara de grão-de-bico seco
- 4 xícaras de água filtrada

- 1 colher de sopa de vinagre de maçã
- 2 xícaras de espinafre picado
- 1 cebola pequena picada
- 2 dentes de alho picados
- 2 colheres de sopa de sementes de chia moídas na hora
- 1 colher de chá de sal marinho
- 1 colher de chá de fermento
- ¼ de xícara de *ghee* ou óleo de coco
- 1 limão cortado em fatias

Deixe o grão-de-bico de molho na água e no vinagre de maçã em temperatura ambiente por 8 a 12 horas. Então, escorra e enxágue bem.

Coloque o grão-de-bico em um processador e pulse, usando uma espátula de borracha para raspar as laterais, até que esteja do tamanho de grãos de arroz. Eles devem grudar quando você espremê-los entre os dedos.

Adicione o espinafre, a cebola, o alho, a chia moída, o sal e o fermento no processador, e pulse até incorporar bem. Quando estiver bem misturado, molde a mistura em 12 discos (5cm cada). Aperte bem os discos para que não desmanchem enquanto cozinham.

Aqueça 2 colheres de sopa de *ghee* em uma frigideira grande em fogo médio-alto. Quando a gordura estiver fervendo, coloque seis discos de falafel, sem encher demais a frigideira. Frite cada lado até dourar, de 2 a 3 minutos por lado. Retire quando estiverem fritos e transfira para o papel-toalha. Aqueça as 2 colheres de sopa restantes de *ghee* e frite os demais discos de falafel.

Sirva com um pouco de limão espremido.

Guarde o que sobrar em um recipiente hermético, na geladeira, por 3 a 4 dias, ou, no congelador, por até 4 semanas.

Informações nutricionais por porção (3 discos de falafel): calorias 323; gordura 17g; gordura saturada 8g; colesterol 33mg; fibra 11g; proteína 16g; carboidrato 35g; sódio 494mg

Molho de batata-doce

O *homus* é um alimento básico para toda a família, e esta versão eleva o nível do clássico. A batata-doce adiciona vitaminas e minerais extras, incluindo a vitamina B, que dá energia, além de um sabor incrível. Combina perfeitamente com os grãos-de-bico, ricos em proteína. Você vai querer ter sempre à mão. É uma delícia ver que todos que comerem o molho ficarão loucos por ele!

Rendimento: 2 xícaras   Tempo de preparo: 5 minutos   Tempo de cozimento: 15 minutos

- 1 batata-doce grande, descascada e cortada em pedaços
- 1 colher de sopa de azeite de oliva extravirgem
- 1 cebola pequena, fatiada fina
- 1 dente de alho picado
- 500g de grão-de-bico enxaguado e escorrido
- ¼ de xícara de tahine
- 1 colher de sopa de suco de limão
- 2 colheres de chá de pimenta em pó
- 1 colher de chá de sal marinho

Coloque a batata-doce em uma frigideira e adicione 1 xícara de água filtrada. Tampe e cozinhe em fogo alto por cerca de 10 minutos, ou até que a batata-doce fique macia. Destampe, escorra e deixe os pedaços de batata-doce esfriarem completamente.

Enquanto isso, aqueça uma frigideira em fogo médio-alto. Adicione o azeite de oliva e, ao ferver, as cebolas. Refogue, mexendo de vez em quando, até que as fatias de cebola fiquem macias e translúcidas, de 5 a 6 minutos. Adicione o alho e refogue, até soltar aroma, cerca de 1 minuto. Tire a frigideira do fogo e deixe esfriar.

Em um processador, coloque a batata-doce, a cebola e o grão-de-bico. Pulse a mistura até começar a virar um purê, de 6 a 7 pulsos. Raspe as laterais com uma espátula de borracha e adicione os ingredientes restantes.

Processe até que o molho fique homogêneo e cremoso, cerca de 1 minuto. Sirva imediatamente ou transfira o molho para um recipiente hermético e guarde na geladeira por até 4 dias.

Informações nutricionais por porção (2 colheres de sopa): calorias 278; gordura 9g; gordura saturada 1g; colesterol 0mg; fibra 11g; proteína 12g; carboidrato 39g; sódio 30mg

Cogumelos assados com ervas

10D

Geralmente pensamos em cogumelos pesados e recheados com queijo. Estes são muito mais leves, embora ainda sejam um delicioso acompanhamento para qualquer refeição. Além disso, são cheios de sabor e muito nutritivos. Boa sorte para não comer tudo antes mesmo de colocar os cogumelos nos pratos!

Porções: 4   Tempo de preparo: 10 minutos   Tempo de cozimento: 30 minutos

- 500g de cogumelos paris
- 3 colheres de sopa de azeite de oliva extravirgem
- 2 dentes de alho grandes, picados
- 1 ramo grande de alecrim, sem o caule, picado
- ¼ de xícara de salsinha picada
- 2 ramos de tomilho, sem o caule, picado
- 2 colheres de chá de sal marinho
- ½ colher de chá de pimenta-do-reino moída na hora

Pré-aqueça o forno a 180°C.

Use uma toalha para limpar qualquer sujeira dos cogumelos, coloque-os em uma tigela grande. Adicione os demais ingredientes e mexa, até misturar bem.

Espalhe os cogumelos em uma forma e leve ao forno. Asse os cogumelos até ficarem macios e levemente dourados, de 25 a 30 minutos. Retire os cogumelos do forno com cuidado e sirva imediatamente. O que sobrar pode ser armazenado em um recipiente hermético na geladeira por até 3 dias.

Informações nutricionais por porção (1 xícara de cogumelos cozidos): calorias 61; gordura 5g; gordura saturada 1g; colesterol 0mg; fibra 0,6g; proteína 2g; carboidrato 3g; sódio 4mg

SOBREMESAS

FATIAS DE MAÇÃ QUENTES TEMPERADAS

Deliciosa e saudável? Esta sobremesa incrível alcança o impossível. Tem uma apresentação incrível e você pode trocar as maçãs por qualquer fruta, dependendo da época.

Porções: 4   Tempo de preparo: 5 minutos   Tempo de cozimento: 12 minutos

- 2 maçãs grandes e crocantes (de preferência fuji)
- 2 colheres de sopa de *ghee* ou óleo de coco
- ¼ de colher de chá de canela em pó
- 1 pitada de cravo em pó
- opcional: 1 colher de sopa de xarope de bordo
- 2 colheres de sopa de creme de coco
- 3 colheres de sopa de avelãs picadas
- 1 colher de sopa de flocos de coco tostados

Descasque as maçãs, corte-as ao meio, remova as sementes e corte em fatias de 0,5cm. Derreta a *ghee* em uma frigideira grande, em fogo médio. Adicione as maçãs e cozinhe-as por 3 a 4 minutos, mexendo de vez em quando para que não queimem.

Acrescente a canela e o cravo e cozinhe durante 1 minuto. Então, coloque o xarope de bordo (opcional) e o creme de coco. Deixe que o líquido ferva e engrosse, por 2 a 4 minutos. Acrescenta as avelãs e os flocos de coco e sirva imediatamente.

Informações nutricionais por porção (com xarope de bordo): calorias 171; gordura 11g; gordura saturada 6g; colesterol 16mg; fibra 3g; proteína 1g; carboidrato 20g; sódio 3mg; açúcar 15g

Sorvete cremoso de mirtilos

Quem não ama sorvete? Esta delícia cremosa é cheia de antioxidantes, e o óleo de coco é um combustível nutritivo incrível que ajuda a baixar o colesterol. É a sobremesa perfeita para adultos e crianças.

Porções: 4   Tempo de preparo: 5 minutos, mais tempo de refrigeração

- 4 xícaras de mirtilos congelados
- ½ xícara de leite de coco integral
- ¼ de xícara de óleo de coco
- 2 colheres de sopa de manjericão picado
- opcional: 1 colher de sopa de mel
- raspas de 1 limão
- ½ colher de chá de extrato de baunilha puro, sem álcool e sem glúten
- 4 colheres de sopa de pólen de abelha, para enfeitar

É melhor fazer esta receita em 2 porções. Coloque metade dos mirtilos, do leite de coco, do óleo, do manjericão, do mel (opcional), das raspas de limão e da baunilha em um liquidificador e ligue na velocidade alta, empurrando os mirtilos para o fundo de vez em quando. Bata até que a mistura fique homogênea, grossa e cremosa, cerca de 1 minuto. Transfira a mistura para uma tigela grande e coloque no congelador. Repita o processo com a outra metade dos ingredientes (exceto o pólen) e misture à primeira massa. Deixe a primeira massa no congelador apenas enquanto estiver fazendo a segunda.

Divida o sorvete em quatro porções. Enfeite cada uma delas com 1 colher de sopa de pólen de abelha. Sirva imediatamente. É melhor comer este sorvete na hora. Muito tempo no congelador vai deixá-lo aguado.

Informações nutricionais por porção: calorias 260; gordura 16g; gordura saturada 13g; colesterol 0mg; fibra 6g; proteína 3g; carboidrato 30g; sódio 2mg; açúcar 21g

Trufas de manteiga de amêndoas

Depois de experimentar estas trufas você vai querer tê-las sempre à mão. Você pode experimentar misturar castanhas moídas ou nibs de cacau. O cacau tem quatro vezes mais antioxidantes do que o chocolate amargo normal, e muitos outros nutrientes, o que faz destas trufas um doce para comer sem culpa.

Rendimento: 24 cookies   Tempo de preparo: 15 minutos, mais tempo de esfriar

- 3 tâmaras macias, sem caroço
- 3 colheres de sopa de manteiga sem sal de vaca criada em pasto
- ½ xícara de manteiga cremosa, sem sal, de amêndoas
- 3 colheres de sopa de óleo de coco
- ¾ de xícara de coco ralado
- 2 colheres de sopa de cacau em pó
- ½ colher de chá de extrato de baunilha puro sem glúten e sem álcool
- ⅛ de colher de chá de sal marinho

Coloque as tâmaras em um processador e pulse de 8 a 10 vezes para picá-las grosseiramente. Adicione a manteiga, a manteiga de amêndoas e o óleo de coco, e processe a mistura até ficar homogênea e cremosa. Acrescente o coco ralado, o cacau em pó, a baunilha e o sal, e pulse até misturar bem.

Forre uma assadeira com papel-manteiga.

Coloque porções de ½ colher de sopa na assadeira. Leve a assadeira à geladeira ou ao congelador durante 20 minutos, para que as trufas endureçam.

Guarde o que sobrar em um recipiente hermético na geladeira por até 3 a 4 dias ou no congelador por até 1 mês.

Informações nutricionais por porção (1 trufa): calorias 482; gordura 43g; gordura saturada 22g; colesterol 23mg; fibra 9g; proteína 9g; carboidrato 27g; sódio 62mg; açúcar 15g

Brownie molhadinho de alfarroba

Uma sobremesa sem açúcar refinado e sem glúten que promete deixar qualquer um maravilhado! Você nem vai sentir falta do açúcar e do chocolate. A alfarroba ajuda na digestão e o xarope de bordo fornece os minerais necessários, ao mesmo tempo em que impulsiona o sistema imunológico e a saúde do coração.

Rendimento: 8 brownies   Tempo de preparo: 10 minutos   Tempo de cozimento: 30 a 35 minutos, mais tempo para esfriar

- ½ xícara mais 2 colheres de sopa de manteiga sem sal de vaca criada em pasto
- ½ xícara de farinha de coco
- ½ xícara de alfarroba em pó
- 3 ovos em temperatura ambiente
- ¼ de xícara de xarope de bordo
- 1 colher de chá de extrato de baunilha puro sem álcool e sem glúten

Pré-aqueça o forno a 180°C. Unte uma assadeira de vidro com 2 colheres de sopa de manteiga.

Em uma tigela média, misture a farinha de coco e a alfarroba em pó. Adicione o restante de manteiga e os ovos, o xarope de bordo e o extrato de baunilha, e misture bem.

Coloque a mistura na assadeira e asse por 30 a 35 minutos ou até que um palito de dente inserido no centro da assadeira saia limpo.

Deixe esfriar por 30 minutos antes de cortar os brownies ou tirá-los da assadeira.

Você pode guardar o que sobrar em um recipiente hermético em temperatura ambiente ou na geladeira por até 7 dias.

Informações nutricionais por porção (1 brownie): calorias 360; gordura 27g; gordura saturada 16g; colesterol 184mg; fibra 2g; proteína 5g; carboidrato 25g; sódio 215mg; açúcar 18g

Picolé de framboesa com limão

A gelatina em pó adiciona proteína a essa sobremesa congelada. Os picolés são ótimo combustível para recuperação pós-treino, e um jeito delicioso e fácil de fornecer nutrientes importantes a crianças ativas. Você vai precisar de forminhas de picolé.

Rendimento: 4 a 6 picolés   Tempo de preparo: 15 minutos, mais tempo de congelador

- 2¼ de xícaras de leite de coco integral
- 2½ colheres de chá de gelatina em pó sem sabor
- ¼ de xícara de xarope de bordo
- raspas de 1 limão
- ½ colher de chá de cardamomo em pó
- 1 colher de chá de extrato de baunilha puro sem álcool e sem glúten
- ⅛ de colher de chá de sal marinho
- ½ xícara de framboesas frescas ou congeladas

Coloque ¼ de xícara de leite de coco em uma tigela média à prova de calor. Polvilhe a gelatina e reserve por 5 minutos.

Aqueça as 2 xícaras restantes de leite de coco com o xarope de bordo, as raspas de limão, o cardamomo, a baunilha e o sal em uma frigideira, em fogo médio-alto por 5 minutos. Adicione a gelatina hidratada à frigideira e continue mexendo até que esteja completamente dissolvida.

Deixe que a misture esfrie durante 15 a 20 minutos. Coloque de 3 a 4 framboesas em cada forminha de picolé e encha com o líquido. Coloque os picolés no freezer e deixe por no mínimo 4 horas.

Informações nutricionais por porção (1 picolé): calorias 130; gordura 6g; gordura saturada 6g; colesterol 0mg; fibra 1g; proteína 3g; carboidrato 16g; sódio 69mg; açúcar 12g

Cookies de manteiga de caju sem farinha

Você nunca mais vai precisar pensar no que fazer quando precisar de algo sem glúten para agradar um grupo de pessoas. Esses *cookies* têm uma textura fantástica, e a proteína da manteiga de caju oferece uma saciedade incrível — é um lanche perfeito para qualquer hora do dia.

Rendimento: 12 cookies   Tempo de preparo: 10 minutos   Tempo de cozimento: 8 a 10 minutos

- 1 xícara de manteiga de caju ou amêndoa
- 2 colheres de sopa de açúcar de coco ou xarope de bordo
- 1 ovo grande
- 1 colher de chá de extrato de baunilha puro sem álcool e sem glúten
- 1 colher de chá de fermento
- 1 colher de chá de canela em pó
- ½ colher de chá de gengibre em pó
- ½ colher de chá de noz-moscada em pó
- ½ colher de chá de sal marinho

Pré-aqueça o forno a 180°C. Forre uma assadeira com papel-manteiga.

Em uma tigela, misture a manteiga de caju e o açúcar de coco. Bata com o ovo e o extrato de baunilha, e mexa bem. Em uma tigela separada, junte o fermento, a canela, o gengibre, a noz-moscada e o sal. Adicione à mistura de manteiga e misture bem.

Faça 12 bolinhas uniformes e coloque-as na assadeira. Usando a parte de trás de um garfo, achate levemente as bolinhas, fazendo marcas cruzadas.

Leve a assadeira ao forno e asse durante 8 a 10 minutos. Retire do forno e transfira os *cookies* para uma superfície fria, para que esfriem.

Quando estiverem frios, os *cookies* podem ser guardados em um recipiente hermético por até 3 a 4 dias.

Informações nutricionais por porção (1 cookie): calorias 296; gordura 22g; gordura saturada 5g; colesterol 47mg; fibra 1g; proteína 9g; carboidrato 19g; sódio 513mg; açúcar 8g

COBERTURA DE BISCOITO DE CHOCOLATE

Pode ser uma cobertura, mas não significa que precisa ser servida sobre um bolo. É perfeito para servir com fatias de maçã ou congelar em bolinhas... ou comer de colher. A gordura saturada saudável da manteiga mantém o corpo e o cérebro saciados e abastecidos para qualquer atividade.

Rendimento: 8 porções   Tempo de preparo: 5 minutos

- 1 tablete de manteiga sem sal de vaca criada em pasto, em temperatura ambiente
- 2 colheres de sopa de nibs de cacau
- ½ colher de chá de canela em pó
- 1 colher de chá de extrato de baunilha puro sem álcool e sem glúten
- opcional: 1 colher de sopa de xarope de bordo

Coloque a manteiga em uma tigela média, e usando as costas de uma colher ou uma espátula de borracha amasse-a, até ficar macia e espalhável. Adicione os demais ingredientes e misture até incorporar bem.

Espalhe 1 colher de sopa sobre fatias maduras de pera ou maçã, ou congele em bolinhas de 1 colher de sopa.

Informações nutricionais por porção (1 colher de sopa): calorias 208; gordura 24g; gordura saturada 16g; colesterol 60mg; fibra 0g; proteína 0g; carboidrato 2g; sódio 0mg; açúcar 2g

Agradecimentos

Este livro foi cultivado no rico solo da experiência e da colaboração, do trabalho de cientistas e clínicos que lançaram as bases para a compreensão atual do modo como nossos corpos interagem com os alimentos que ingerimos. Mas não poderia ter sido escrito sem a ajuda e o apoio de tantas pessoas que me inspiraram, guiaram e ajudaram ao longo do caminho.

Primeiro, preciso agradecer a meus pacientes, meus maiores professores. Com sua confiança e boa vontade, fui capaz de aprender tanto sobre como usar o alimento como remédio.

Minhas visões não se baseiam apenas na ciência acadêmica da nutrição, mas também em minhas observações de pessoas reais, ao longo de décadas, conforme elas faziam mudanças em suas dietas. E, é claro, no trabalho cuidadoso, incansável, e às vezes tedioso, de cientistas e pesquisadores que me apontaram a direção certa.

E àqueles que me ensinaram e inspiraram, incluindo Jeffrey Bland, David Ludwig, Robert Lustig, Michael Pollan, Mark Bittman, Michael Moss, Andrew Weil, Chris Kresser, Marc David e tantos outros.

Minhas equipes no The UltraWellness Center e no Cleveland Clinic Center for Functional Medicine trabalham muito, todos os dias, para oferecer a nossos pacientes e comunidades uma cura inovadora usando o alimento como principal remédio. Vocês são agentes cruciais na transformação da medicina, e eu não poderia fazer o que faço sem vocês. Obrigado. Um agradecimento especial a Liz Boham, Todd LePine e Kathie Swift, por duas décadas trabalhando juntos e oferecendo apoio mútuo. E, Kathie, obrigado por me apresentar ao mundo da medicina funcional e a um novo modo de pensar a nutrição.

Não sou capaz de expressar gratidão suficiente por Toby Cosgrove, CEO da Cleveland Clinic, pelo que ele fez pelo progresso da medicina funcional ao desenvolver um programa de medicina funcional na Cleveland Clinic. Esse programa hoje é liderado por Tawny Jones, Patrick Hanaway, Michele Beidelschies, Elizabeth Bradley e Mary Curran. Vocês todos são maravilhosos. E sou profundamente grato a todos os prestadores de cuidados de saúde de lá por trabalharem para fazer da medicina funcional a medicina padrão.

Há tantas outras pessoas sem as quais este livro jamais teria sido possível. Bill Tonelli me ajudou a traduzir minha visão para a realidade. Anahad O'Connor reuniu e me ajudou a traduzir a ciência por trás do livro. Kaya Purohit, como sempre, apresentou surpreendentes visões da relação entre o alimento, o ambiente e nossa saúde. Dhru Purohit é a cola que mantém tudo isso junto e faz as coisas acontecerem. Gratidão além das palavras. Chef Frank Giglio traduz minha visão de alimentação saudável em receitas surpreendentes e deliciosas. Audria Brumberg foi ótima ao me ajudar com o *design* da capa original.

É claro que eu jamais seria capaz de comunicar a mensagem da cura sem minha equipe de editores da Little, Brown — especialmente Tracy Behar, que acreditou em mim há quase 20 anos. E Richard Pine, meu agente, que guia e apoia meu trabalho também há quase duas décadas. Sem ele, eu não teria sido capaz de realizar meus sonhos. Obrigado, Ian Straus, por me ajudar com o manuscrito.

Sem Anne McLaughlin, que sempre diz sim, eu não teria sido capaz de manter todos os pedacinhos da minha vida. Você é a melhor do mundo. Há muitas pessoas a agradecer, mas algumas merecem menção especial pela disponibilidade: Denise Curtin, Tammy Boyd e Dianna Galia.

O apoio da minha família me permite fazer meu trabalho e me expressar plenamente. Obrigado. E, Mia, minha esposa extraordinária, obrigado por sempre acreditar em mim e por ser o terreno sólido sobre o qual me mantenho.

Notas

Parte I

1. Ravnskov, U.; DiNicolantonio, J.J.; Harcombe, Z.; Kummerow, F.A.; Okuyama, H.,; Worm, N. "The questionable benefits of exchanging saturated fat with polyunsaturated fat". *Mayo Clin Proc*. Abril de 2014; 89(4):451–53.
2. Lesser, L.I.; Ebbeling, C.B.; Goozner, M.; Wypij, D.; Ludwig, D.S. "Relationship between funding source and conclusion among nutrition-related scientific articles". *PLoS Med*. Janeiro de 2007; 4(1):e5.
3. Resumo executivo. "Dietary Guidelines for Americans, 2015–2020, 8a ed." *Office of Disease Prevention and Health Promotion*. Disponível em: https://health.gov/dietaryguidelines/2015/guidelines/executive-summary/.
4. "Chronic diseases: the leading cause of death and disability in the United States". *Centros de Controle e Prevenção de Doenças*. Disponível em: https://www.cdc.gov/chronicdisease/overview/. Atualizado em 28 de junho de 2017.
5. Gabinete do Secretário-Assistente de Planejamento e Avaliação. Departamento de Saúde e Serviços Humanos dos Estados Unidos. *Effects of health care spending on the U.S. economy*. Disponível em: https://aspe.hhs.gov/basic-report/effects-health-care-spending-us-economy. 22 de fevereiro de 2005.
6. Basch C.E. "Healthier students are better learners: a missing link in school reforms to close the achievement gap". *J Sch Health*. Outubro de 2011; 81(10):593–98.
7. "Too fat to fight". *Council for a Strong America*. Disponível em: https://www.strongnation.org/articles/23-too-fat-to-fight. 10 de abril de 2010.

8. "Hidden cost of industrial agriculture". *Union of Concerned Scientists*. Disponível em: http://www.ucsusa.org/food_and_agriculture/our-failing-food-system/industrial-agriculture/hidden-costs-of-industrial.html#.WSIrTDOZNPM.
9. Gilbert, N. "One third of our greenhouse gas emissions come from agriculture". *Nature*. Disponível em: http://www.nature.com/news/one-third-of-our-greenhouse-gas-emissions-come-from-agriculture-1.11708. Outubro de 2012.
10. Lawrence, F. "Omega-3, junk food and the link between violence and what we eat". *The Guardian*. 17 de outubro de 2006. Disponível em: https://www.theguardian.com/politics/2006/oct/17/prisonsandprobation.ukcrime.
11. Nestle, M. "Food marketing and childhood obesity — a matter of policy". *N Engl J Med*. 15 de junho de 2006;354(24):2527-29.
12. Kessler, D.A. "Toward more comprehensive food labeling". *N Engl J Med*. 17 de julho de 2014;371(3):193-95.
13. Siegel, K.R.; McKeever Bullard, K; Imperatore, G et al. "Association of higher consumption of foods derived from subsidized commodities with adverse cardiometabolic risk among US adults". *JAMA Intern Med*. 2016;176(8):1124-32.
14. Siegel, K.R.; McKeever Bullard, K.; Imperatore, G. et al. "Association of higher consumption of foods derived from subsidized commodities with adverse cardiometabolic risk among US adults". *JAMA Intern Med*. 2016;176(8):1124-32.
15. Brownell, K.D.; Ludwig D.S. "The Supplemental Nutrition Assistance Program, soda, and USDA policy: who benefits?". *JAMA*. 2011; 306(12):1370-71.
16. Teicholz, N. "The scientific report guiding the US dietary guidelines: is it scientific?". *BMJ*. 2015;351:h4962.
17. Finkelstein, E.A.; Zhen, C.; Nonnemaker, J.; Todd, J.E. "Impact of targeted beverage taxes on higher- and lower-income households". *Arch Intern Med*. 2010;170(22): 2028-34.
18. Nestle, M. "New study: Big Food's ties to registered dietitians". *Food Politics*. Disponível em: http://www.foodpolitics.com/2013/01/new-study-big-foods-ties-to-registered-dietitians/. 22 de janeiro de 2013.
19. *The Daniel Plan*. http://www.danielplan.com/.
20. Rapaport, L. "Antibiotics in animal feed may endanger kids, doctors warn". *Scientific American*. Disponível em: https://www.scientificamerican.com/article/antibiotics-in-animal-feed-may-endanger-kids-doctors-warn/. 16 de novembro de 2015.

21. Schillinger, D.; Jacobson, M.F. "Science and public health on trial: warning notices on advertisements for sugary drinks". *JAMA*. 2016;316(15):1545–46.
22. Gilbert, N. "One-third of our greenhouse gas emissions come from agriculture". *Nature*. Disponível em: https://www.nature.com/news/one-third-of-our-greenhouse-gas-emissions-come-from-agriculture-1.11708. 31 de outubro de 2012.
23. Ludwig, D.S.; Majzoub, J.A.; Al-Zahrani, A.; Dallal, G.E.; Blanco, I.; Roberts, S.B. "High glycemic index foods, overeating, and obesity". *Pediatrics*. Março de 1999;103(3):E26.
24. Millen, B.E.; Abrams, S.; Adams-Campbell, L. et al. "The 2015 Dietary Guidelines Advisory Committee Scientific Report: development and major conclusions". *Adv Nutr*. Maio de 2016 16;7(3):438–44.
25. Tobias, D.K.; Chen, M.; Manson, J.E.; Ludwig, D.S.; Willett, W.; Hu, F.B. "Effect of low-fat diet interventions versus other diet interventions on long-term weight change in adults: a systematic review and meta-analysis". *Lancet Diabetes Endocrinol*. Dezembro de 2015;3(12):968–79.
26. Ebbeling, C.B.; Swain, J.F.; Feldman, H.A. et al. "Effects of dietary composition on energy expenditure during weight-loss maintenance". *JAMA*. 27 de junho de 2012;307(24):2627–34.
27. Ludwig, D.S.; Willett, W.C. "Three daily servings of reduced-fat milk: an evidence based recommendation?". *JAMA Pediatr*. Setembro de 2013;167(9):788–89.
28. Chowdhury, R.; Warnakula, S.; Kunutsor, S. et al. "Association of dietary, circulating, and supplement fatty acids with coronary risk: a systematic review and meta-analysis". *Ann Intern Med*. Março de 2014 18;160(6):398–406. doi: 10.7326/M13-1788. Revisão.
29. Ramsden, C.E.; Zamora, D.; Leelarthaepin, B. et al. "Use of dietary linoleic acid for secondary prevention of coronary heart disease and death: evaluation of recovered data from the Sydney Diet Heart Study and updated meta-analysis". *BMJ*. 4 de fevereiro de 2013;346:e8707.

Parte II

Carne

1. Chowdhury, R.; Warnakula, S.; Kunutsor, S. et al. "Association of dietary, circulating, and supplement fatty acids with coronary risk: a systematic review and meta-analysis". *Ann Intern Med*. 18 de março de 2014;160(6):398–406.

2. van Vliet, S.; Burd, N.A.; van Loon, L.J. "The skeletal muscle anabolic response to plant versus animal-based protein consumption". *J Nutr*. Setembro de 2015;145(9):1981-91.
3. Whalen, K.A.; Judd, S.; McCullough, M.L.; Flanders, W.D.; Hartman, T.J.; Bostick, R.M.; "Paleolithic and Mediterranean diet pattern scores are inversely associated with all-cause and cause-specific mortality in adults". *J Nutr*. 8 de fevereiro de 2017.
4. Scheu, A.; Powell, A.; Bollongino, R. et al. "The genetic prehistory of domesticated cattle from their origin to the spread across Europe". *BMC Genet*. 28 de março de 2015; 16:54.
5. Cordain, L.; Eaton, S.B.; Miller, J.B. et al. "The paradoxical nature of hunter-gatherer diets: meat-based, yet non-atherogenic". *Eur J Clin Nutr*. Março de 2002;56 Supl 1:S42-S52.
6. Newport, F. "In U.S., 5 percent consider themselves vegetarians". Gallup. 26 de julho de 2012.
7. Leu, C. "Know your meat — and bugs: introducing the periodic table of protein". *Wired*. Disponível em: https://www.wired.com/2016/07/sustainable-proteins/#slide-1. Julho de 2016.
8. Nelson, G.C. *Genetically Modified Organisms in Agriculture: Economics and Politics*. 1ª ed. San Diego, Califórnia: Academic Press; 2001.
9. Hayes, K.C. "Saturated fats and blood lipids: new slant on an old story". *Can J Cardiol*. Outubro de 1995;11 Suppl G:39G-48G.
10. Dreon, D.M.; Fernstrom, H.A.; Campos, H. et al. "Change in dietary saturated fat intake is correlated with change in mass of large low-density-lipoprotein particles in men". *Am J Clin Nutr*. Maio de 1998;67(5):828-36.
11. Siri, P.W.; Krauss, R.M. "Influence of dietary carbohydrate and fat on LDL and HDL particle distributions". *Curr Atheroscler Rep*. Novembro de 2005;7(6):455-59.
12. Yerushalmy, J.; Hilleboe, H.E. "Fat in the diet and mortality from heart disease; a methodologic note". *NY State J Med*. 15 de julho de 1957;57(14):2343-54.
13. Departamento de Saúde e Serviços Humanos dos Estados Unidos; Departamento de Agricultura dos Estados Unidos. *2015-2020 Dietary Guidelines for Americans*. 8ª ed. Dezembro de 2015.
14. McAdams, M. "How much saturated fat should you have per day?". *SFGate*. Disponível em: http://healthyeating.sfgate.com/much-saturated-fats-should-per-day-5488.html. 15 de fevereiro de 2017.

15. Associação Americana do Coração. "Saturated fats". Disponível em: https://www.heart.org/HEARTORG/HealthyLiving/HealthyEating/Nutrition/Saturated-Fats_UCM_301110_Article.jsp. 14 de fevereiro de 2017.
16. Sachdeva, A.; Cannon, C.P.; Deedwania, P.C. et al. "Lipid levels in patients hospitalized with coronary artery disease: an analysis of 136,905 hospitalizations in Get with the Guidelines". *Am Heart J.* 2009 Jan;157(1):111-17.
17. Pencina, M.J.; D'Agostino, R.B.; Larson, M.G. et al. "Predicting the 30-year risk of cardiovascular disease. The Framingham Heart Study". *Circulation.* 2009;119:3078-84. Wilson, P.W.F.; Anderson, K.M. "HDL cholesterol and triglycerides as risk factors for CHD". *Atherosclerosis and Cardiovascular Disease.* 1990:609-15.
18. Astrup, A.; Dyerberg, J.; Elwood, P. et al. "The role of reducing intakes of saturated fat in the prevention of cardiovascular disease: where does the evidence stand in 2010?" *Am J Clin Nutr.* Abril de 2011;93(4):684-88.
19. Ramsden, C.E.; Zamora, D.; Majchrzak-Hong, S. et al. "Re-evaluation of the traditional diet-heart hypothesis: analysis of recovered data from Minnesota Coronary Experiment (1968-73)". *BMJ.* 12 de abril de 2016; 353:i1246.
20. Chowdhury, R.; Warnakula, S.; Kunutsor, S. et al. "Association of dietary, circulating, and supplement fatty acids with coronary risk: a systematic review and meta-analysis". *Ann Intern Med.* 18 de março de 2014;160(6):398-406.
21. Grasgruber, P.; Sebera, M.; Hrazdira, E. et al. "Food consumption and the actual statistics of cardiovascular diseases: an epidemiological comparison of 42 European countries". *Food Nutr Res.* 27 de setembro de 2016;60:31694.
22. Johnston, L. "Potatoes and cereals are health risk, while dairy is good for you, says new study". *Express.* 16 de outubro de 2016.
23. Nissen, S.E. "U.S. dietary guidelines: an evidence-free zone". *Ann Intern Med.* 19 de abril de 2016;164(8):555-59.
24. Salim, Y. "Nutrition and CVD: data from 17 countries on 150,000 people". *Cardiology Update 2017.* Davos, Suíça. 12 de fevereiro de 2017.
25. Campbell, W.W.; Barton, M.L. Jr.; Cyr-Campbell, D. et al. "Effects of an omnivorous diet compared with a lactoovovegetarian diet on resistance-training--induced changes in body composition and skeletal muscle in older men". *Am J Clin Nutr.* Dezembro de 1999;70(6):1032-39.
26. Pannemans, D.L.; Wagenmakers, A.J.; Westerterp, K.R. et al. "Effect of protein source and quantity on protein metabolism in elderly women". *Am J Clin Nutr.* Dezembro de 1998;68(6): 1228-35.

27. Bouvard, V.; Loomis, D.; Guyton, K.Z. et al. "Carcinogenicity of consumption of red and processed meat". *Lancet Oncol.* Dezembro de 2015;16(16):1599-1600.
28. Alexander, D.D.; Cushing, C.A. "Red meat and colorectal cancer: a critical summary of prospective epidemiologic studies". *Obes Rev.* Maio de 2011;12(5):e472-e493.
29. Lin, J.; Zhang, S.M.; Cook, N.R. et al. "Dietary fat and fatty acids and risk of colorectal cancer in women". *Am J Epidemiol.* 15 de novembro de 2004;160(10):1011-22.
30. Comitê do Conselho Nacional de Pesquisa (EUA) sobre o Uso de Drogas nas Comidas para Animais. *The Use of Drugs in Food Animals: Benefits and Risks.* Washington, DC: National Academies Press; 1999.
31. Sapkota, A.R.; Lefferts, L.Y.; McKenzie, S. et al. "What do we feed to food-production animals? A review of animal feed ingredients and their potential impacts on human health". *Environ Health Perspect.* Maio de 2007;115(5):663-70.
32. Brady, H. "Red Skittles spilling onto Wisconsin highway were headed for cattle". *National Geographic.* 23 de janeiro de 2017.
33. Schultz, R. "Feeding candy to cows is sweet for their digestion". *Wisconsin State Journal.* 29 de janeiro de 2017.
34. Mackinnon, E. "Candy not corn for cows in drought". *Live Science.* 23 de agosto de 2012.
35. Ibid.
36. Nagaraja, T.G.; Chengappa, M.M. "Liver abscesses in feedlot cattle: a review". *J Anim Sci.* Janeiro de 1998;76(1):287-98.
37. Uwituze, S.; Parsons, G.L.; Shelor, M.K. et al. "Evaluation of dried distillers grains and roughage source in steam-flaked corn finishing diets". *J Anim Sci.* Janeiro de 2010;88(1): 258-74.
38. Rock, A. "How safe is your ground beef?" *Consumer Reports.* 21 de dezembro de 2015.
39. Ibid.
40. Daley, C.A.; Abbott, A.; Doyle, P.S. et al. "A review of fatty acid profiles and antioxidant content in grass-fed and grain-fed beef". *Nutr J.* 10 de março de 2010;9:10.
41. Ibid.
42. Leheska, J.M.; Thompson, L.D.; Howe, J.C. et al. "Effects of conventional and grassfeeding systems on the nutrient composition of beef". *J Anim Sci.* Dezembro de 2008;86(12): 3575-85.

43. Hall, N., Schonfeldt, H.C.; Pretorius, B. "Fatty acids in beef from grain- and grass-fed cattle: the unique South African scenario". *South Afr J Clin Nutr.* 2016;29(2).
44. Leheska, J.M.; Thompson, L.D.; Howe, J.C. et al. "Effects of conventional and grassfeeding systems on the nutrient composition of beef". *J Anim Sci.* Dezembro de 2008;86(12): 3575–85.
45. Castro-Webb, N; Ruiz-Narvaez, E.A.; Campos, H. "Cross-sectional study of conjugated linoleic acid in adipose tissue and risk of diabetes". *Am J Clin Nutr.* Julho de 2012;96(1):175–81.
46. Ochoa, J.J.; Farquharson, A.J.; Grant, I. et al. "Conjugated linoleic acids (CLAs) decrease prostate cancer cell proliferation: different molecular mechanisms for cis-9, trans-11 and trans-10, cis-12 isomers". *Carcinogenesis.* Julho de 2004;25(7):1185–91.
47. Dilzer, A.; Park, Y. "Implication of conjugated linoleic acid (CLA) in human health". *Crit Rev Food Sci Nutr.* 2012;52(6):488–513.
48. "Why grass-fed beef costs more". *Consumer Reports.* 24 de agosto de 2015.
49. Rock, A. "How safe is your ground beef?" *Consumer Reports.* 21 de dezembro de 2015.
50. Departamento de Agricultura dos Estados Unidos. *National Nutrient Database for Standard Reference.* "Beef, liver, raw". Disponível em: https://ndb.nal.usda.gov/ndb/foods/show/3787. 18 de fevereiro de 2017.
    "Kresser C. Liver: nature's most potent superfood". Chris Kresser. Disponível em: https://chriskresser.com/natures-most-potent-superfood/. 11 de abril de 2008.
51. Phillips, D.H. "Polycyclic aromatic hydrocarbons in the diet". *Mutat Res.* 15 de julho de 1999;443(1–2).
52. Key, T.J.; Thorogood, M.; Appleby, P.N.; Burr, M.L. "Dietary habits and mortality in 11,000 vegetarians and health conscious people: results of a 17 year follow up". *BMJ.* 1996;313(7060):775–79.
53. Mihrshahi, S.; Ding, D.; Gale, J; Allman-Farinelli, M.; Banks, E.; Bauman, A.E. "Vegetarian diet and all-cause mortality: evidence from a large population-based Australian cohort — the 45 and Up Study". *Prev Med.* Abril de 2017;97:1–7.
54. Goodland, R.; Anhang, J. "Livestock and climate change: what if the key actors in climate change are... cows, pigs and chickens?" *World Watch Magazine.* Novembro-dezembro de 2009;22(6).
55. Mekonnen, M.M.; Hoekstra, A.Y. "The Green, Blue and Grey Water Footprint of Farm Animals and Animal Products". *Value of Water Research Report*

Series No. 48. Delft, Holanda: UNESCO-IHE Institute for Water Education; Dezembro de 2010.
56. Puangsombat, K.; Smith, J.S. "Inhibition of heterocyclic amine formation in beef patties by ethanolic extracts of rosemary". *J Food Sci.* Março de 2010;75(2):T40–T47.
57. Smith, J.S.; Ameri, F.; Gadgil, P. "Effect of marinades on the formation of heterocyclic amines in grilled beef steaks". *J Food Sci.* Agosto de 2008;73(6):T100–T105.

Aves e ovos

1. Shin, J.Y.; Xun, P.; Nakamura, Y.; He, K. "Egg consumption in relation to risk of cardiovascular disease and diabetes: a systematic review and meta-analysis". *Am J Clin Nutr.* Julho de 2013;98(1):146–59. doi: 10.3945/ajcn.112.051318. Revisão.
2. National Chicken Council. *Per Capita Consumption of Poultry and Livestock, 1965 to Estimated 2016, in Pounds.* 21 de setembro de 2016.
3. Ponte, P.I.; Prates, J.A.; Crespo, J.P. et al. "Restricting the intake of a cereal-based feed in free-range-pastured poultry: effects on performance and meat quality". *Poult Sci.* Outubro de 2008;87(10):2032–42. Ponte, P.I., Alves, S.P.; Bessa, R.J. et al. "Influence of pasture intake on the fatty acid composition, and cholesterol, tocopherols, and tocotrienols content in meat from free-range broilers". *Poult Sci.* Janeiro de 2008;87(1):80–88.
4. Mateo-Gallego, R.; Perez-Calahorra, S.; Cenarro, A. et al. "Effect of lean red meat from lamb v. lean white meat from chicken on the serum lipid profile: a randomized, cross-over study in women". *Br J Nutr.* Maio de 2012;107(10):1403–7.
5. Hu, F.B.; Stampfer, M.J.; Rimm, E.B. et al. "A prospective study of egg consumption and risk of cardiovascular disease in men and women". *JAMA.* 21 de abril de 1999;281(15):1387–94.
6. Fuller, N.R.; Caterson, I.D.; Sainsbury, A. et al. "The effect of a high-egg diet on cardiovascular risk factors in people with type 2 diabetes: the Diabetes and Egg (DIABEGG) Study — a 3-mo randomized controlled trial". *Am J Clin Nutr.* Abril de 2015;101(4):705–13.
7. Rong, Y.; Chen, L.; Zhu, T. et al. "Egg consumption and risk of coronary heart disease and stroke: dose-response meta-analysis of prospective cohort studies". *BMJ.* 7 de janeiro de 2013;346:e8539.

8. Departamento de Saúde e Serviços Humanos dos Estados Unidos; Departamento de Agricultura dos Estados Unidos. *Scientific Report of the 2015 Dietary Guidelines Advisory Committee*. Washington, DC; Fevereiro de 2015.
9. O'Connor, A. "Nutrition panel calls for less sugar and eases cholesterol and fat restrictions". *The New York Times*. 19 de fevereiro de 2015.
10. Povoledo, E. "Raw eggs and no husband since '38 keep her young at 115". *The New York Times*. 14 de fevereiro de 2015.
11. Koeth, R.A.; Wang, Z.; Levison, B.S. et al. "Intestinal microbiota metabolism of Lcarnitine, a nutrient in red meat, promotes atherosclerosis". *Nat Med*. Maio de 2013;19(5): 576-85.
12. Wang, Z.; Klipfell, E.; Bennett, B.J. et al. "Gut flora metabolism of phosphatidylcholine promotes cardiovascular disease". *Nature*. 7 de abril de 2011;472(7341):57-63.
13. Cho, C.E.; Taesuwan, S.; Malysheva, O.V. et al. "Trimethylamine-N-oxide (TMAO) response to animal source foods varies among healthy young men and is influenced by their gut microbiota composition: a randomized controlled trial". *Mol Nutr Food Res*. Janeiro de 2017;61(1).
14. Ufnal, M.; Zadlo, A.; Ostaszewski, R. "TMAO: a small molecule of great expectations". *Nutrition*. Novembro-dezembro de 2015;31(11-12):1317-23.
15. Chan, J.M.; Wang, F.; Holly, E.A. "Pancreatic cancer, animal protein and dietary fat in a population-based study", San Francisco Bay Area, California. *Cancer Causes Control*. Dezembro de 2007;18(10):1153-67.
16. Kolahdooz, F.; van der Pols, J.C.; Bain, J.C. et al. "Meat, fish, and ovarian cancer risk: results from 2 Australian case-control studies, a systematic review, and meta-analysis". *Am J Clin Nutr*. Junho de 2010;91(6):1752-63.
17. Daniel, C.R.; Cross, A.J.; Graubard, B.I. et al. "Prospective investigation of poultry and fish intake in relation to cancer risk". *Cancer Prev Res (Phila)*. Novembro de 2011;4(11): 1903-11.
18. Serviço de Inspeção e Segurança Alimentar do Departamento de Agricultura dos Estados Unidos. "Meat and poultry labeling terms". Disponível em: https://www.fsis.usda.gov/wps/portal/fsis/topics/food-safety-education/get-answers/food-safety-fact-sheets/food-labeling/meat-and-poultry-labeling-terms. Acessado em 5 de março de 2017. Atualizado em 10 de agosto de 2015.
19. Curry, L. "Ground-breaking animal welfare organic rules moving forward". *Civil Eats*. 12 de janeiro de 2017.

20. Grossman, E. "Absent federal policy, states take lead on animal welfare". *Civil Eats*. 15 de fevereiro de 2017.
21. Centros de Controle e Prevenção de Doenças. "Salmonella and chicken: what you should know and what you can do". Disponível em: https://www.cdc.gov/features/SalmonellaChicken/index.html. Atualizado em 11 de setembro de 2017.
22. Food and Drug Administration. Departamento de Saúde e Serviços Humanos. *2012 Summary Report on Antimicrobials Sold or Distributed for Use in Food-Producing Animals*. Disponível em: https://www.fda.gov/downloads/ForIndustry/UserFees/AnimalDrugUserFeeActADUFA/UCM416983.pdf. Setembro de 2014.
23. Consumer Reports. Dangerous contaminated chicken. Disponível em: http://www.consumerreports.org/cro/magazine/2014/02/the-high-cost-of-cheap-chicken/index.htm. Atualizado em janeiro de 2014.
24. Klein, S.; Witmer, J.; Tian, A.; DeWaal, C.S. *The Ten Riskiest Foods Regulated by the U.S. Food and Drug Administration*. Center for Science in the Public Interest. 7 de outubro de 2009.
25. Ibid.
26. National Center for Biotechnology Information. PubChem Compound Database: CID=24455, Sodium tripolyphosphate. Disponível em: https://pubchem.ncbi.nlm.nih.gov/compound/24455. 8 de agosto de 2005.
27. Eagle, H.; Doak, G.O. "The biological activity of arsenosobenzenes in relation to their structure". *Pharmacol Rev*. Junho de 1951;3(2):107–43.
28. IARC. *Monographs on the Evaluation of Carcinogenic Risks to Humans: Drinking Water Disinfectants and Contaminants, including Arsenic*. Lyon: Agência Internacional de Pesquisa em Câncer; 2007.
29. Schmidt, C.W. "Arsenical association: inorganic arsenic may accumulate in the meat of treated chickens". *Environ Health Perspect*. Julho de 2013;121(7):A226.
30. Environment America. *America's Next Top Polluter: Corporate Agribusiness: Company Profile, Tyson Foods, Inc*. Disponível em: http://environmentnewyork.org/sites/environment/files/reports/Env_Am_Tyson_v4_1.pdf.
31. Kristof, N. "Abusing chickens we eat". *The New York Times*. 3 de dezembro de 2014.

Leite e laticínios

1. Ludwig, D.S.; Willett, W.C. "Three daily servings of reduced-fat milk: an evidence based recommendation?" *JAMA Pediatr.* Setembro de 2013;167(9):788-89.
2. Bischoff-Ferrari, H.A.; Dawson-Hughes, B.; Baron, J.A. et al. "Milk intake and risk of hip fracture in men and women: a meta-analysis of prospective cohort studies". *J Bone Miner Res.* 2011;26(4):833-39.
3. Pimpin, L.; Wu, J.H.; Haskelberg, H.; Del Gobbo, L.; Mozaffarian, D. "Is butter back? A systematic review and meta-analysis of butter consumption and risk of cardiovascular disease, diabetes, and total mortality". *PLoS One.* 29 de junho de 2016;11(6).
4. Danby, F.W. "Acne, dairy and cancer: the 5alpha-P link". *Dermatoendocrinol.* Janeiro de 2009;1(1):12-16.
5. Chowdhury, R.; Warnakula, S; Kunutsor, S. et al. "Association of dietary, circulating, and supplement fatty acids with coronary risk: a systematic review and meta-analysis". *Ann Intern Med.* 18 de março de 2014;160(6):398-406.
6. Heyman, M.B. "Lactose intolerance in infants, children and adolescents". *Pediatrics.* Setembro de 2006;118(3):1279-86.
7. Aune, D.; Navarro Rosenblatt, D.A.; Chan, D.S. et al. "Dairy products, calcium, and prostate cancer risk: a systematic review and meta-analysis of cohort studies". *Am J Clin Nutr.* Janeiro de 2015;101(1):87-117.
8. Carroccio, A.; Brusca, I.; Mansueto, P.; et al. "Fecal assays detect hypersensitivity to cow's milk protein and gluten in adults with irritable bowel syndrome". *Clin Gastroenterol Hepatol.* Novembro de 2011;9(11):965-71.
9. Gerbault, P.; Liebert, A.; Itan, Y. et al. "Evolution of lactase persistence: an example of human niche construction". *Philos Trans R Soc London B Biol Sci.* 27 de março de 2011;366(1566): 863-77.
10. Howchwallner, H.; Schulmeister, U. Swoboda, I. et al. "Cow's milk allergy: from allergens to new forms of diagnosis, therapy and prevention". *Methods.* Março de 2014;66(1):22-33.
11. Hochwallner, H.; Schulmeister, U.; Swoboda, I. et al. "Microarray and allergenic activity assessment of milk allergens". *Clin Exp Allergy.* Dezembro de 2010;40(12):1809-18.
12. Katta, R.; Schlichte, M. "Diet and dermatitis: food triggers". *J Clin Aesthet Dermatol.* Março de 2014;7(3):30-36.

13. Juntti, H.; Tikkanen, S.; Kokkonen, J. et al. "Cow's milk allergy is associated with recurrent otitis media during childhood". *Acta Otolaryngol.* 1999;119(8):867-73.
14. Lill, C.; Loader, B.; Seemann, R. et al. "Milk allergy is frequent in patients with chronic sinusitis and nasal polyposis". *Am J Rhinol Allergy.* Novembro-dezembro de 2011;25(6):e221-e224.
15. Departamento de Agricultura dos Estados Unidos. "Choose MyPlate. 10 tips: got your dairy today?" Disponível em: https://www.choosemyplate.gov/ten-tips-got-your-dairy-today. Atualizado em 4 de agosto de 2017.
16. IBISWorld. "Dairy farms in the US: market research report". Disponível em: https://www.ibisworld.com/industry/default.aspx?indid=49. Junho de 2017.
17. Center for Responsive Politics. "Dairy: long-term contribution trends". Disponível em: https://www.opensecrets.org/industries/totals.php. 22 de dezembro de 2016.
18. Dietitians for Professional Integrity. "How industry lobbying shapes the dietary guidelines". Disponível em: http://integritydietitians.org/2015/11/18/how-industry-lobbying-shapes-the-dietary-guidelines/. 18 de novembro de 2015.
19. Lesser, L.I.; Ebbeling, C.B.; Goozner, M. et al. "Relationship between funding source and conclusion among nutrition-related scientific articles". *PLoS Med.* Janeiro de 2007;4(1):e5.
20. Lanou, A.J. "Should dairy be recommended as part of a healthy vegetarian diet? Counterpoint". *Am J Clin Nutr.* Maio de 2009;89(5):1638S-1642S.
21. Bischoff-Ferrari, H.A.; Dawson-Hughes, B.; Baron, J.A. et al. "Milk intake and risk of hip fracture in men and women: a meta-analysis of prospective cohort studies". *J Bone Miner Res.* Abril de 2011;26(4):833-39.
22. Bischoff-Ferrari, H.A.; Dawson-Hughes, B.; Baron, J.A. et al. "Calcium intake and hip fracture risk in men and women: a meta-analysis of prospective cohort studies and randomized controlled trials". *Am J Clin Nutr.* Dezembro de 2007;86(6):1780-90.
23. Feskanich, D.; Willett, W.C.; Stampfer, M.J. et al. "Milk, dietary calcium, and bone fractures in women: a 12-year prospective study". *Am J Public Health.* 1997;87:992-97.
24. Michaelsson, K.; Melhus, H.; Bellocco, R. et al. "Dietary calcium and vitamin D in relation to osteoporotic fracture risk". *Bone.* 2003;32:694-703.
25. Winzenberg, T.; Shaw, K.; Fryer, J. et al. "Effects of calcium supplementation on bone density in healthy children: meta-analysis of randomized controlled trials". *BMJ.* 14 de outubro de 2006;333(7572):775.

26. Lanou, A.J.; Berkow, S.E.; Barnard, N.D. "Calcium, dairy products, and bone health in children and young adults: a reevaluation of the evidence". *Pediatrics*. Março de 2005;115(3):736-43.
27. Lloyd, T.; Chinchilli, V.M.; Johnson-Rollings, N. et al. "Adult female hip bone density reflects teenage sports-exercise patterns but not teenage calcium intake". *Pediatrics*. Julho de 2000;106(1 Pt 1):40-44.
28. Heaney, R.P. "The bone remodeling transient: interpreting interventions involving bone-related nutrients". *Nutr Rev.* 2001;59(10):327-34.
29. World's Healthiest Foods. "Calcium". Disponível em: http://www.whfoods.com/genpage.php?tname=nutrient&dbid=45.
30. Feskanich, D.; Willett, W.C.; Colditz, G.A. "Calcium, vitamin D, milk consumption, and hip fractures: a prospective study among postmenopausal women". *Am J Clin Nutr.* Fevereiro de 2003;77(2):504-11.
31. Ludwig, D.S.; Willett, W.C. "Three daily servings of reduced-fat milk: an evidence based recommendation?" *JAMA Pediatr.* 2013;167(9):788-89.
32. Teppala, S.; Shankar, A.; Sabanayagam, C.; "Association between IGF-1 and chronic kidney disease among US adults". *Clin Exp Nephrol.* Outubro de 2010;14(5):440-44.
33. Friedrich, N.; Thuesen, B.; Jorgensen, T. et al. "The association between IGF-1 and insulin resistance: a general population study in Danish adults". *Diabetes Care.* Abril de 2012;35(4):768-73.
34. Andreassen, M.; Raymond, I.; Kistorp, C. et al. "IGF1 as predictor of all cause mortality and cardiovascular disease in an elderly population". *Eur J Endocrinol.* Janeiro de 2009;160(1):25-31.
35. Heaney, R.P.; McCarron, D.A.; Dawson-Hughes, B. et al. "Dietary changes favorably affect bone remodeling in older adults". *J Am Diet Assoc.* 1999;99:1228-33.
36. Ahn, J.; Albanes, D.; Peters, U. et al. "Dairy products, calcium intake and risk of prostate cancer in the prostate, lung, colorectal and ovarian cancer screening trial". *Cancer Epidemiol Biomarkers Prev.* Dezembro de 2007;16(12):2623-30.
37. Song, Y.; Chavarro, J.E.; Cao, Y. et al. "Whole milk intake is associated with prostate cancer-specific mortality among U.S. male physicians". *J Nutr.* Fevereiro de 2013;143(2):189-96.
38. Chowdhury, R.; Wamakula, S.; Kunutsor, S.; et al. "Association of dietary, circulating and supplement fatty acids with coronary risk: a systematic review and meta-analysis". *Ann Intern Med.* 18 de março de 2014;160(6):398-406.

39. Yakoob, M.Y.; Shi, P.; Willett, W.C. et al. "Circulating biomarkers of dairy fat and risk of incident diabetes mellitus among men and women in the United States in two large prospective cohorts". *Circulation*. 26 de abril de 2016;133(17):1645-54.

40. Berkey, C.S.; Rockett, H.R.; Willett, W.C. et al. "Milk, dairy fat, dietary calcium and weight gain: a longitudinal study of adolescents". *Arch Pediatr Adolesc Med*. Junho de 2005;159(6):543-50.
Mozaffarian, D.; Hao, T.; Rimm, E.B.; et al. "Changes in diet and lifestyle and long--term weight gain in women and men". *N Engl J Med*. 2011; 364(25):2392-2404.

41. The Dairy Practices Council. "Guideline for Vitamin A & D Fortification of Fluid Milk". Disponível em: http://phpa.dhmh.maryland.gov/OEHFP/OFPCHS/Milk/Shared%20Documents/DPC053_Vitamin_AD_Fortification_Fluid_Milk.pdf. Julho de 2001.

42. Pimpin, L.; Wu, J.H.; Haskelberg, H. et al. "Is butter back? A systematic review and metaanalysis of butter consumption and risk of cardiovascular disease, diabetes and total mortality". *PLoS One*. 29 de junho de 2016;11(6).

43. Robinson, J. "Super natural milk". Disponível em: http://www.eatwild.com/articles/superhealthy.html.

44. Botta, A.; Ghosh, S. "Exploring the impact of n-6 PUFA-rich oilseed production on commercial butter compositions worldwide". *J Agric Food Chem*. 2016;64(42):8026-34.

45. Jianqin, S.; Leiming, X.; Lu, X.; Yelland, G.W.; Ni, J.; Clarke, A.J. "Effects of milk containing only A2 beta casein versus milk containing both A1 and A2 beta casein proteins on gastrointestinal physiology, symptoms of discomfort, and cognitive behavior of people with self-reported intolerance to traditional cows' milk". *Nutrition Journal*. 2016;15:35.

46. Deth, R.; Clarke, A.; Ni, J.; Trivedi, M. "Clinical evaluation of glutathione concentrations after consumption of milk containing different subtypes of β-casein: results from a randomized, cross-over clinical trial". *Nutr J*. 29 de setembro de 2016;15(1):82.

47. Elliott, R.B.; Harris, D.P.; Hill, J.P.; Bibby, N.J.; Wasmuth, H.E. "Type I (insulin--dependent) diabetes mellitus and cow milk: casein variant consumption". *Diabetologia*. Março de 1999;42(3):292-96.

48. "Raw milk laws state by state as of April 19, 2016". Disponível em: http://milkprocon.org/view.resource.php?resourceID=005192#sales-prohibited.

49. Mungai, E.A.; Behravesh, C.B.; Gould, L.H. "Increased outbreaks associated with nonpasteurized milk, United States, 2007-2012". *Emerg Infect Dis.* Janeiro de 2015;21(1):119-22.
50. Kresser, C. "Raw milk reality: benefits of raw milk. Chris Kresser". Disponível em: https://chriskresser.com/raw-milk-reality-benefits-of-raw-milk/. 18 de maio de 2012.
51. Hoekstra, A.Y. "The hidden water resource use behind meat and dairy". *Animal Frontiers.* 2012;2(2):3-8.
52. Good, K. "Milk life? How about milk destruction: the shocking truth about the dairy industry and the environment. One Green Planet". Disponível em: http://www.onegreenplanet.org/animalsandnature/the-dairy-industry-and-the-environment/. 22 de abril de 2016.

Peixe e frutos do mar

1. "Harvest of fears: farm-raised fish may not be free of mercury and other pollutants". *Scientific American.* Disponível em: https://www.scientificamerican.com/article/farm-raised-fish-not-free-mercury-pcb-dioxin/.
2. Braun, D.R.; Harris, J.W.; Levin, N.E. et al. "Early hominin diet included diverse terrestrial and aquatic animals 1.95 Ma in East Turkana, Kenya". *Proc Natl Acad Sci USA.* 1º de junho de 2010;107(22):10002-7.
3. Innis, S.M. "Dietary omega 3 fatty acids and the developing brain". *Brain Res.* 27 de outubro de 2008;1237:35-43.
4. Mozaffarian, D.; Wu, J.H. "Omega-3 fatty acids and cardiovascular disease: effects on risk factors, molecular pathways, and clinical events". *J Am Coll Cardiol.* 8 de novembro de 2011;58(20):2047-67.
5. Nkondjock, A.; Receveur, O. "Fish-seafood consumption, obesity, and type 2 diabetes: an ecological study". *Diabetes Metab.* Dezembro de 2003;29(6):635-42.
6. Simopoulos, A.P. "Omega-3 fatty acids in inflammation and autoimmune diseases". *J Am Coll Nutr.* 2002;21(6):495-505.
7. Li, F.; Liu, X.; Zhang, D. "Fish consumption and risk of depression: a meta-analysis". *J Epidemiol Community Health.* 2016;70:299-304.
8. Johns Hopkins Bloomberg School of Public Health. "Global shift in farmed fish feed may impact nutritional benefits ascribed to consuming seafood". Disponível em: http://www.jhsph.edu/research/centers-and-institutes/

johns-hopkins-center-for-a-livable-future/news-room/News-Releases/2016/global-shift-in-farmed-fish-feed-may-impact-nutritional-benefits-ascribed--to-consuming-seafood.html. 14 de março de 2016.

9. Done, H.Y.; Halden, R.U. "Reconnaissance of 47 antibiotics and associated microbial risks in seafood sold in the United States". *J Hazard Mater.* 23 de janeiro de 2015;282:10–17.

10. Fry, J.P.; Love, D.C., MacDonald, G.K. et al. "Environmental health impacts of feeding crops to farmed fish". *Environ Int.* Maio de 2016;91:201–14.

11. Mozaffarian, D.; Rimm, E.B. "Fish intake, contaminants, and human health: evaluating the risks and the benefits". *JAMA.* 2006;296(15):1885–99. Del Gobbo LC, Imamura F, Aslibekyan S, et al. ω-3 Polyunsaturated fatty acid biomarkers and coronary heart disease: pooling project of 19 cohort studies. *JAMA Intern Med.* 1o de agosto de 2016;176(8): 1155–66.

12. Miles, E.A.; Calder, P.C. "Influence of marine n-3 polyunsaturated fatty acids on immune function and a systematic review of their effects on clinical outcomes in rheumatoid arthritis". *Br J Nutr.* Junho de 2012;107 Suppl 2:S171–S184.

13. GISSI-Prevenzione Investigators. "Dietary supplementation with n-3 polyunsaturated fatty acids and vitamin E after myocardial infarction: results of the GISSIPrevenzione trial". *Lancet.* 7 de agosto de 1999;354(9177):447–55.

14. Yokoyama, M.; Origasa, H.; Matsuzaki, M. et al. "Effects of eicosapentaenoic acid on major coronary events in hypercholesterolaemic patients (JELIS): a randomized open-label, blinded endpoint analysis". *Lancet.* 31 de março de 2007;369(9567):1090–98.

15. Simopoulos, A.P. "Omega-3 fatty acids in health and disease and in growth and development". *Am J Clin Nutr.* Setembro de 1991;54(3):438–63.

16. Simopoulos, A.P. "The importance of the ratio of omega-6/omega-3 essential fatty acids". *Biomed Pharmacother.* Outubro de 2002;56(8):365–79. Revisão.

17. Departamento de Agricultura dos Estados Unidos; Departamento de Saúde e Serviços Humanos dos Estados Unidos. *Dietary Guidelines for Americans 2015-2020.* 8a ed. Disponível em: https://health.gov/dietaryguidelines/2015/guidelines/chapter-1/a-closer-look-inside-healthy-eating-patterns/ Janeiro de 2016.

18. Departamento de Agricultura dos Estados Unidos. "High omega-3 fish analysis". Disponível em: https://health.gov/DietaryGuidelines/dga2005/report/HTML/table_g2_adda2.htm. 8 de janeiro de 2017.

19. Tanskanen, A.; Hibbeln, J.R.; Hintikka, J. "Fish consumption, depression, and suicidality in a general population". *Arch Gen Psychiatry*. 2001;58(5):512–13.
20. Bloch, M.H.; Qawasmi, A. "Omega-3 fatty acid supplementation for the treatment of children with attention-deficit/hyperactivity disorder symptomatology: systematic review and meta-analysis". *J Am Acad Child Adolesc Psychiatry*. Outubro de 2011;50(10): 991–1000.
21. Zaalberg, A.; Nijman, H.; Bulten, E. et al. "Effects of nutritional supplements on aggression, rule-breaking, and psychopathology among young adult prisoners". *Aggress Behav*. 2010 Mar–Apr;36(2):117–26.
22. Lewis, M.D.; Hibbeln, J.R.; Johnson, J.E. et al. "Suicide deaths of active-duty US military and omega-3 fatty-acid status: a case-control comparison". *J Clin Psychiatry*. Dezembro de 2011;72(12):1585–90.
23. Institutos Nacionais de Sáude. "Study links low DHA levels to suicide risk among U.S. military personnel". Disponível em: https://www.nih.gov/news-events/news-releases/study-links-low-dha-levels-suicide-risk-among-us-military-personnel. 23 de agosto de 2011.
24. Hibbeln, J.R.; Gow, R.V. "Omega-3 fatty acid and nutrient deficits in adverse neurodevelopment and childhood behaviors". *Child Adolesc Psychiatr Clin N Am*. Julho de 2014;23(3):555–90.
25. Esboço Atualizado de Orientação da FDA e EPA. "Fish: what pregnant women and parents should know". Disponível em: http://www.fda.gov/Food/FoodborneIllnessContaminants/Metals/ucm393070.htm. Junho de 2014.
26. Oken, E; Radesky, J.S.; Wright, R.O. et al. "Maternal fish intake during pregnancy, blood mercury levels, and child cognition at age 3 years in a US cohort". *Am J Epidemiol*. 15 de maio de 2008;167(10):1171–81.
27. Food and Drug Administration. "FDA and EPA issue draft updated advice for fish consumption". Disponível em: http://www.fda.gov/newsevents/newsroom/pressannouncements/ucm397929.htm. 10 de junho de 2014.
28. Colombo, J.; Carlson, S.E.; Cheatham, C.L. et al. "Long-term effects of LCPUFA supplementation on childhood cognitive outcomes". *Am J Clin Nutr*. Agosto de 2013;98(2): 403–12.
29. Oceana. "Deceptive dishes: seafood swaps found worldwide". Setembro de 2016.
30. Administração Oceânica e Atmosférica Nacional. "Grand jury indicts Santa Monica restaurant and sushi chefs on federal charges related to sale of protec-

ted whale meat". Disponível em: http://www.nmfs.noaa.gov/ole/newsroom/stories/13/grand_jury_indicts_santa_monica_restaurant.html. 2013.
31. "Weintraub K. AskWell: canned vs. fresh fish". *The New York Times.* 7 de outubro de 2015.
32. Environmental Working Group. "Consumer guide to seafood". Disponível em: http://www.ewg.org/research/ewg-s-consumer-guide-seafood/why-eat-seafood-and-how-much. Setembro de 2014.
33. Weaver, K.L.; Ivester, P.; Chilton, J.A. et al. "The content of favorable and unfavorable polyunsaturated fatty acids found in commonly eaten fish". *J Am Diet Assoc.* Julho de 2008;108(7):1178–85.
34. Hites, R.A.; Foran, J.A.; Schwager, S.J. et al. "Global assessment of polybrominated diphenyl ethers in farmed and wild salmon". *Environ Sci Technol.* 1º de outubro de 2004;38(19):4945–49.
35. Hamilton, M.C.; Hites, R.A.; Schwager, S.J. et al. "Lipid composition and contaminants in farmed and wild salmon". *Environ Sci Technol.* 15 de novembro de 2005;39(22):8622–29.
36. Guallar, E.; Sanz-Gallardo, M.I.; van't Veer, P. et al. "Mercury, fish oils, and the risk of myocardial infarction". *N Engl J Med.* 28 de novembro de 2002;347(22):1747–54.
37. Food and Drug Administration. "Mercury levels in commercial fish and shellfish (1990–2010)". Disponível em: http://www.fda.gov/food/foodborneillnesscontaminants/metals/ucm115644.htm. 8 de outubro de 2014.
38. Crinnion, W.J. "The role of persistent organic pollutants in the worldwide epidemic of type 2 diabetes mellitus and the possible connection to farmed Atlantic salmon (Salmo salar)". *Altern Med Rev.* Dezembro de 2011;16(4):301–13. Revisão.
39. Bayen, S.; Barlow, P.; Lee, H.K. et al. "Effect of cooking on the loss of persistent organic pollutants from salmon". *J Toxicol Environ Health.* 27 de fevereiro de 2005;68(4):253–65.
40. Hori, T.; Nakagawa, R.; Tobiishi, K. et al. "Effects of cooking on concentrations of polychlorinated dibenzo-p-dioxins and related compounds in fish and meat". *J Agric Food Chem.* 2 de novembro de 2005;53(22):8820–28.
41. Lewis, M.D.; Bailes, J. "Neuroprotection for the warrior: dietary supplementation with omega-3 fatty acids". *Mil Med.* Outubro de 2011;176(10):1120–27. Revisão.

42. Yurko-Mauro, K.; Kralovec, J.; Bailey-Hall, E. et al. "Similar eicosapentaenoic acid and docosahexaenoic acid plasma levels achieved with fish oil or krill oil in a randomized double-blind four-week bioavailability study". *Lipids Health Dis.* 2 de setembro de 2015;14:99.
43. Lane, K.; Derbyshire, E.; Li, W. et al. "Bioavailability and potential uses of vegetarian sources of omega-3 fatty acids: a review of the literature". *Crit Rev Food Sci Nutr.* 2014;54(5):572–79.

Legumes e verduras

1. Worthington, V. "Nutritional quality of organic versus conventional fruits, vegetables, and grains". *J Altern Complement Med.* Abril de 2001;7(2):161–73.
2. Craig, W.J. "Health effects of vegan diets". *Am J Clin Nutr.* Maio de 2009;89(5):1627S–33S.
3. Kaczmarczyk, M.M.; Miller, M.J.; Freund, G.G. "The health benefits of dietary fiber: beyond the usual suspects of type 2 diabetes mellitus, cardiovascular disease and colon cancer". *Metabolism.* Agosto de 2012;61(8):1058–66.
4. King, D.E.; Mainous, A.G. 3rd; Lamburne, C.A. "Trends in dietary fiber intake in the United States, 1999-2008". *J Acad Nutr Diet.* Maio de 2012;112(5):642–48.
5. Pandey, K.B.; Rizvi, S.I. "Planty polyphenols as dietary antioxidants in human health and disease". *Oxid Med Cell Longev.* Novembro-dezembro de 2009;2(5):270–78.
6. Robinson, J. "Breeding the nutrition out of food". *The New York Times.* Disponível em: http://www.nytimes.com/2013/05/26/opinion/sunday/breeding-the-nutrition-out-of-our-food.html. 25 de maio de 2013.
7. Zhang, L.; Hou, D.; Chen, X. et al. "Exogenous plant MIR168a specifically targets mammalian LDLRAP1: evidence of cross-kingdom regulation by microRNA". *Cell Research.* 2012;22:107–26.
8. Mascio, P.D.; Kaiser, S.; Sies, H. "Lycopene as the most efficient biological carotenoid singlet oxygen quencher". *Biochemistry and Biophysics.* Novembro de 1989;274(2):532–38.
9. Alavanja, M.C.R. "Pesticide use and exposure extensive worldwide". *Rev Environ Health.* Outubro-dezembro de 2009;24(4):303–9.
10. Priyadarshi, A.; Khuder, S.A.; Schaub, E.A. et al. "A meta-analysis of Parkinson's disease and exposure to pesticides". *Neurotoxicology.* Agosto de 2000;21(4):435–40.

11. Bassil, K.L.; Vakil, C.; Sanborn, M. et al. "Cancer health effects of pesticides: systematic review". *Can Fam Physician*. Outubro de 2007;53(10):1704-11.
12. Beard, J.D.; Umbach, D.M.; Hoppin, J.A. et al. "Pesticide exposure and depression among male private pesticide applicators in the agricultural health study". *Environ Health Perspect*. Setembro de 2014;122(9):984-91.
13. Curl, C.L.; Beresford, S.A.A.; Fenske, R.A. et al. "Estimating pesticide exposure from dietary intake and organic food choices: the multi-ethnic study of atherosclerosis (MESA)". *Environ Health Perspect*. Maio de 2015;123(5):475-83.
14. Environmental Working Group. "All 48 fruits and vegetables with pesticide residue data". Disponível em: https://www.ewg.org/foodnews/list.php. 11 de janeiro de 2017.
15. Cavagnaro, P.F.; Camargo, A.; Galmarini, C.R.; Simon, P.W. "Effect of cooking on garlic (Allium sativum L.) antiplatelet activity and thiosulfinates content". *J Agric Food Chem*. 21 de fevereiro de 2007;55(4):1280-88.
16. Vermeulen, M.; Klöpping-Ketelaars, I.W.; van den Berg, R.; Vaes, W.H. "Bioavailability and kinetics of sulforaphane in humans after consumption of cooked versus raw broccoli". *J Agric Food Chem*. 26 de novembro de 2008;56(22):10505-9.
17. Rabin, R.C. "Are frozen fruits and vegetables as nutritious as fresh?" *The New York Times*. 18 de novembro de 2016.
18. Oyebode, O.; Gordon-Dseagu, V.; Walker, A. et al. "Fruit and vegetable consumption and all-cause, cancer and CVD mortality: analysis of health survey for England data". *J Epidemiol Community Health*. Setembro de 2014;68(9):856-62.
19. Childers, N.F.; Margoles, M.S. "An apparent relation of nightshades (Solanaceae) to arthritis". *J Neurol Orthop Med Surg*. 1993;12:227-31. Childers, N.F. *Arthritis: Childrens' Diet That Stops It! Nightshades, Aging, and Ill Health*, 4ª ed. Flórida: Horticultural Publications; 1993:19-21.
20. Krishnaiah, D.; Rosalam, S.; Prasad, D.M.R. et al. "Mineral content of some seaweeds from Sabah's South China Sea". *Asian J Scientific Res*. 2008;1:166-70.
21. McGovern, P.E.; Zhang, J.; Tang, J. et al. "Fermented beverages of pre- and proto-historic China". *Proc Natl Acad Sci USA*. 21 de dezembro de 2004;101(51):17593-98.
22. Pathak, D.R.; He, J.P.; Charzewska, J. "Joint association of high cabbage/sauerkraut intake at 12-13 years of age and adulthood with reduced breast

cancer risk in Polish migrant women: results from the US component of the Polish Women's Health Study (PWHS)". AACR Fourth Annual Conference on Frontiers in Cancer Prevention Research, Baltimore; 2005.

23. Martinez-Villaluenga, C.; Penas, E.; Frias, J. et al. "Influence of fermentation conditions on glucosinolates, ascorbigen, and ascorbic acid content in white cabbage cultivated in different seasons". *J Food Sci.* Janeiro-fevereiro de 2009;74(1):C62-67.
24. Breidt, F.; McFeeters, R.F.; Perez-Diaz, I. et al. "Fermented vegetables". *Food Microbiology: Fundamentals and Frontiers.* 4ª ed. Washington, DC: ASM Press; 2013.
25. Foster-Powell, K.; Holt, S.H.A.; Brand-Miller, J.C. "International table of glycemic index and glycemic load values: 2002". *Am J Clin Nutr.* 2002;76:5-56. Disponível em: http://ajcn.nutrition.org/content/76/1/5.full.pdf+html.
26. Heiman, M.L.; Greenway, F.L. "A healthy gastrointestinal microbiome is dependent on dietary diversity". *Mol Metab.* 5 de março de 2016;5(5):317-20.

Frutas

1. Centros de Controle e Prevenção de Doenças. "Obesity and overweight". Disponível em: https://www.cdc.gov/nchs/fastats/obesity-overweight.htm. 20 de janeiro de 2017.
2. Centros de Controle e Prevenção de Doenças. "Diabetes latest". Disponível em: https://www.cdc.gov/Features/DiabetesFactSheet/. 20 de janeiro de 2017.
3. Lampe, J.W. "Health effects of vegetables and fruit: assessing mechanisms of action in human experimental studies". *Am J Clin Nutr.* Setembro de 1999;70(3):475-90.
4. Coe, S.A.; Clegg, M.; Armengol, M. et al. "The polyphenol-rich baobab fruit (Adansonia digitata L.) reduces starch digestion and glycemic response in humans". *Nutr Res.* Novembro de 2013;33(11):888-96.
5. Wang, X.; Ouyang, Y.; Liu, J. et al. "Fruit and vegetable consumption and mortality from all causes, cardiovascular disease, and cancer: systematic review and doseresponse meta-analysis of prospective cohort studies". *BMJ.* 29 de julho de 2014;349:g4490.
Muraki, I.; Imamura, F.; Manson, J.E. et al. "Fruit consumption and risk of type 2 diabetes: results from three prospective longitudinal cohort studies". *BMJ.* 2013;347:f5001.

Joshipura, K.J.; Hu, F.B.; Manson, J.E. et al. "The effect of fruit and vegetable intake on risk for coronary heart disease". *Ann Intern Med.* 19 de junho de 2001;134(12):1106-14.

6. Produce for Better Health Foundation. *State of the Plate: 2015 Study on America's Consumption of Fruit & Vegetables.* Disponível em: http://pbhfoundation.org/pdfs/about/res/pbh_res/State_of_the_Plate_2015_WEB_Bookmarked.pdf. Fevereiro de 2015.
7. Imamura, F.; O'Connor, L.; Ye, Z. et al. "Consumption of sugar sweetened beverages, artificially sweetened beverages, and fruit juice and incidence of type 2 diabetes: systematic review, meta-analysis, and estimation of population attributable fraction". *BMJ.* 21 de julho de 2015;351:h3576. doi: 10.1136/bmj.h3576. Revisão.
8. Cohen, J.C.; Schall, R. "Reassessing the effects of simple carbohydrates on the serum triglyceride responses to fat meals". *Am J Clin Nutr.* 1988;48:1031-34.
9. Maersk, M.; Belza, A.; Stodkilde-Jorgensen, H.; et al. "Sucrose-sweetened beverages increase fat storage in the liver, muscle, and visceral fat depot: a 6-mo randomized intervention study". *Am J Clin Nutr.* 2012;95:283-89.
10. Stanhope, K.L.; Havel, P. J. "Fructose consumption: considerations for future research on its effects on adipose distribution, lipid metabolism, and insulin sensitivity in humans". *J Nutr.* 2009;139:1236S-1241S.
11. Te Morenga, L.; Mallard, S.; Mann, J. "Dietary sugars and body weight: systematic review and meta-analyses of randomized controlled trials and cohort studies". *BMJ.* 15 de janeiro de 2012;346:e7492.
12. Ludwig, D.S. "Examining the health effects of fructose". *JAMA.* 2013;310(1):33-34.
13. Meyer, B.J.; de Bruin, E.J.; Du Plessis, D.G. et al. "Some biochemical effects of a mainly fruit diet in man". *S Afr Med J.* 1971;45(10):253-61.
14. He, F.J.; Nowson, C.A.; Lucas, M. et al. "Increased consumption of fruit and vegetables is related to a reduced risk of coronary heart disease: meta-analysis of cohort studies". *J Hum Hypertens.* Setembro de 2007;21(9):717-28.
15. Nooyens, A.C.; Bueno-de-Mesquita, H.B.; van Boxtel, M.P. et al. "Fruit and vegetable intake and cognitive decline in middle-aged men and women: the Doetinchem Cohort Study". *Br J Nutr.* Setembro de 2011;106(5):752-61.
16. He, F.J.; Nowson, C.A.; MacGregor, G.A. "Fruit and vegetable consumption and stroke: meta-analysis of cohort studies". *Lancet.* 28 de janeiro de 2006;367(9507):320-26.

17. Aune, D.; Chan, D.S.; Vieira, A.R. et al. "Fruits, vegetables and breast cancer risk: a systematic review and meta-analysis of prospective studies". *Breast Cancer Res Treat*. Julho de 2012;134(2):479-93.
18. Jenkins, D.J.A.; Srichaikul, K.; Kendall, C.W.C. et al. "The relation of low glycemic index fruit consumption to glycemic control and risk factors for coronary heart disease in type 2 diabetes". *Diabetologia*. Fevereiro de 2011;54(2):271-79.
19. Foster-Powell, K.; Holt, S.H.A.; Brand-Miller, J.C. "International table of glycemic index and glycemic load values: 2002". *Am J Clin Nutr*. 2002;76:5-56.
20. The Antioxidant Food Table. Disponível em: http://www.orac-info-portal.de/download/ORAC_R2.pdf.
21. Environmental Working Group. 2017 shopper's guide to pesticides in produce. https://www.ewg.org/foodnews/summary.php.
22. Departamento de Agricultura dos Estados Unidos. *2014 Pesticide Data Program Annual Summary*. 11 de janeiro de 2016.
23. Walker, B.; Lunder, S. "Pesticides + poison gases = cheap, year-round strawberries". Environmental Working Group. Disponível em: https://www.ewg.org/foodnews/strawberries.php.
24. Gilliam, C. "Alarming levels of glyphosate found in popular American foods". *EcoWatch*. 14 de novembro de 2016.
25. Bouzari, A.; Holstege, D.; Barrett, D.M. "Vitamin retention in eight fruits and vegetables: a comparison of refrigerated and frozen storage". *J Agric Food Chem*. 28 de janeiro de 2015;63(3):957-62.
26. Rodriguez-Mateos, A.; Cifuentes-Gomez, T.; George, T.W. et al. "Impact of cooking, proving, and baking on the (poly)phenol content of wild blueberry". *J Agric Food Chem*. 2014 May 7;62(18):3979-86.
27. Rodriguez-Mateos, A.; Rendeiro, C.; Bergillos-Meca, T. et al. "Intake and time dependence of blueberry flavonoid-induced improvements in vascular function: a randomized, controlled, double-blind, crossover intervention study with mechanistic insights into biological activity". *Am J Clin Nutr*. Novembro de 2013;98(5):1179-91.
28. de Graaf, C. "Why liquid energy results in overconsumption". *Proc Nutr Soc*. Maio de 2011;70(2):162-70.
29. Serviço de Pesquisa Econômica do Departamento de Agricultura dos Estados Unidos. *Agricultural trade*. Disponível em: https://www.ers.usda.gov/data-products/ag-and-food-statistics-charting-the-essentials/agricultural-trade/. Acessado em 6 de fevereiro de 2017. Atualizado em 5 de maio de 2017.

30. Weber, C.L.; Matthews, H.S. "Food-miles and the relative climate impacts of food choices in the United States". *Environ Sci Technol*. 15 de maio de 2008;42(10):3508-13.
31. Siddique, H. "Rising avocado prices fueling illegal deforestation in Mexico". *The Guardian*. 10 de agosto de 2016.
32. Guasch-Ferre, M.; Babio, N.; Martinez-Gonzalez, M.A. et al. "Dietary fat intake and risk of cardiovascular disease and all-cause mortality in a population at high risk of cardiovascular disease". *Am J Clin Nutr*. Dezembro de 2015;102(6):1563-73.
33. Dulloo, A.G.; Fathi, M.; Mensi, N. et al. "Twenty-four-hour energy expenditure and urinary catecholamines of humans consuming low-to-moderate amounts of medium-chain triglycerides: a dose-response study in a human respiratory chamber". *Eur J Clin Nutr*. Março de 1996;50(3):152-58.
34. Guasch-Ferre, M.; Hu, F.B.; Martinez-Gonzalez, M.A. et al. "Olive oil intake and risk of cardiovascular disease and mortality in the PREDIMED Study". *BMC Med*. 2014;12:78.

Óleos e gorduras

1. Hyman, M. *Eat Fat, Get Thin*. Capítulo 6. Boston: Little, Brown; 2016.
2. Tobias, Deirdre K. et al. "Effect of low-fat diet interventions versus other diet interventions on long term weight change in adults: a systematic review and meta-analysis". *Lancet Diabetes & Endocrinology*, 3 (12):968-79.
3. Ebbeling, C.B.; Swain, J.F.; Feldman, H.A. et al. "Effects of dietary composition on energy expenditure during weight-loss maintenance". *JAMA*. 27 de junho de 2012; 307(24):2627-34.
4. Mason, M. "A dangerous fat and its risky alternatives". *New York Times*. 10 de outubro de 2006.
5. Ebbeling, C.B.; Swain, J.F.; Feldman, H.A. et al. "Effects of dietary composition on energy expenditure during weight-loss maintenance". *JAMA*. 27 de junho de 2012; 307(24): 2627-34.
6. Bazzano, L.A.; Hu, T.; Reynolds, K. et al. "Effects of low-carbohydrate and low-fat diets: a randomized trial". *Ann Intern Med*. 2 de setembro de 2014; 161(5):309-18.
7. Thomas, D.E.; Elliot, E.J.; Baur, L. "Low glycemic index or low glycemic load diets for overweight and obesity". *Cochrane Database Syst Rev*. 18 de julho de 2007; 3.

8. Tobias, D.K.; Chen, M.; Manson, J.E. et al. "Effect of low-fat diet interventions versus other diet interventions on long-term weight change in adults: a systematic review and meta-analysis". *Lancet Diabetes Endocrinol.* Dezembro de 2015; 3(12):968-79.
9. Ludwig, D.S. "The forty-year low-fat folly". *Medium.* 3 de dezembro de 2015.
10. Flegal, K.M.; Carroll, M.D.; Kit, B.K. et al. "Prevalence of obesity and trends in the distribution of body mass index among US adults, 1999-2010". *JAMA.* 1º de fevereiro de 2012; 307(5):491-97.
11. Fryar, C.D.; Carroll, M.D.; Ogden, C.L. "Prevalence of overweight and obesity among children and adolescents: United States, 1963-1965 through 2011-2012". Atlanta, Geórgia: Centro Nacional de Estatística de Saúde; 2014.
12. Mozaffarian, D.; Ludwig, D.S. "Lifting the ban on total dietary fat". *JAMA.* 2015; 313(24):2421-22.
13. Gillingham, L.G.; Harris-Janz, S.; Jones, P.J. "Dietary monounsaturated fatty acids are protective against metabolic syndrome and cardiovascular disease risk factors". *Lipids.* Março de 2011; 46(3):209-28.

    Appel, L.J.; Sacks, F.M.; Carey, V.J. et al. "Effects of protein, monounsaturated fat, and carbohydrate intake on blood pressure and serum lipids: results of the OmniHeart randomized trial". *JAMA.* 16 de novembro de 2005; 294(19):2455-64.
14. Parlesak, A.; Eckoldt, J. Winkler, K. et al. "Intercorrelations of lipoprotein subfractions and their covariation with lifestyle factors in healthy men". *J Clin Biochem Nutr.* Maio de 2014; 54(3):174-80.
15. Sanchez-Muniz, F.J. "Oils and fats: changes due to culinary and industrial processes". *Int J Vitam Nutr Res.* Julho de 2006; 76(4):230-37.
16. Lorente-Cebrian, S.; Costa, A.G.; Navas-Carretero, S. et al. "Role of omega-3 fatty acids in obesity, metabolic syndrome, and cardiovascular diseases: a review of the evidence". *J Physiol Biochem.* Setembro de 2013; 69(3):633-51.

    Carrie, L. Abellan Van Kan, G.; Rolland, Y. et al. "PUFA for prevention and treatment of dementia?". *Curr Pharm Des.* 2009; 15(36):4173-85.
17. Loef, M.; Walach, H. "The omega-6/omega-3 ratio and dementia or cognitive decline: a systematic review on human studies and biological evidence". *J Nutr Gerontol Geriatr.* 2013; 32(1):1-23.

    Hibbeln, J.R. "Depression, suicide and deficiencies of omega-3 essential fatty acids in modern diets". *World Rev Nutr Diet.* 2009; 99:17-30.

18. Simopoulos, A.P. "The importance of the ratio of omega-6/omega-3 essential fatty acids". *Biomed Pharmacother.* Outubro de 2002; 56(8):365-79.
19. De Lorgeril, M.; Salen, P.; Martin, J.L. et al. "Mediterranean dietary pattern in a randomized trial: prolonged survival and possible reduced cancer rate". *Arch Intern Med.* Junho de 1998; 158(11):1181-87.
20. Hiza, H.A.B.; Bente, L. *Nutrient Content of the U.S. Food Supply, 1909-2004: A Summary Report.* Centro de Políticas e Promoção Nutricionais do Departamento de Agricultura do Governo dos Estados Unidos. Fevereiro de 2007.
21. Kris-Etherton, P.M.; Taylor, D.S.; Yu-Poth, S. et al. "Polyunsaturated fatty acids in the food chain in the United States". *Am J Clin Nutr.* Janeiro de 2000; 71(1 Suppl):179S-188S. Revisão.
22. Ramsden, C.E.; Zamora, D.; Leelarthaepin, B. et al. "Use of dietary linoleic acid for secondary prevention of coronary heart disease and death: evaluation of recovered data from the Sydney Diet Heart Study and updated meta-analysis". *BMJ.* 4 de fevereiro de 2013; 346:e8707.
23. Lista completa de gorduras saturadas alimentares (em inglês): Disponível em: https://en.wikipedia.org/wiki/List_of_saturated_fatty_acids.
24. Siri-Tarino, P.W.; Sun, Q.; Hu, F.B. et al. "Saturated fat, carbohydrate, and cardiovascular disease". *Am J Clin Nutr.* 2010; 91(3):502-9.
25. Volk, B.M.; Kunces, L.J.; Freidenreich, D.J. et al. "Effects of step-wise increases in dietary carbohydrate on circulating saturated fatty acids and palmitoleic acid in adults with metabolic syndrome". *PLoS One.* 21 de novembro de 2014; 9(11):e113605.
26. Chowdhury, R.; Warnakula, S.; Kunutsor, S. et al. "Association of dietary, circulating, and supplement fatty acids with coronary risk: a systematic review and meta-analysis". *Ann Intern Med.* 18 de março de 2014; 160(6):398-406.
27. Aarsland, A.; Wolfe, R.R. "Hepatic secretion of VLDL fatty acids during stimulated lipogenesis in men". *J Lipid Res.* 1998; 39(6):1280-86.
28. Sacks, F.M. et al.; "American Heart Association. Dietary Fats and Cardiovascular Disease: A Presidential Advisory from the American Heart Association". Circulação. 18 de julho de 2017; 136(3):e1-e23.
29. Ramsden, C.E. et al. "Re-evaluation of the traditional diet-heart hypothesis: analysis of recovered data from Minnesota Coronary Experiment (1968-73)." *BMJ.* 12 de abril de 2016; 353:i1246.

30. Dehghan, M.; Mente, A.; Zhang, X. et al. "Associations of fats and carbohydrate intake with cardiovascular disease and mortality in 18 countries from five continents (PURE): a prospective cohort study". *Lancet*. 29 de agosto de 2017.
31. Masterjohn, C. "Saturated fat does a body good". Fundação Weston A. Price. 6 de maio de 2016.
32. Institutos Nacionaid de Saúde. "Cooking with healthier fats and oils". Disponível em: https://www.nhlbi.nih.gov/health/educational/wecan/downloads/tip-fats-and-oils.pdf. Artigo obtido em 9 de março de 2017.
33. Ramsden, C.E.; Zamora, D.; Leelarthaepin, B. et al. "Use of dietary linoleic acid for secondary prevention of coronary heart disease and death: evaluation of recovered data from the Sydney Diet Heart Study and updated meta-analysis". *BMJ*. 4 de fevereiro de 2013; 346:e8707.
34. Good, J. "Smoke point of oils for healthy cooking". Baseline of Health Foundation. Disponível em: https://jonbarron.org/diet-and-nutrition/healthiest-cooking-oil-chart-smoke-points. 17 de abril de 2012.
35. De Souza, R.J.; Mente, A.; Maroleanu, A. et al. "Intake of saturated and trans unsaturated fatty acids and risk of all cause mortality, cardiovascular disease, and type 2 diabetes: systematic review and meta-analysis of observational studies". *BMJ*. 11 de agosto de 2015; 351:h3978.
36. Potera, C. "Food companies have three years to eliminate trans fats". *Am J Nurs*. 2015; 115(9):14.
37. Vallverdu-Queralt, A.; Regueiro, J.; Rinaldi de Alvarenga, J.F. et al. "Home cooking and phenolics: effect of thermal treatment and addition of extra virgin olive oil on the phenolic profile of tomato sauces". *J Agric Food Chem*. 27 de março de 2014.
38. Perez-Jimenez, F.; Ruano, J.; Perez-Martinez, P. et al. "The influence of olive oil on human health: not a question of fat alone". *Mol Nutr Food Res*. Outubro de 2007; 51(10): 1199-1208.
39. Achitoff-Gray, N. "Cooking fats 101: what's a smoke point and why does it matter?" *Serious Eats*. 16 de maio de 2014.
40. Mueller, T. "Slippery business: the trade in adulterated olive oil". *The New Yorker*. 13 de agosto de 2007.
41. Smith, M. "Italy arrests 33 accused of olive oil fraud". *Olive Oil Times*. 16 de fevereiro de 2017.

42. Frankel, E.N.; Mailer, R.J.; Shoemaker, C.F. et al. "Tests Indicate that Imported 'Extra Virgin' Olive Oil Often Fails International and USDA Standards". Centro de Estudos do Azeite de Oliva da Universidade da Califórnia. Julho de 2010.
43. Prior, I.A.; Davidson, F.; Salmond, C.E.; Czochanska, Z. "Cholesterol, coconuts, and diet on Polynesian atolls: a natural experiment: the Pukapuka and Tokelau island studies". *Am J Clin Nutr.* Agosto de 1981; 34(8):1552–61.
44. St-Onge, M.P.; Jones, P.J. "Greater rise in fat oxidation with medium-chain triglyceride consumption relative to long-chain triglyceride is associated with lower initial body weight and greater loss of subcutaneous adipose tissue". *Int J Obes Relat Metab Disord.* Dezembro de 2003; 27(12):1565–71.
  Assuncao, M.L.; Ferreira, H.S.; dos Santos, A.F. et al. "Effects of dietary coconut oil on the biochemical and anthropometric profiles of women presenting abdominal obesity". *Lipids.* Julho de 2009; 44(7):593–601.
45. Brandhorst, S.; Choi, I.Y.; Wei, M. et al. "A periodic diet that mimics fasting promotes multi-system regeneration, enhanced cognitive performance, and healthspan". *Cell Metab.* 7 de julho de 2015; 22(1):86–99.
46. Roberts, M.N. et al. "A ketogenic diet extends longevity and healthspan in adult mice". *Cell Metab.* 5 de setembro de 2017; 26(3):539–546:e5.
47. Liu, Y.M.; Wang, H.S. "Medium-chain triglyceride ketogenic diet, an effective treatment for drug-resistant epilepsy and a comparison with other ketogenic diets". *Biomed J.* Janeiro-fevereiro de 2013; 36(1):9–15.
48. Sevier, L. "Drizzle with care". *The Ecologist.* 7 de agosto de 2008.

Leguminosas

1. Miller, V.; Mente, A.; Dehghan, M. et al. "Fruit, vegetable, and legume intake, and cardiovascular disease and deaths in 18 countries (PURE): a prospective cohort study". *Lancet.* 29 de agosto de 2017.
2. Frauenknecht, V.; Thiel, S.; Storm, L. et al. "Plasma levels of manna-binding lectin (MBL)-associated serine proteases (MASPs) and MBL-associated protein in cardio and cerebrovascular diseases". *Clin Exp Immunolo.* Julho de 2013; 173(1):112–20.
3. Greer, F.; Pusztai, A. "Toxicity of kidney bean (*Phaseolus vulgaris*) in rats: changes in intestinal permeability". *Digestion.* 1985; 32(1):42–46.
4. Freed, D.L.J. "Do dietary lectins cause disease?" *BMJ.* 17 de abril de 1999; 318(7190):1023–24.

5. Fujita, S.; Volpi, E. "Amino acids and muscle loss with aging". *J Nutr.* Janeiro de 2006; 136 (1 Supl):277S–80S.
6. Krebs, J.D.; Parry Strong, A.; Cresswell, P. et al. "A randomized trial of the feasibility of a low carbohydrate diet vs standard carbohydrate counting in adults with type 1 diabetes taking body weight into account". *Asia Pac J Clin Nutr.* 2016; 25(1):78–84.
7. Rodriguez, N.R. "Introduction to Protein Summit 2.0: continued exploration of the impact of high-quality protein on optimal health". *Am J Clin Nutr.* 29 de abril de 2015.
8. Gebhardt, S.E.; Thomas, R.G. *Nutritive Values of Foods.* Beltsville, Maryland: Laboratório de dados nutricionais do Centro de Pesquisas Agrícolas do Departamento de Agricultura do Governo dos Estados Unidos; 2002. Disponível em: https://www.ars.usda.gov/is/np/NutritiveValueofFoods/NutritiveValueofFoods.pdf.
9. Birt, D.F.; Boylston, T.; Hendrich, S. et al. "Resistant starch: promise for improving human health". *Adv Nutr.* 6 de novembro de 2013; 4(6):587–601.
10. Cummings, J.H.; Macfarlane, G.T.; Englyst, H.N. "Prebiotic digestion and fermentation". *Am J Clin Nutr.* Fevereiro de 2001; 73(2 Suppl):415S–420S.
11. Jenkins, D.J.; Kendall, C.W.; Augustin, L.S. et al. "Effect of legumes as part of a low glycemic index diet on glycemic control and cardiovascular risk factors in type 2 diabetes mellitus: a randomized controlled trial". *Arch Intern Med.* 2012:1–8.
12. Yadav, B.S.; Sharma, A.; Yadav, R.B. "Studies on effect of multiple heating/cooling cycles on the resistant starch formation in cereals, legumes and tubers". *Int J Food Sci Nutr.* 2009; 60 Supl. 4:258–72.
13. Winham, D.M.; Hutchins, A.M. "Perceptions of flatulence from bean consumption among adults in 3 feeding studies". *Nutr J.* 2011;10:128.
14. Ford, A.C.; Moayyedi, P.; Lacy, B.E. et al. "American College of Gastroenterology monograph on the management of irritable bowel syndrome and chronic idiopathic constipation". *Am J Gastroenterol.* Agosto de 2014; 109 Suppl 1:S2–S26.
15. Dent, J.; El-Serag, H.B.; Wallander, M-A. et al. "Epidemiology of gastro-oesophageal reflux disease: a systematic review". *Gut.* 5 de maio de 2005; 54(5):710–17.
16. Elyassi, A.R.; Rowshan, H.H. "Perioperative management of the glucose-6-phosphate dehydrogenase deficient patient: a review of literature". *Anesth Prog.* 2009 Fall;56(3): 86–91.

17. Provvisiero, D.P.; Pivonello, C.; Muscogiuri, G. et al. "Influence of bisphenol A on type 2 diabetes mellitus". *Int J Environ Res Public Health*. 6 de outubro de 2016; 13(10). pii:E989. Revisão.
18. Bae, S.; Hong, Y.C. "Exposure to bisphenol A from drinking canned beverages increases blood pressure: randomized crossover trial". *Hypertension*. Fevereiro de 2015; 65(2):313-19.
19. Yang, C.Z.; Yaniger, S.I.; Jordan, V.C. et al. "Most plastic products release estrogenic chemicals: a potential health problem that can be solved". *Environ Health Perspect*. Julho de 2011; 119(7):989-96. Liao, C.; Kannan; K. "Concentrations and profiles of bisphenol A and other bisphenol analogues in foodstuffs from the United States and their implications for human exposure". *J Agric Food Chem*. 15 de maio de 2013; 61(19):4655-62.
20. Ministério de Agricultura do Governo dos Estados Unidos. "Adoption of genetically engineered crops in the U.S". Disponível em: https://www.ers.usda.gov/data-products/adoption-of-genetically-engineered-crops-in-the-us/. 19 de outubro de 2016.
21. Patterson, E.; Wall, R.; Fitzgerald, G.F. et al. "Health implications of high dietary omega-6 polyunsaturated fatty acids". *J Nutr Metab*. 2012; 2012:539426. Maingrette, F.; Renier, G. "Linoleic acid increases lectin-like oxidized LDL receptor-1 (LOX-1) expression in human aortic endothelial cells". *Diabetes*. Maio de 2005; 54(5):1506-13. Barsch, H. Nair, J. Owen, R.W. "Dietary polyunsaturated fatty acids and cancers of the breast and colorectum: emerging evidence for their role as risk modifiers". *Carcinogenesis*. Dezembro de 1999; 20(12): 2209-18. Hibbeln, J.R., Gow, R.V. "The potential for military diets to reduce depression, suicide, and impulsive aggression: a review of current evidence for omega-3 and omega-6 fatty acids". *Mil Med*. Novembro de 2014;179(11 Suppl):117-28.
22. Henrgy, A.G.; Brooks, A.S.; Piperno, D.R. "Microfossils in calculus demonstrate consumption of plants and cooked foods in Neanderthal diets (Shanidar III, Iraque; Spy I e II, Bélgica)". *Proc Natl Acad Sci USA*. 11 de janeiro de 2011;108(2):486-91.

Cereais

1. Fasano, A.; Sapone, A.; Zevallos, V.; Schuppan, D. "Nonceliac gluten sensitivity". *Gastroenterology*. Maio de 2015;148(6):1195-1204.

2. Comitê de Diretrizes Nutricionais. *Report of the Dietary Guidelines Advisory Committee on the Dietary Guidelines for Americans, 2010.* Washington, D.C.: Centro de Pesquisas Agrícolas do Departamento de Garicultura do Governo dos Estados Unidos; 2011.
3. Schwingshackl, L.; Hoffmann, G. "Long-term effects of low glycemic index/load vs. High glycemic index/load diets on parameters of obesity and obesity-associated risks: a systematic review and meta-analysis". *Nutr Metab Cardiovasc Dis.* Agosto de 2013; 23(8):699–706. Data de edição: 10.1016/j.numecd.2013.04.008. Epub: 17 de junho de 2013. Revisão.
4. Mirrahimi, A. de Souza, R.J.; Chiavaroli, L. et al. Associations of glycemic index and load with coronary heart disease events: a systematic review and meta-analysis of prospective cohorts. *J Am Heart Assoc.* Outubro de 2012; 1(5).
5. Seetharaman, S.; Andel, R.; McEvoy, C.; Dahl Aslan, A.K.; Finkel, D.; Pedersen, N.L. "Blood glucose, diet-based glycemic load and cognitive aging among dementia-free older adults". *J Gerontol A Biol Sci Med Sci.* Abril de 2015; 70(4):471–79.
6. Dong, J.Y.; Qin, L.Q. "Dietary glycemic index, glycemic load, and risk of breast cancer: meta-analysis of prospective cohort studies". *Breast Cancer Res Treat.* Abril de 2011; 126(2):287–94. Data de edição: 10.1007/s10549-011-1343-3. Epub: 11 de janeiro de 2011. Revisão.
7. Braconnier, D. "Farming to blame for our shrinking size and brains". Phys.org. Disponível em: https://phys.org/news/2011-06-farming-blame-size-brains.html. 15 de junho de 2011.
8. Ripsin, C.M.; Keenan, J.M.; Jacobs, D.R. Jr. et al. "Oat products and lipid lowering. A meta-analysis". *JAMA.* 24 de junho de 1992; 267(24):3317–25.
9. Keenan, J.M.; Pins, J.J.; Frazel, C. et al. "Oat ingestion reduces systolic and diastolic blood pressure in patients with mild or borderline hypertension: a pilot trial". *J Fam Pract.* Abril de 2002; 51(4):369.
10. Pereira, M.A.; O'Reilly, E.; Augustsson, K. et al. "Dietary fiber and risk of coronary heart disease: a pooled analysis of cohort studies". *Arch Intern Med.* 23 de fevereiro de 2004; 164(4): 370–76.
11. Klement, R.J.; Kammerer, U. "Is there a role for carbohydrate restriction in the treatment and prevention of cancer?" *Nutr Metab (Lond).* 2011;8:75.
12. Peet, M. "International variations in the outcome of schizophrenia and the prevalence of depression in relation to national dietary practices: an ecological

analysis". *Br J Psychiatry*. Maio de 2004; 184:404-8.13. de Munter, J.S.; Hu, F.B.; Spiegelman, D. et al. "Whole grain, bran, and germ intake and risk of type 2 diabetes: a prospective cohort study and systematic review". *PLoS Med*. Agosto de 2007; 4(8):e261.

14. Quealy, K.; Sanger-Katz, M. "Is sushi 'healthy'? What about granola? Where Americans and nutritionists disagree". *New York Times*. 5 de julho de 2016.
15. Atkinson, F.S.; Foster-Powell, K.; Brand-Miller, J.C. "International tables of glycemic index and glycemic load values: 2008." *Diabetes Care*. 31:2281-83.
16. Farrell, R.J.; Kelly, C.P. "Celiac sprue". *N Engl J Med*. 17 de janeiro de 2002; 346(3):180-88. Revisão.
17. Uhde, M.; Ajamian, M.; Caio, G. et al. "Intestinal cell damage and systemic immune activation in individuals reporting sensitivity to wheat in the absence of coeliac disease". *Gut*. 2016; 65:1930-37.
18. Sturgeon, C.; Fasano, A. "Zonulin, a regulator of epithelial and endothelial barrier functions, and its involvement in chronic inflammatory diseases". *Tissue Barriers*. 21 de outubro de 2016; 4(4):e1251384.
19. Rubio-Tapia, A. Kyle, R.A.; Kaplan, E.L. et al. "Increased prevalence and mortality in undiagnosed celiac disease". *Gastroenterology*. Julho de 2009; 137(1):88-93.
20. Byrnes, S.E.; Miller, J.C.; Denyer, G.S. "Amylopectin starch promotes the development of insulin resistance in rats". *J Nutr*. Junho de 1995; 125(6):1430-37.
21. Samsel, A.; Seneff, S. "Glyphosate, pathways to modern diseases II: celiac sprue and gluten intolerance". *Interdisciplinary Toxicology*. 2013; 6(4):159-84. Samsel, A.; Seneff, S. "Glyphosate's suppression of cytochrome P450 enzymes and amino acid biosynthesis by the gut microbiome: pathways to modern diseases". *Entropy*. 2013; 15:1416-63.
22. Environmental Working Group. "Sugar in children's cereals: healthy breakfast tips". 12 de dezembro de 2011.
23. Thies, F.; Masson, L.F.; Boffetta, P; et al. "Oats and CVD risk markers: a systematic literature review". *Br J Nutr*. Outubro de 2014; 112 Supl. 2:S19-S30.
24. Ravnskov, U. Diamond, D.M.; Hama, R. et al. "Lack of an association or an inverse association between low-density-lipoprotein cholesterol and mortality in the elderly: a systematic review". *BMJ Open*. 12 de junho de 2016; 6(6):e010401.
25. Ebbeling, C.B.; Swain, J.F.; Feldman, H.A. et al. "Effects of dietary composition on energy expenditure during weight-loss maintenance". *JAMA*. 27 de junho de 2012; 307(24):2627-34.

26. Abdel-Aal, el-S.M.; Akhtar, H.; Zaheer, K. et al. "Dietary sources of lutein and zeaxanthin carotenoids and their role in eye health". *Nutrients*. 9 de abril de 2013; 5(4):1169-85.
27. Departamento de Agricultura dos Estados Unidos. "Adoption of genetically engineered crops in the U.S.: recent trends in GE adoption". 3 de novembro de 2016.
28. Hayes, T.B.; Khoury, V.; Narayan, A. et al. "Atrazine induces complete feminization and chemical castration in male African clawed frogs (*Xenopus laevis*)". *Proc Natl Acad Sci USA*. 9 de março de 2010; 107(10):4612-17. Sass, J.B.; Colangelo, A. "European Union bans atrazine, while the United States negotiates continued use". *Int J Occup Environ Health*. Julho-Setembro de 2006; 12(3):260-67.
29. Agopian, A.J.; Lupo, P.J.; Canfield, M.A. et al. "Case-control study of maternal residential atrazine exposure and male genital malformations". *Am J Med Genet A*. Maio de 2013; 161A(5):977-82.
30. Sun, Q.; Spiegelman, D.; van Dam, R.M. et al. "White rice, brown rice, and risk of type 2 diabetes in US men and women". *Arch Intern Med*. 14 de junho de 2010; 170(11):961-69.
31. Deng, G.F.; Xu, X.R.; Zhang, Y. et al. "Phenolic compounds and bioactivities of pigmented rice". *Crit Rev Food Sci Nutr*. 2013;53(3):296-306.
32. Consumer Reports. "Arsenic in your food". Disponível em: http://www.consumerreports.org/cro/magazine/2012/11/arsenic-in-your-food/index.htm. Novembro de 2012. Consumer Reports. "How much arsenic is in your rice?" Disponível em: http://www.consumerreports.org/cro/magazine/2015/01/how--much-arsenic-is-in-your-rice/index.htm. Janeiro de 2015.
33. Vigilância Sanitária do Governo dos Estados Unidos. Ministério da Saúde do Governo dos Estados Unidos. "Guidance for industry and FDA staff. Whole grain label statements". Fevereiro de 2006.
34. Departamento de Agricultura do Governo dos Estados Unidos. *Pesticide Data Program*. Disponível em: https://www.ams.usda.gov/datasets/pdp. Documento obtido em 8 de março de 2017.
35. Woodcock, B.A.; Isaac, N.J.; Bullock, J.M. et al. "Impacts of neonicotinoid use on longterm population changes in wild bees in England". *Nat Commun*. Agosto de 2016;7: 12459.

Oleaginosas e sementes

1. Su, X.; Tamimi, R.M.; Collins, L.C. et al. "Intake of fiber and nuts during adolescence and incidence of proliferative benign breast disease". *Cancer Causes Control*. Julho de 2010; 21(7):1033-46.
2. Savoie, K. "Food pyramid perils". *Health Perspectives*. Fevereiro de 2003.
3. Sabate, J. "Nut consumption and body weight". *Am J Clin Nutr*. Setembro de 2003; 78(3 Supl.):647S-650S.
4. Babio, N.; Toledo, E.; Estruch, R. et al., Pesquisadores do estudo PREDIMED. "Mediterranean diets and metabolic syndrome status in the PREDIMED randomized trial". *CMAJ*. 18 de novembro de 2014; 186(17):E649-E657.
5. Storniolo, C.E.; Casillas, R.; Bullo, M. et al. "A Mediterranean diet supplemented with extra virgin olive oil or nuts improves endothelial markers involved in blood pressure control in hypertensive women". *Eur J Nutr*. Fevereiro de 2017; 56(1): 89-97.
6. Estruch, R.; Sierra, C. "Commentary: frequent nut consumption protects against cardiovascular and cancer mortality, but the effects may be even greater if nuts are included in a healthy diet". *Int J Epidemiol*. Junho de 2015; 44(3):1049-50.
7. Asghari, G.; Ghorbani, Z.; Mirmiran, P.; Azizi, F. "Nut consumption is associated with lower incidence of type 2 diabetes: the Tehran Lipid and Glucose Study". *Diabetes Metab*. Fevereiro de 2017; 43(1):18-24.
8. Gopinath, B.; Flood, V.M.; Burlutsky, G. et al. "Consumption of nuts and risk of total and cause-specific mortality over 15 years". *Nutr Metab Cardiovasc Dis*. Dezembro de 2015; 25(12):1125-31.
9. Estruch, R.; Ros, E.; Salas-Salvadó, J. et al. "Primary prevention of cardiovascular disease with a Mediterranean diet". *NEJM*. 4 de abril de 2013; 368(14):1279-90.
10. Ibarrola-Jurado, N.; Bullo, M.; Guasch-Ferre, M. et al. "Cross-sectional assessment of nut consumption and obesity, metabolic syndrome and cardiometabolic risk factors: the PREDIMED study". *PLoS One*. 2013; 8(2):e57367.
11. Storniolo, C.E.; Casillas, R.; Bullo, M. et al. "A Mediterranean diet supplemented with extra virgin olive oil or nuts improves endothelial markers involved in blood pressure control in hypertensive women". *Eur J Nutr*. Fevereiro de 2017; 56(1):89-97.

12. Casas, R.; Sacanella, E.; Urpi-Sarda, M. et al. "The effects of the Mediterranean diet on biomarkers of vascular wall inflammation and plaque vulnerability in subjects with high risk for cardiovascular disease. A randomized trial". *PLoS One*. 12 de junho de 2014; 9(6):2100084.
13. Jenkins, D.J.; Wong, J.M.; Kendall, C.W. et al. "Effect of a 6-month vegan low-carbohydrate ('Eco-Atkins') diet on cardiovascular risk factors and body weight in hyperlipidaemic adults: a randomized controlled trial". *BMJ Open*. 5 de fevereiro de 2014; 4(2):e003505.
14. Aune, D.; Keum, N.; Giovannucci, E. et al. "Nut consumption and risk of cardiovascular disease, total cancer, all-cause and cause-specific mortality: a systematic review and dose-response meta-analysis of prospective studies". *BMC Medicine*. Dezembro de 2016; 14:207.
15. Ros, E. "Health benefits of nut consumption". *Nutrients*. Julho de 2010; 2(7):652–82.
16. Bes-Rastrollo, M.; Sabate, J.; Gomez-Gracia, E. et al. "Nut consumption and weight gain in a Mediterranean cohort: the SUN study". *Obesity (Silver Spring)*. Janeiro de 2007; 15(1):107–16.
17. Smith, J.D.; Hou, T.; Ludwig, D.S. et al. "Changes in intake of protein foods, carbohydrate amount and quality, and long-term weight change: results from 3 prospective cohorts". *Am J Clin Nutr*. Junho de 2015; 101(6):1216–24.
18. Ministério da Agricultura e Pesquisa em Agronomia do governo americano. 2010. "Oxigen radical absorbance (ORAC) of selected foods, release 2". Homepage do Laboratório de Dados Nutricionais: Disponível em: https://www.ars.usda.gov/northeast-area/beltsville-md/beltsville-human-nutrition-research-center/nutrient-data-laboratory/docs/oxygen-radical-absorbance-capacity-orac-of-selected-foods-release-2-2010. Atualizado em 13 de agosto de 2016.
19. Cortes, B.; Nunez, I.; Cofan, M. et al. "Acute effects of high-fat meals enriched with walnuts or olive oil on postprandial endothelial function". *J Am Coll Cardiol*. 17 de outubro de 2006; 48(8):1666–71.
20. Yang, J.; Liu, R.H.; Halim, L. "Antioxidant and antiproliferative activities of common edible nut seeds". *LWT-Food Science and Technology*. 2009; 42(1):1-8.
21. Rajaram, S.; Burke, K.; Connell, B.; Myint, T.; Sabate, J. "A monounsaturated fatty acid-rich pecan-enriched diet favorably alters the serum lipid profile of healthy men and women". *J Nutr*. Setembro de 2001; 131(9):2275–79.

22. Knekt, P.; Heliovaara, M.; Aho, K. et al. "Serum selenium, serum alpha--tocopherol, and the risk of rheumatoid arthritis". *Epidemiology.* Julho de 2000; 11(4):402–5.
23. Cominetti, C. de Bortoli, M.C.; Garrido, A.B. Jr. et al. "Brazilian nut consumption improves selenium status and glutathione peroxidase activity and reduces atherogenic risk in obese women". *Nutr Res.* Junho de 2012; 32(6):403–7.
24. Orem, A.; Yucesan, F.B.; Orem, C. et al. "Hazelnut-enriched diet improves cardiovascular risk biomarkers beyond a lipid-lowering effect in hypercholesterolemic subjects". *JClin Lipidol.* Março-abril de 2013; 7(2):123–31.
25. Aldemir, M. Okulu, E.; Neşelioğlu, S.; Erel, O.; Kayıgil, O. "Pistachio diet improves erectile function parameters and serum lipid profiles in patients with erectile dysfunction". *Int J Impot Res.* Janeiro-fevereiro de 2011; 23(1):32-38.
26. Griel, A.E.; Cao, Y.; Bagshaw, D.D. et al. "A macadamia nut-rich diet reduces total and LDL-cholesterol in mildly hypercholesterolemic men and women". *J Nutr.* Abril de 2008; 138(4):761-67.
27. Calani, L.; Dall'Asta, M.; Derlindati, E. et al. "Colonic metabolism of polyphenols from coffee, green tea, and hazelnut skins". *J Clin Gastroenterol.* Outubro de 2012; 46 Suplemento: S95-S99.
28. Demark-Wahnefried, W.; Polascik, T.J.; George, S.L. et al. "Flaxseed supplementation (not dietary fat restriction) reduces prostate cancer proliferation rates in men pre-surgery". *Cancer Epidemiol Biomarkers Prev.* Dezembro de 2008; 17(12):3577-87. Flower, G.; Fritz, H.; Balneaves, L.G. et al. "Flax and breast cancer: a systematic review". *Integr Cancer Ther.* Maio de 2014; 13(3):181–92.
29. Singh, K.K.; Mridula, D.; Rehal, J. et al. "Flaxseed: a potential source of food, feed and fiber". *Crit Rev Food Sci Nutr.* Março de 2011; 51(3):210-22. Kajla, P.; Sharma, A.; Sood, D.R. "Flaxseed — a potential functional food source". *J Food Sci Technol.* 2015.
30. Nachbar, M.S.; Oppenheim, J.D. "Lectins in the United States diet: a survey of lectins in commonly consumed foods and a review of the literature". *Am J Clin Nutr.* Novembro de 1980; 33(11):2338-45.
31. Sisson, M. "The lowdown on lectins". *Mark's Daily Apple.* 4 de junho de 2010.
32. Macfarlane, B.J.; Bezwoda, W.R.; Bothwell, T.H. et al. "Inhibitory effect of nuts on iron absorption". *Am J Clin Nutr.* Fevereiro de 1988; 47(2):270-74.
33. Pierson, D. "California farms lead the way in almond production". *Los Angeles Times.* 12 de janeiro de 2014.

34. Bland, A. "California drought has wild salmon competing with almonds for water". NPR. 21 de agosto de 2014.

Açúcar e adoçantes

1. Softic, S.; Cohen, D.E.; Kahn, C.R. "Role of dietary fructose and hepatic de novo lipogenesis in fatty liver disease". *Dig Dis Sci*. Maio de 2016; 61(5):1282-93. Data de edição: 10.1007/s10620-016-4054-0. E-pub: 8 de fevereiro de 2016. Revista.
2. Yang, Q.; Zhang, Z.; Gregg, E.W.; Flanders, W.D.; Merritt, R.; Hu, F.B. "Added sugar intake and cardiovascular diseases mortality among US adults". *JAMA Intern Med*. 2014; 174(4):516-24.
3. Chowdhury, R.; Warnakula, S.; Kunutsor, S. et al. "Association of dietary, circulating, and supplement fatty acids with coronary risk: a systematic review and meta-analysis". *Ann Intern Med*. 2014;160:398-406.
4. Lenoir, M.; Serre, F.; Cantin, L.; Ahmed, S.H. "Intense sweetness surpasses cocaine Reward". *PLoS One*. 1º de agosto de 2007; 2(8):e698.
5. Lenoir, M.; Serre, F.; Cantin, L.; Ahmed, S.H. "Intense sweetness surpasses cocaine reward". *PLoS One*. 1º de agosto de 2007; 2(8):e698.
6. Suez, J.; Korem, T.; Zeevi, D. et al. "Artificial sweeteners induce glucose intolerance by altering the gut microbiota". *Nature*. 9 de outubro de 2014; 514(7521):181-86.
7. Ruanpeng, D.; Thongprayoon, C.; Cheungpasitporn, W.; Harindhanavudhi, T. "Sugar and artificially-sweetened beverages linked to obesity: a systematic review and metaanalysis". *QJM*. 11 de abril de 2017.
8. Popkin, B.M.; Hawkes, C. "Sweetening of the global diet, particularly beverages: patterns, trends and policy responses". *Lancet Diabetes Endocrinol*. Fevereiro de 2016; 4(2):174-86.
9. Yang, Q.; Zhang, Z.; Gregg, E.W.; et al. "Added sugar intake and cardiovascular diseases mortality among US adults". *JAMA Intern Med*. Abril de 2014; 174(4):516-24.
10. Westover, A.N.; Marangell, L.B. "A cross-national relationship between sugar consumption and major depression?" *Depress Anxiety*. 2002; 16(3):118-20.
11. Comissão de Diretrizes Nutricionais de 2015. *Scientific Report of the 2015 Dietary Guidelines Advisory Committee*. Secretaria de Prevenção de Doenças e Promoção de Saúde do Governo Americano. Disponível em: http://www.health.gov/dietaryguidelines/2015-scientific-report/. Dezembro de 2016.

12. Departamento de Agricultura do governo dos Estados Unidos — Secretaria de Pesquisas em Economia. "Per capita wheat flour consumption declines along with other starches". Disponível em: https://www.ers.usda.gov/data-products/chart-gallery/gallery/chart-detail/?chartId=81227 Atualizado em 28 de novembro de 2016.
13. Ferdman, R.A. "Where people around the world eat the most sugar and fat". *Washington Post*. Disponível em: https://www.washingtonpost.com/news/wonk/wp/2015/02/05/where-people-around-the-world-eat-the-most-sugar-and-fat. 5 de fevereiro de 2015.
14. Te Morenga, L.; Mallard, S.; Mann, J. "Dietary sugars and body weight: systematic review and meta-analyses of randomized controlled trials and cohort studies". *BMJ*. 2013; 346:e7492.
15. Singh, G.M.; Micha, R.; Khatibzadeh, S. et al. "Estimated global, regional, and national disease burdens related to sugar-sweetened beverage consumption in 2010". *Circulation*. 25 de agosto de 2015; 132(8):639–66.
16. Organização Mundial de Saúde. "Sugars intake for adults and children". Disponível em: http://www.who.int/nutrition/publications/guidelines/sugars_intake/en/. Março de 2015.
17. Associação Americana do Coração. "Kids and added sugars: how much is too much?" Disponível em: http://news.heart.org/kids-and-added-sugars-how-much-is-too-much/ August 2016.
18. Kuhnle, G.G.; Tasevska, N.; Lenties, M.A. et al. "Association between sucrose intake and risk of overweight and obesity in a prospective sub-cohort of the European prospective investigation into cancer in Norfolk (EPIC-Norfolk)". *Public Health Nutr*. Outubro de 2015; 18(15):2815–24.
19. Drewnowski, A.; Rehm, C.D. "Consumption of added sugars among US children and adults by food purchase location and food source". *Am J Clin Nutr*. Setembro de 2014; 100(3): 901-7.
20. World Health Organization. *Global Report on Diabetes*. Genebra, Suíça: Serviço de Comunicação da OMS; 2016. Disponível em: http://apps.who.int/iris/bitstream/10665/204871/1/9789241565257_eng.pdf.
21. Te Morenga, L.A.; Howatson, A.J.; Jones, R.M. et al. "Dietary sugars and cardiometabolic risk: systematic review and meta-analyses of randomized controlled trials of the effects on blood pressure and lipids". *Am J Clin Nutr*. Julho de 2014; 100(1):65–79. Ruff RR. "Sugar-sweetened beverage consumption is linked to global adult morbidity and mortality through diabetes mellitus,

cardiovascular disease and adiposity-related cancers". *Evid Based Med*. Dezembro de 2015; 20(6):223-24.
22. Krone, C.A.; Ely, J.T. "Controlling hyperglycemia as an adjunct to cancer therapy". *Integr Cancer Ther*. Março de 2005; 4(1):25-31. Meyerhardt, J.A.; Sato, K.; Niedzwiecki, D. et al. "Dietary glycemic load and cancer recurrence and survival in patients with stage III colon cancer: findings from CALGB 89803". *J Natl Cancer Inst*. 21 de novembro de 2012; 104(22):1702-11.
23. Mastrocola, R.; Nigro, D.; Cento, A.S.; et al. "High-fructose intake as risk factor for neurodegeneration: key role for carboxy methyllysine accumulation in mice hippocampal neurons". *Neurobiol Dis*. Maio de 2016; 89:65-75.
24. Stephan, B.C.; Wells, J.C.; Brayne, C. et al. "Increased fructose intake as a risk factor for dementia". *J Gerontol A Biol Sci Med Sci*. Agosto de 2010; 65(8):809-14.
25. Felix, D.R.; Costenaro, F.; Gottschall, C.B. et al. "Non-alcoholic fatty liver disease (Nafld) in obese children — effect of refined carbohydrates in diet". *BMC Pediatr*. 15 de novembro de 2016; 16(1):187. Kavanagh K, Wylie AT, Tucker KL, et al. "Dietary fructose induces endotoxemia and hepatic injury in calorically controlled primates". *Am J Clin Nutr*. Agosto de 2013; 98(2):349-57.
26. Yang, Q. "Gain weight by 'going diet'? Artificial sweeteners and the neurobiology of sugar cravings: Neuroscience 2010". *Yale Journal of Biology and Medicine*. 2010; 83(2): 101-8.
27. Banting, W. "Letter on corpulence, addressed to the public". *Obes Res*. Março de 1993; 1(2):153-63.
28. Departamento de Agricultura do governo dos Estados Unidos e Departamento de Saúde e Atendimento Humano. "Nutrition and your health: dietary guidelines for Americans." *Home and Garden Bulletin*. Fevereiro de 1980; 232. Disponível em: https://health.gov/dietaryguidelines/1980thin.pdf?_ga=2.180372961.77605286.1503837658-755408361.1503663254.
29. Malik, V.S. "Sugar sweetened beverages and cardiometabolic health". *Curr Opin Cardiol*. Setembro de 2017; 32(5):572-79.
30. Teicholz, N. *The Big Fat Surprise*. Nova York: Scribner; 2014.
31. Yerushalmy, J.; Hilleboe, H.E. "Fat in the diet and mortality from heart disease; a methodologic note". *NY State J Med*. 15 de julho de 1957; 57(14):2343-54.
32. Szanto, S.; Yudkin, J. "The effect of dietary sucrose on blood lipids, serum insulin, platelet adhesiveness and body weight in human volunteers". *Postgrad Med J*. Setembro de 1969; 45(527):602-7.

33. Yudkin, J. "Dietary factors in arteriosclerosis: sucrose". *Lipids.* Maio de 1978;13(5): 370-72.
34. Yudkin, J.; Lustig, R.H. *Pure, White, and Deadly: How Sugar Is Killing Us and What We Can Do to Stop It.* Nova York: Penguin Books; 2013.
35. Kearns, C.E.; Schmidt, L.A.; Glantz, S.A. "Sugar industry and coronary heart disease research: a historical analysis of internal industry documents". *JAMA Intern Med.* 2016; 176(11):1680-85.
36. O'Connor, A. "Coca-Cola funds scientists who shift blame for obesity away from bad diets". *New York Times.* 9 de agosto de 2015.
37. Choi, C. "How candy makers shape nutrition Science". Associated Press. 2 de junho de 2016.
38. Erickson, J.; Sadeghirad, B.; Lytvyn, L. et al. "The scientific basis of guideline recommendations on sugar intake: a systematic review". *Ann Intern Med.* 20 de dezembro de 2016. [Publicado em meios eletrônicos antes dos meios impressos.]
39. Lennerz, B.S.; Alsop, D.C.; Holsen, L.M. et al. "Effects of dietary glycemic index on brain regions related to reward and craving in men". *Am J Clin Nutr.* Setembro de 2013; 98(3): 641-47.
40. Avena, N.M.; Rada, P.; Hoebel, B.G. "Evidence for sugar addiction: behavioral and neurochemical effects of intermittent, excessive sugar intake". *Neurosci Biobehav Rev.* 2008; 32(1):20-39.
41. Lustig, R.H.; Mulligan, K.; Noworolski, S.M. et al. "Isocaloric fructose restriction and metabolic improvement in children with obesity and metabolic syndrome". *Obesity (Silver Spring).* Fevereiro de 2016; 24(2):453-60.
42. Gugliucci, A.; Lustig, R.H.; Caccavello, R. et al. "Short-term isocaloric fructose restriction lowers apoC-III levels and yields less atherogenic lipoprotein profiles in children with obesity and metabolic syndrome". *Atherosclerosis.* Outubro de 2016; 253:171-77.
43. Vos, M.B.; Lavine, J.E. "Dietary fructose in nonalcoholic fatty liver disease". *Hepatology.* Junho de 2013; 57(6):2525-31.
44. Rapin, J.R.; Wiernsperger, N. "Possible links between intestinal permeability and food processing: a potential therapeutic niche for glutamine". *Clinics (São Paulo).* Junho de 2010; 65(6):635-43.
45. Bray, G.A.; Nielsen, S.J.; Popkin, B.M. "Consumption of high-fructose corn syrup in beverages may play a role in the epidemic of obesity". *Am J Clin Nutr.* Abril de 2004; 79 (4): 537-43.

46. Nettleton, J.A.; Lutsey, P.L.; Wang, Y. et al. "Diet soda intake and risk of incident metabolic syndrome and type 2 diabetes in the Multi-Ethnic Study of Atherosclerosis (MESA)". *Diabetes Care*. 2009; 32(4):688-94.
47. Soffritti, M.; Belpoggi, F.; Manservigi, M. et al. "Aspartame administered in feed, beginning prenatally through life span, induces cancers of the liver and lung in male Swiss mice". *Am J Ind Med*. Dezembro de 2010; 53(12):1197-1206.
48. Suez, J.; Korem, T.; Zeevi, D. et al. "Artificial sweeteners induce glucose intolerance by altering the gut microbiota". *Nature*. 2014; 514(7521):181-86.
49. Maher, T.J.; Wurtman, R.J. "Possible neurologic effects of aspartame, a widely used food additive". *Environ Health Perspect*. Novembro de 1987; 75:53-57.
50. Wang, Q.P.; Lin, Y.Q.; Zhang, L. et al. "Sucralose promotes food intake through NPY and a neuronal fasting response". *Cell Metab*. 12 de julho de 2016; 24(1):75-90. Swithers, S.E.; Davidson, T.L. "A role for sweet taste: calorie predictive relations in energy regulation by rats". *Behav Neurosci*. Fevereiro de 2008; 122(1):161-73.
51. Feijo, F. de M., Ballard CR, Foletto KC, et al. "Saccharin and aspartame, compared with sucrose, induce greater weight gain in adult Wistar rats, at similar total caloric intake levels". *Appetite*. Janeiro de 2013; 60(1):203-7.
52. Borges, M.C.; Louzada, M.L.; de Sa, T.H. et al. "Artificially sweetened beverages and the response to the global obesity crisis". *PLoS Med*. 3 de janeiro de 2017; 14(1):e1002195.
53. Hootman, K.C.; Trezzi, J.P.; Kraemer, L. et al. "Erythritol is a pentose-phosphate pathway metabolite and associated with adiposity gain in young adults". *Proc Natl Acad Sci USA*. 23 de maio de 2017; 114(21):E4233–E4240. Data de edição: 10.1073/pnas.1620079114.
54. Phillips, K.M.; Carlsen, M.H.; Blomhoff, R. "Total antioxidant content of alternatives to refined sugar". *J Am Diet Assoc*. Janeiro de 2009; 109(1):64-71.
55. Clay, J. *World Agriculture and the Environment: A Commodity-By-Commodity Guide to Impacts and Practices*. Washington, DC: Island Press; 1º de março de 2004.
56. Elizabeth, K. "UNCW professors study Splenda in Cape Fear River". *Star News Online*. 10 de março de 2013.
57. Wu-Smart, J.; Spivak, M. "Sub-lethal effects of dietary neonicotinoid insecticide exposure on honey bee queen fecundity and colony development". *Sci Rep*. 26 de agosto de 2016; 6:32108.

58. Tey, S.L.; Salleh, N.B.; Henry, J.; Forde, C.G. "Effects of aspartame-, monk fruit-, stevia and sucrose-sweetened beverages on postprandial glucose, insulin and energy intake". *Int J Obes (Lond)*. Março de 2017; 41(3):450-57.

Bebidas

1. Ibarra-Reynoso, L.D.R.; Lopez-Lemus, H.L.; Garay-Sevilla, M.E.; Malacara, J.M. "Effect of restriction of foods with high fructose corn syrup content on metabolic indices and fatty liver in obese children". *Obes Facts*. 5 de agosto de 2017; 10(4):332-40.
2. Smith-Warner, S.A.; Spiegelman, D.; Yaun, S.S. et al. "Alcohol and breast cancer in women: a pooled analysis of cohort studies". *JAMA*. 18 de fevereiro de 1998; 279(7):535-40.
3. Hyman, M. *Eat Fat, Get Thin*. Nova York: Little, Brown; 2016.
4. Singh, G.M.; Micha, R.; Khatibzadeh, S. et al. "Estimated global, regional and national disease burdens related to sugar-sweetened beverage consumption in 2010". *Circulation*. 25 de agosto de 2015; 132(8):639–66.
5. Ruanpeng, D.; Thongprayoon, C.; Cheungpasitporn, W.; Harindhanavudhi, T. "Sugar and artificially-sweetened beverages linked to obesity: a systematic review and metaanalysis". *QJM*. 11 de abril de 2017.
6. Greenwood, D.C.; Threapleton, D.E.; Evans, C.E. et al. "Association between sugarsweetened and artificially sweetened soft drinks and type 2 diabetes: systematic review and dose-response meta-analysis of prospective studies". *Br J Nutr*. 14 de setembro de 2014; 112(5):725–34.
7. Wijarnpreecha, K.; Thongprayoon, C.; Edmonds, P.J.; Cheungpasitporn, W. "Associations of sugar- and artificially sweetened soda with nonalcoholic fatty liver disease: a systematic review and meta-analysis". *QJM*. Julho de 2016; 109(7):461-66.
8. Cheungpasitporn, W.; Thongprayoon, C.; O'Corragain, O.A.; Edmonds, P.J.; Kittanamongkolchai, W.; Erickson, S.B. "Associations of sugar-sweetened and artificially sweetened soda with chronic kidney disease: a systematic review and meta-analysis". *Nephrology (Carlton)*. Dezembro de 2014; 19(12):791-97.
9. Cheungpasitporn, W.; Thongprayoon, C.; Edmonds, P.J. et al. "Sugar and artificially sweetened soda consumption linked to hypertension: a systematic review and meta-analysis". *Clin Exp Hypertens*. 2015; 37(7):587-93.

10. Malik, V.S. "Sugar sweetened beverages and cardiometabolic health". *Curr Opin Cardiol.* Setembro de 2017; 32(5):572-79.
11. Victor, D. "I don't drink coffee. Should I start?" *New York Times.* Disponível em: http://well.blogs.nytimes.com/2016/02/24/i-dont-drink-coffee-should-i-start/. 24 de fevereiro de 2016.
12. Ding, M.; Satija, A.; Bhupathiraju, S.N. et al. "Association of coffee consumption with total and cause-specific mortality in 3 large prospective cohorts". *Circulation.* Novembro de 2015;132:2305-15. Kennedy, O.J.; Roderick, P.; Buchanan, R.; Fallowfield, J.A.; Hayes, P.C.; Parkes, J. "Systematic review with meta-analysis: coffee consumption and the risk of cirrhosis". *Aliment Pharmacol Ther.* Março de 2016; 43(5):562-74. O'Keefe, J.H.; Bhatti, S.K.; Patil, H.R. et al. "Effects of habitual coffee consumption on cardiometabolic disease, cardiovascular health, and all-cause mortality". *J Am Coll Cardiol.* 17 de setembro de 2013;62(12):1043-51. Wu, L.; Sun, D.; He, Y. "Coffee intake and the incident risk of cognitive disorders: a dose-response meta-analysis of nine prospective cohort studies". *Clin Nutr.* 30 de maio de 2016. S0261 — 5614(16)30111-X.
13. Yashin, A.; Yashin, Y.; Wang, J.Y. et al. "Antioxidant and antiradical activity of coffee". *Antioxidants.* Dezembro de 2013; 2(4):230-45.
14. Bjarnadottir, A. "Science: coffee is the world's biggest source of antioxidants". Disponível em: https://authoritynutrition.com/coffee-worlds-biggest-source-of-antioxidants/. 27 de dezembro de 2016.
15. Svilaas, A.; Sakhi, A.K.; Anderson, L.F. et al. "Intakes of antioxidants in coffee, wine, and vegetables are correlated with plasma carotenoids in humans". *J Nutr.* Março de 2004; 134(3): 562-67.
16. Van Dam, R.M.; Pasman, W.J.; Verhoef, P. "Effects of coffee consumption on fasting blood glucose and insulin concentrations: randomized controlled trials in healthy volunteers". *Diabetes Care.* Dezembro de 2004; 27(12):2990-92.
17. Lovallo, W.R.; Al'Absi, M.; Blick, K. et al. "Stress-like adrenocorticotropin responses to caffeine in young healthy men". *Pharmacol Biochem Behav.* Novembro de 1996; 55(3):365-69.
18. ONG Environmental Working Group. "Erin Brockovich carcinogen in tap water of more than 200 million Americans." Disponível em: http://www.ewg.org/research/chromium-six-found-in-us-tap-water. 20 de setembro de 2016.
19. Conselho de Defesa dos Recursos Naturais. "The truth about tap". Disponível em: https://www.nrdc.org/stories/truth-about-tap

20. Tobacman, J.K. "Review of harmful gastrointestinal effects of carrageenan in animal experiments". *Environ Health Perspect*. Outubro de 2001; 109(10):983-94.
21. Kresser, C. "Harmful or harmless: carrageenan". Chris Kresser. Disponível em: https://chriskresser.com/harmful-or-harmless-carrageenan/ 15 de novembro de 2013.
22. St-Onge, M.P.; Jones, P.J. "Physiological effects of medium-chain triglycerides: potential agents in the prevention of obesity". *J Nutr*. Março de 2002; 132(3):329-32.
23. Kasai, M.; Nosaka, N.; Maki, H. et al. "Effect of dietary medium- and long-chain triacylglycerols (MLCT) on accumulation of body fat in healthy humans". *Asia Pac J Clin Nutr*. 2003;12(2):151-60.
24. Di Castelnuovo, A.; Costanzo, S.; Bagnardi, V. et al. "Alcohol dosing and total mortality in men and women: an updated meta-analysis of 34 prospective studies". *Arch Intern Med*. 11-25 de dezembro de 2006; 166(22):2437-45.
25. Costanzo, S.; Di Castelnuovo, A.; Donati, M.B. et al. "Alcohol consumption and mortality in patients with cardiovascular disease: a meta-analysis". *J Am Coll Cardiol*. 30 de março de 2010; 55(13):1339-47.
26. Jin, M.; Cai, S.; Guo, J. et al. "Alcohol drinking and all cancer mortality: a meta-analysis". *Ann Oncol*. Março de 2013; 24(3):807-16.
27. Gepner, Y.; Golan, R.; Harman-Boehm, I. et al. "Effects of initiating moderate alcohol intake on cardiometabolic risk in adults with type 2 diabetes: a 2-year randomized, controlled trial". *Ann Intern Med*. 20 de outubro de 2015; 163(8):569-79.
28. Saleem, T.S.M.; Basha, S.D. "Red wine: a drink to your heart". *J Cardiovasc Dis Res*. Outubro-Dezembro de 2010; 1(4):171-76.
29. Siler, S.Q.; Neese, R.A.; Hellerstein, M.K. "De novo lipogenesis, lipid kinetics, and wholebody lipid balances in humans after acute alcohol consumption". *Am J Clin Nutr*. Novembro de 1999; 70(5):928-36.
30. Tanner, G.J.; Colgrave, M.L.; Blundell, M.J. et al. "Measuring hordein (gluten) in beer — a comparison of ELISA and mass spectrometry". *PLoS One*. 2013; 8(2).
31. Wolk, B.J.; Ganetsky, M.; Babu, K.M. "Toxicity of energy drinks". *Curr Opin Pediatr*. Abril de 2012; 24(2):243-51.
32. Carlsen, M.H.; Halvorsen, B.L.; Holte, K. et al. "The total antioxidant content of more than 3100 foods, beverages, spices, herbs and supplements used worldwide". *Nutr J*. 22 de janeiro de 2010; 9:3.

33. Mukhtar, H.; Ahmad, N. "Tea polyphenols: prevention of cancer and optimizing Health". *Am J Clin Nutr.* Junho de 2000; 71(6 Suppl): 1698S-1702S.
34. Nagao, T.; Komine, Y.; Soga, S. et al. "Ingestion of a tea rich in catechins leads to a reduction in body fat and malondialdehyde-modified LDL in men". *Am J Clin Nutr.* Janeiro de 2005; 81(1):122-29.
35. Instituto Nacional do Câncer dos Estados Unidos. "Tea and cancer prevention". Disponível em: https://www.cancer.gov/about-cancer/causes-prevention/risk/diet/tea-fact-sheet. 29 de dezembro de 2016.
36. Nastu, P. "Carbon footprint of Tropicana orange juice: 1,7 kg". *Environmental Leader.* 23 de janeiro de 2009.
37. Levitt, T. "Coca-Cola just part of India's 'free-for-all'". *Ecologist.* 4 de dezembro de 2009.

Parte III

1. American Nutrition Association. Resenha: "Excitotoxins: The taste that kills". *Nutrition Digest,* nº 38, v. 2, 1995. Disponível em: http://americannutritionassociation.org/newsletter/review-excitotoxins-taste-kills.
2. ROACH, J. "Gulf of Mexico 'dead zone' is size of New Jersey". National Geographic News. Disponível em: http://news.nationalgeographic.com/news/2005/05/0525_050525_deadzone.html. Acesso em: 25 maio 2005.
3. Food And Drug Administration. "Food additive status list". Disponível em: http://www.fda.gov/Food/IngredientsPackagingLabeling/FoodAdditivesIngredients/ucm091048.htm.
4. Environmental Working Group. "EWG's Dirty Dozen guide to food additives: generally recognized as safe — but is it?" Disponível em: http://www.ewg.org/research/ewg-s-dirty-dozen-guide-food-additives/generally-recognized-as-safe-but-is-it. Acesso em: 12 nov. 2014.
5. Center For Science In The Public Interest. "Chemical cuisine". Disponível em: https://cspinet.org/eating-healthy/chemical-cuisine#mycoprotein.
6. Frye R. E.; Rose S.; Chacko J. et al. "Modulation of mitochondrial function by the microbiome metabolite propionic acid in autism and control cell lines". *Transl Psychiatry,* 25 out. 2016, nº 6, v. 10. Macfabe, D. F. "Short-chain fatty acid fermentation products of the gut microbiome: implications in autism spectrum disorders". *Microb Ecol Health Dis,* ago. 2012.

7. Hakim, D. "Doubts about the promised bounty of genetically modified crops". *New York Times*, 29 out. 2016.
8. Chang, Q; Wang, W; Regev-Yochay, G et al. "Antibiotics in agriculture and the risk to human health: how worried should we be?" *Evolutionary Applications*, nº 8, v. 3, p. 240-47, 2015.
9. Key, T. J. "Diet, insulin-like growth factor-1 and cancer risk". *Proc Nutr Soc.*, nº 3, v. 1-4, maio de 2011.
10. Reed, C. E.; Fenton, S. E. "Exposure to diethylstilbestrol during sensitive life stages: a legacy of heritable health effects". *Birth Defects Res C Embryo Today: Reviews*, nº 99, v. 2, 2013.
11. Jiang, H. Y.; Wang, F.; Chen, H. M.; Yan, X.J. "κ-carrageenan induces the disruption of intestinal epithelial Caco-2 monolayers by promoting the interaction between intestinal epithelial cells and immune cells". *Mol Med Rep.*, nº 8, v. 6, p. 1635-16412, dez. 2013.
12. Lerner, A.; Matthias, T. "Changes in intestinal tight junction permeability associated with industrial food additives explain the rising incidence of autoimmune disease". *Autoimmun Rev.*, nº 14, v. 6, p. 479-489, jun. 2015.
13. Food And Drug Administration. "Questions & answers on bisphenol A (BPA) use in food contact applications". Disponível em: http://www.fda.gov/Food/IngredientsPackagingLabeling/FoodAdditivesIngredients/ucm355155.htm.
14. Provvisiero, D.P.; Pivonello, C.; Muscogiuri, G. et al. "Influence of bisphenol A on type 2 diabetes mellitus". *Int J Environ Res Public Health*, nº 6, v. 13, out. 2016. Resenha.
15. Kay, V. R.; Chambers, C.; Foster, W. G. "Reproductive and developmental effects of phthalate diesters in females". *Critical Reviews in Toxicology*. Nº 43, v. 3, p. 200-219, 2013. Disponível em: http://doi.org/10.3109/10408444.2013.766149.
16. Kobrosly, R. W.; Evans, S.; Miodovnik, A et al. "Prenatal phthalate exposures and neurobehavioral development scores in boys and girls at 6-10 years of age". *Environ Health Perspect*, nº 122, v. 5, p. 521-528, 2014. Disponível em: http://doi.org/10.1289/ehp.1307063.
17. Food And Drug Administration. "The FDA takes step to remove artificial trans fats in processed foods". 16 jun. 2015. Disponível em: http://www.fda.gov/NewsEvents/Newsroom/PressAnnouncements/ucm451237.htm.
18. Doukky, R.; Avery, E.; Mangla, A. et al. "Impact of dietary sodium restriction on heart failure outcomes". *JACC Heart Fail*, nº 4, v. 1, p. 24-35, jan. 2016.

19. Environmental Working Group. "How much is too much? Appendix B: vitamin and mineral deficiencies in the U.S.". 19 jun. 2014. Disponível em: http://www.ewg.org/research/how-much-is-too-much/appendix-b-vitamin-and-mineral-deficiencies-us.
20. Heaney, R. P. "Long-latency deficiency disease: insights from calcium and vitamin D". *Am J Clin Nutr.*, nº 78, v. 5, p. 912-919, nov. 2003. Resenha.

Parte IV

1. Saslow, L. R. et al. "An online intervention comparing a very low-carbohydrate ketogenic diet and lifestyle recommendations versus a plate method diet in overweight individuals with type 2 diabetes: a randomized controlled trial". *J Med Internet Res.*, nº 19, v. 2, fev. 2017.
2. Fasano, A.; Sapone, A.; Zevallos, V.; Schuppan, D. "Nonceliac gluten sensitivity". *Gastroenterology*, nº 148, v. 6, p. 1195-1204, maio 2015.
3. Freed, D. L. J. "Do dietary lectins cause disease? The evidence is suggestive — and raises interesting possibilities for treatment". *BMJ: British Medical Journal*, n. 318, v. 7190, p. 1023-1024.

Este livro foi composto na tipografia Minion
Pro, em corpo 11/16, e impresso em
papel off-white no Sistema Cameron da
Divisão Gráfica da Distribuidora Record.